Dr. med. Susanne Esche-Belke
Dr. med. Suzann Kirschner-Brouns
MIDLIFE-CARE

Dr. med. Susanne Esche-Belke
Dr. med. Suzann Kirschner-Brouns

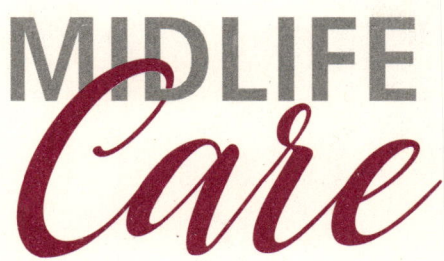

MIDLIFE Care

Wie wir die Lebensmitte meistern und die Kraft unserer Hormone nutzen

lübbe life

Wir möchten ausdrücklich darauf hinweisen, dass diese Lektüre kein Ersatz für einen Arztbesuch ist. Sprechen Sie lieber einmal zu viel als zu wenig mit Ihrem behandelnden Arzt. Das trifft vor allem dann zu, wenn Sie Ihre Beschwerden nicht einordnen können oder wenn neue Symptome auftreten. Die Gedanken und Methoden basieren auf den Meinungen und Erfahrungen der Autorinnen und sind nach bestem Wissen erstellt und mit größtmöglicher Sorgfalt geprüft. Jede Leserin und jeder Leser ist für sein Tun und Lassen auch nach Lektüre dieses Buches selbst verantwortlich. Verlag und Autorinnen übernehmen für eventuelle Nachteile oder Schäden, die aus den im Buch gegebenen Empfehlungen resultieren, keine Haftung.

Dieser Titel ist auch als Hörbuch und E-Book erschienen

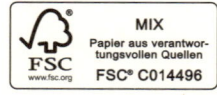

Originalausgabe

Copyright © 2020 by Bastei Lübbe AG, Köln
Illustrationen Innenteil: Mira Schmidt
Umschlaggestaltung: ZERO Werbeagentur, München
Unter Verwendung eines Fotos von
© Lichtpix Fotografie/Xandra Herdieckerhoff
Satz: two-up, Düsseldorf
Gesetzt aus der Sina Nova
Druck und Verarbeitung: GGP Media GmbH, Pößneck
Printed in Germany
ISBN 978-3-431-07000-2
3431070002

1   3   5   4   2

Sie finden uns im Internet unter www.luebbe-life.de
Bitte beachten Sie auch: www.lesejury.de

Inhalt

Vorwort 9

1 Im Strudel der Hormone 11

Gerade war noch alles in Ordnung, jetzt erkennen Sie
sich selbst nicht mehr wieder? Das Gefühl kennen wir
leider nur zu gut! 11
Midlife-Care beginnt jetzt! 26
Wie Hormone Körper und Psyche steuern 38

2 Das Hormon-Karussell 43

Hormone regen an (und uns manchmal auf) 45
Die weiblichen Geschlechtshormone 47
Die Stresshormone 61
Die Stoffwechselhormone 66
Die Schilddrüsenhormone 69
Die Neurotransmitter 73

3 Hormone ausbalancieren – so geht's 77

Fragebogen zum individuellen Befinden 79
Hormone ausbalancieren über die Hormone selber 84
Perimenopause – die Anfänge 89
 Special: Myome 95

Perimenopause – mittendrin 100

Menopause 106

Mit Hormonen therapieren 109

Hormonersatztherapie 116

Phytoöstrogene und andere Maßnahmen 140

Bei Östrogendominanz zu Beginn der Perimenopause 140

Bei Östrogenmangel in der Perimenopause und
Menopause 142

Vitamin D: der Undercover-Agent 146

Wann ist eine Hormonspiegel-Messung sinnvoll? 149

Hormone regulieren über Darm und Ernährung 153

Hormonregulation über den Darm 155

Hormonregulation durch die Ernährung 162

Gewicht balancieren 169

Hormone regulieren über Bewegung 184

Hormonyoga 190

Sex 193

Hormone regulieren über die Schilddrüse 196

T3, T4: Unsere Antreiber 197

T1 und T2, Calcitonin, Parathormon 200

Wenn die Schilddrüse die Notbremse zieht 200

Hashimoto-Thyreoiditis 202

Hormone regulieren über Nebennieren, Leber
und Stressreduktion 216

Chronische Nebennierenrindenschwäche (NNRS) 221

*Fragebogen: Wie sieht Ihr persönlicher Stresshormon-
level aus?* 222

Chronobiologie – Schlafen auf Rezept 231

Leberentgiftung 239

4 Hormonmanipulation von außen   241

Endokrine Disruptoren (ED)   241
Epigenetik – von der Umwelt in die Gene   251

5 Selfcare   257

Fragebogen: Wie gut bin ich aufgestellt?   260
Body-Mind-Medizin   263
Beziehungen und Sexualität   281
Den Blick auf sich selbst verändern: Selbstmitgefühl   312
Fragebogen: Über wie viel Selbstmitgefühl verfüge ich?   317

Dank   330
Quellenverzeichnis   331
Register   342

Vorwort

Für manche Dinge im Leben gibt es die richtige Zeit.

Als Ärztinnen, Mütter, Ehefrauen, Partnerinnen, Freundinnen und Hormonexpertinnen in eigener Sache finden wir, dass diese Zeit jetzt da ist.

Die Lebensmitte von uns Frauen mit all ihren medizinischen Besonderheiten, persönlichen Herausforderungen und ungeahnten Chancen muss jetzt endlich ins rechte Licht gerückt werden. Und das möchten wir tun.

Wir möchten mit diesem Buch unseren Teil dazu beitragen, dass keine Frau ab vierzig mit ihren vorhandenen Beschwerden wieder nach Hause geschickt oder unzulänglich behandelt wird, weil nach landläufiger Meinung eine Frau, die noch ihre Regel bekommt, noch nicht in den Wechseljahren sein kann. Und natürlich muss auch jede Frau, die schon mittendrin ist, mit ihren Beschwerden gesehen werden und sich optimal aufgehoben fühlen dürfen.

Die Tatsache, dass hormonelle Störungen heute vermehrt sehr viele Jahre früher auftreten können als hinlänglich bekannt, halten wir für einen vernachlässigten Symptomenkomplex. In diesem Sinn ist Midlife-Care das erste Buch zur Prävention der Wechseljahre, das sich schon vor der Menopause mit den hormonellen Veränderungen beschäftigt und diese in einen großen Zusammenhang setzt (Schilddrüse, Stress, Darm, Ernährung, Geschlechtshormone, Umwelthormone).

Machen wir uns bewusst: Wir sind die erste Generation Frauen, die von den Erkenntnissen aus den sehr jungen Wissenschaften

Epigenetik, Stressmedizin, Mikrobiomforschung und Ernährung als Medizin für unsere Gesundheit und unser Wohlergehen profitieren kann.

Darum haben wir für Sie in diesem Buch das neueste Wissen aus diesen aktuellen Forschungen zusammengetragen sowie Praxiserfahrungen im Umgang mit Tausenden Patientinnen, Wissenswertes aus Gesprächen, Interviews und Leserbriefen und auch unsere persönlichen Erlebnisse. Darüber hinaus beleuchten wir auch die Einstellungen, Wünsche und Bedürfnisse von uns Frauen in der Lebensmitte: Woran lohnt es sich festzuhalten, wie gelingt liebevolles Loslassen, was bedeutet Frausein heute? Welche Ziele und Träume möchten wir Frauen uns noch erfüllen, und wie kann die Umsetzung gelingen?

Es liegt uns wirklich am Herzen, dass Sie Ihre Innere Ärztin (wieder) aktivieren, um sich selbst, Ihre Töchter, Freundinnen und Kolleginnen gesund und stabil durch die Zeit der Hormonumstellung zu bringen.

In diesem Sinne wünschen wir Ihnen, dass sich Ihr Leben schmerzfrei, energiegeladen, stressarm, erfüllend, ausgeglichen, schön, aufregend, sexy und glücklich anfühlen kann.

Susanne Esche-Belke & Suzann Kirschner-Brouns

1 Im Strudel der Hormone

Gerade war noch alles in Ordnung, jetzt erkennen Sie sich selbst nicht mehr wieder? Das Gefühl kennen wir leider nur zu gut!

Die Jahre der Hormonumstellung gleichen einer Achterbahnfahrt. Sie sind aufregend und schwindelerregend zugleich. Es geht hoch, es geht runter. Zwischendurch übersteht man den einen oder anderen Looping. In einem Moment ist man angespannt, im nächsten nervös und dann wieder erwartungsvoll. Das Herz rast, der Schweiß bricht einem aus, man gerät außer Atem. Spürt man dann wieder sicheren Boden unter den Füßen, vermischt sich Stolz mit Wehmut. Man ist stolz, weil man die Tour überstanden hat, und man ist zugleich wehmütig, dass sie vorüber ist. Aber Leben ist Wandel, und das ist spannend und voller bereichernder Erfahrungen. Von dem dänischen Philosophen Søren Kierkegaard stammt die Weisheit, dass das Leben vorwärts gelebt und rückwärts verstanden werden muss.

Genauso ist es uns ergangen. Wir haben viel über unseren weiblichen Körper verstanden, allerdings immer erst im Nachhinein. Erstaunlich, denn als Ärztinnen hätten wir zumindest aus medizinischer Sicht wissen müssen, welche »Frauenphase« in unseren Vierzigern auf uns zukommt. Schließlich haben wir während des

Studiums Vorlesungen in der Frauenheilkunde besucht und auch nicht wenig Zeit in der Gynäkologie verbracht. Wir können also nicht leugnen, dass uns die Hormonregelkreise des weiblichen Zyklus vertraut sind. Wir wissen ganz genau, wann das eine der zwei wichtigen weiblichen Geschlechtshormone, das Östrogen, abfällt und wann das andere, das Progesteron, ansteigt. Darüber, wie sich Hormonschwankungen auf den Körper auswirken, muss uns niemand etwas erzählen.

Dachten wir zumindest. Aber glauben Sie uns, wir wurden eines Besseren belehrt! Und das, obwohl wir natürlich schon früher die Macht der Hormone am eigenen Leib zu spüren bekommen haben, wie jedes Mädchen und jede Frau. Ohne Übertreibung kann man sagen: Wir haben sie immer schon hautnah erlebt, nämlich sowohl an den Tagen vor der Regelblutung als auch kurz nach der Geburt unserer Kinder. Welche Frau hat nicht als »Nebenwirkung« der Pubertät ihre wachsenden Brüste stolz bestaunt, andererseits aber unter dem Ziehen im Unterleib oder an leichten bis schweren Kopfschmerzen an den Tagen vor den Tagen gelitten. Ersteres war dem Hormonschub zu verdanken, Letzteres dem Hormonabfall geschuldet. Als PMS (prämenstruelles Syndrom) sorgen die monatlichen Hormonschwankungen bei 80 Prozent aller Frauen für Bauchschmerzen, Wassereinlagerungen, Übelkeit, Kopfschmerzen, depressive Verstimmungen und viele andere Symptome. Auf und ab ging es in dieser Hinsicht also wirklich immer schon.

Besonders bemerkbar machen sich Hormonschwankungen während der Schwangerschaften. Die Östrogen- und Progesteronspiegel sind monatelang natürlicherweise sehr hoch. Sie sorgen für die Durchblutung des Beckens, für das Wachstum von Gebärmutterschleimhaut, Brüsten und Plazenta zur Versorgung des Fötus. Nach der Geburt sinken die Hormonspiegel rasch wieder ab. Das führt bei fast allen Müttern im Wochenbett zwischen dem zweiten und zehnten Tag zu einer ziemlich paradoxen Niedergeschlagenheit. Man ist eigentlich wahnsinnig glücklich, und trotzdem hat man von einer Sekunde auf die nächste einen Heulkrampf. Auch diese Erfahrung kennen wir.

SKB: »Als mein Mann am zweiten oder dritten Tag nach der Geburt vor dem Bett stand und mich ansah, musste ich mit einem Mal *out of the blue* so heftig aus der Tiefe meines Körpers heraus schluchzen, dass nicht nur er, sondern vor allem auch ich selber mich sehr darüber wunderte, während mir weiter die Tränen die Wangen herunterliefen. Da habe ich verstanden, dass der Hormonabfall zu Recht den Namen *Heultage* oder auch *Babyblues* trägt.«

Die Bekanntschaft mit der Macht der weiblichen Hormone als Mädchen und junge Frauen war aber nur ein kleiner Vorgeschmack auf das, was später über viele Jahre zu unserem permanenten Begleiter wurde: eine geistige und körperliche Erschöpfung, abgrundtiefe Müdigkeit, grundlose Traurigkeit, depressive Verstimmungen, Unwohlsein, Kopfschmerzen und Phasen, in denen man fast manisch-euphorisch ist oder wie ein verliebter Teenager sehr anhänglich. Und das sind nur einige Symptome des sich dauerhaft verändernden Hormonspiegels in den Wechseljahren.

Moment mal, Wechseljahre? Mit Anfang, Mitte vierzig? Das soll wohl ein Scherz sein?!

Keinesfalls, denn der große Irrtum besteht darin, dass sich im Zeitraum verschätzt wird nach dem Motto: *Es kann nicht sein, was nicht sein darf.* Weil nämlich Hormonveränderungen und entsprechende Symptome bereits eintreten können, wenn Frauen noch ihre Regel bekommen. Dass die Wechseljahre nicht erst mit fünfzig eintreten, bestätigt eine Studie, die 2017 im Fachjournal *Reproduction* von der Universitätsprofessorin Gita Mishra, Leiterin der Abteilung für Epidemiologie und Biostatistik an der University of Queensland, Australien, und Direktorin der australischen Langzeitstudie für Frauengesundheit (Australian Longitudinal Study of Women's Health, ALSWH), veröffentlicht wurde. Die Auswertung der Daten von mehr als 51 000 Frauen aus Europa, Asien und Australien zeigt: Wenn Mädchen früh (unter elf Jahren) ihre erste Monatsblutung bekommen, dann steigt das Risiko um 80 Prozent, dass bereits vor dem 44. Lebensjahr Beschwerden durch Hormonschwankungen auftreten. Hatten sie ihre erste Periode mit zwölf Jahren (in Deutschland liegt das Durchschnittsalter bei 12,5 Jahren), liegt das Risiko bei zwölf Prozent (mit 13 Jahren bei neun Prozent). Kinderlose Frauen haben zudem ein doppelt so hohes Risiko, mit Anfang bzw. Mitte vierzig in die Wechseljahre zu kommen.

Beschwerden, die durch Hormonveränderungen bedingt sind, werden bei vielen Frauen viel zu spät erkannt und therapiert. Es gibt zwar die medizinische Einteilung in vorzeitige Wechseljahre (vor dem 40. Lebensjahr), Perimenopause (Beginn der hormonellen Veränderung bis zur Menopause) und Postmenopause (51+), doch in unseren Köpfen – von uns Frauen selber als auch der uns behandelnden Therapeuten und Ärzte – steht unverrückbar die 50+. Diese Zahl gilt als das Alter, in dem Hitzewallungen und vor allem die Beschwerden, die weniger offensichtlich mit den veränderten Hormonspiegeln zusammenhängen, in den Fokus rücken. Logischerweise werden sie auch erst dann ernst genommen und behandelt. In der ersten Hälfte der Vierziger scheint die Veränderung der Hormonspiegel nicht existent.

Selbst wir als Medizinerinnen und auch die uns behandelnden Kollegen dachten da leider nicht viel anders. Mit Anfang bzw. Mitte vierzig sind wir deshalb von Pontius zu Pilatus gelaufen: zum Orthopäden wegen der neu auftretenden Rücken- und Gelenkschmerzen; zum Neurologen wegen des plötzlichen Schwindels und der Migräne; zum Kardiologen wegen des Herzrasens. Beim Dermatologen waren wir wegen der empfindlicheren Haut und erstmaliger Allergien. Und natürlich beim Gynäkologen wegen der verschwitzten, schlaflosen Nächte, des Haarausfalls, der trockenen Haut und der Lustlosigkeit auf Sex. Die vielen Kilos, die sich quasi über Nacht am Bauch und auf den Hüften eingenistet hatten, schauten wir genauso entgeistert an wie an manchen Tagen unsere Kollegen, Nachbarn und Kinder – unsere Männer sowieso: »Wer seid ihr? Was wollt ihr von uns? Lasst uns doch bitte einfach in Ruhe!«

Wenn wir uns an einen Namen nicht mehr erinnerten oder uns auch sonst auf nichts konzentrieren konnten, dachten wir an eine frühe Form von Alzheimer. Unsere Umgebung und zunehmend wir selbst hielten uns inzwischen für Hypochonder, wenn nicht gar für verrückt. Und als wäre das alles nicht schon herausfordernd genug, kam auch noch eine depressive Verstimmung hinzu, die wirklich bedrückend und teilweise tieftraurig war. Sie raubte uns quasi den letzten Rest an Power.

SEB: »Ich selbst hätte sehr viel dafür gegeben, wenn sich ein fachkundiger Kollege die Zeit genommen hätte, mir hormonelle Zusammenhänge zu erläutern und Wege aus dem Desaster aufzuzeigen. Dann hätte ich gewusst, dass hormonelle Veränderungen eben nicht mit der Menopause, also dem Ausbleiben der Regel um das 51. Lebensjahr einsetzen, sondern viel früher. Dann hätte ich verstanden, dass meine Schilddrüse die Notbremse zieht, meine Doppelbelastung als Mutter und Ärztin meine Nebennieren schwächt und das abendliche Glas Wein meine Östrogendominanz verstärkt. Ich wäre zumindest gewarnt gewesen, dass in dieser Lebensphase weniger mehr gewesen wäre. Stattdessen gab es von allem zu viel: zu hohe Mengen Östrogen und Cortisol im Blut, zu viel Stress, einen zu hohen Anspruch im Job und zu Hause, alles perfekt machen zu wollen. Es gab zu viel Druck, auch selbst gemachten, und natürlich hatte ich den Ehrgeiz, dabei noch blendend aussehen zu wollen, trotz des einen oder anderen Pfundes mehr auf den Hüften. Nur der Schlaf, der kam in dieser Zeit leider zu kurz.«

Wie so viele andere Frauen erwischte es uns beide kalt. Wir standen mitten im Leben, doch mit einem Mal (oder schleichend?) bestimmte das eigene körperliche und seelische Durcheinander unseren Alltag und wuchs sich zu einem einzigen großen Chaos aus. Wir wussten nur eins: Wir wollten unseren Körper zurück, wir wollten wieder klar denken können, wir wollten unserer Launen wieder Herr werden, wir wollten wieder schmerzfrei sein und uns des Lebens freuen. Auch sonst sollte bitte, bitte ALLES wieder so sein wie früher!

Auf die Frage an die Gynäkologin, ob die Hormone schuld sein könnten, antwortete diese: »Sehr unwahrscheinlich, dazu sind Sie eigentlich zu jung. Wir können einen Test machen, der sagt aber nicht viel aus. Und wenn, dann würde ich Ihnen trotzdem nicht zu einem Hormonersatz raten, das ist viel zu gefährlich. Durch diese Phase müssen Sie durch, das ist jetzt so, das gehört zum Älterwerden dazu.« – »Und wie lange geht das?« – »Frau Kollegin, nicht umsonst heißt es WechselJAHRE.«

SKB: »Ich erinnere mich noch gut an den strahlend blauen Frühlingstag und den blühenden Flieder vor der Praxis der Frauenärztin in München. Ich schaffte es gerade noch die Treppe aus dem ersten Stock hinunter auf die Straße, da schossen mir auch schon die Tränen in die Augen. Meine Nerven lagen blank. Bis die Familie nachmittags nach Hause kommen würde, blieben mir noch zwei Stunden. Nichts wie ab ins Bett, Decke über den Kopf, Handy in den Flugmodus, hoffen, dass dem Kind nichts passieren würde. Niemanden sehen, niemanden hören. Über den Artikel, der noch nicht fertig war, den ich aber bis zum nächsten Morgen an die Redaktion schicken musste, würde ich mir irgendwann Gedanken machen. Nur nicht jetzt.«

SEB: »Obwohl ich seit über 20 Jahren Ärztin bin, in fünf Ländern gearbeitet habe, von der Notaufnahme bis zur Intensivstation und neben vielen Fortbildungen sogar noch eine MBSR-Achtsamkeitsausbildung absolviert hatte, bin ich vollkommen unvorbereitet in das Hormonchaos hineingestolpert. Es hat mich mehr an den Rand meiner Kräfte gebracht als meine Facharztausbildung, die ich neben dem Haushalt und unseren drei kleinen Kindern ›locker‹ schaffte.

Im Nachhinein frage ich mich natürlich, wie das passieren konnte: Wie bin ich so offensichtlich – und doch unerkannt sowohl von mir selbst als auch von den Kollegen, bei denen ich aufgrund meiner Beschwerden Hilfe suchte – in diese Phase geraten? Ich war absolut ratlos, was mit mir, einer mitten im Leben stehenden Ärztin und Mutter, auf einmal passierte. Tatsache war: Meine psychische und körperliche Verfassung erlaubte es mir nicht mehr, meinen Alltag zu meistern.«

SKB: »Nach dem Besuch bei der Münchner Gynäkologin konsultierte ich noch zwei weitere Kollegen. Keiner stellte einen Zusammenhang zwischen meiner Verfassung und der Perimenopause her. Ich dachte, dass mich nach mehreren Umzügen und einer Scheidung die Lebensumstände einfach zu viel Kraft gekostet hatten und ich darum öfter erschöpft war. Allerdings handelte es sich um eine Müdigkeit, die mir neu war. Nicht die Muskeln waren erschöpft, sondern jede einzelne Zelle. Der Kopf fühlte sich flau an wie bei einem Kater, die Gelenke schmerzten an manchen Tagen so sehr, dass ich mich nur noch mit Hilfe von Tabletten durch den Alltag schleppen konnte. Wenn ich mit dem Hund um den See ging, dann benötigte ich für den Rückweg, bei dem die Strecke bergauf durch den Wald führte, drei Mal so lange wie für den Hinweg. Ich war außer Puste, die Beine versagten ihren Dienst, ich musste mich mehrmals auf umgekippten Baumstämmen ausruhen. Dann wieder fühlte ich mich wochenlang voller Kraft und hatte Energie wie ein junges Fohlen. Wenig später lag ich auf einer Matratze auf dem Dachboden, starrte auf die Fledermausnester in den Dachbalken und hörte den ganzen Tag apathisch Walgesänge. Wochenlang, wohlgemerkt! Arbeit, Familie und meine Ehe gingen den Bach runter.«

Wir selbst wussten also erschreckend wenig über diese Zeit. Und seitdem fällt uns auf, wie wenig Patientinnen, Leserinnen und auch Freundinnen und andere Frauen, denen wir begegnen, über ihren eigenen Körper und ihre Bedürfnisse wissen. Professionelle Hilfe von den Ärzten kommt wie gesagt darum meistens nicht rechtzeitig, weil Wechseljahresbeschwerden entweder etliche Lebensjahre später eingeordnet oder als natürlicher Alterungsprozess abgetan werden. Ist halt so: Die Kraft schwindet, die Haare auch, die Muskeln sowieso. Schmerzen? Wer hat denn keine Schmerzen in dem Alter, willkommen im Club. Im Gegensatz zu anderen Kulturen wird in unserer westlichen Welt leider wenig Gesundheitswissen von den Müttern an die Töchter weitergegeben. Über intime Dinge spricht man nicht. In der Familie und selbst unter Freundinnen herrscht oft das Credo: »Da musste ich selbst durch, also wird sie das doch wohl auch irgendwie schaffen.«

Dem möchten wir ein entschiedenes *Nein* entgegensetzen. Am liebsten würden wir es sogar herausschreien: NEIN! Keine Frau muss das allein »schaffen«. Wir leben schließlich nicht mehr im 19. oder 20. Jahrhundert, als (immer noch!) viele Funktionsweisen des menschlichen Körpers unerforscht waren. Man zieht heute keinen Zahn mehr ohne lokale Betäubung. Und man operiert kein Neugeborenes mehr zwar unter Narkose, aber ohne Schmerzmittel, wie man es noch bis in die Achtzigerjahre tat. Bis dahin ging man bei Neugeborenen nämlich davon aus, dass das Nervensystem noch nicht so weit entwickelt wäre, dass sie Schmerzen empfinden könnten. Man entfernt auch Frauen in der Menopause nicht mehr fast schon routinemäßig die Gebärmutter (fachsprachlich heißt das Hysterektomie), wie dies bis weit in die 2000er Jahre hinein selbst bei gutartigen Erkrankungen der Fall war. So lange ging man davon aus, dass die Gebärmutter nach dem Kinderkriegen nur noch ein unnützer Störfaktor wäre. Und wenn die Gebärmutter schon rausgenommen wurde, dann die Eierstöcke gleich mit. Welche Frau braucht mit fünfzig schließlich noch Eierstöcke? Laut Faktencheck der Bertelsmann-Stiftung besaß 2012 jede sechste Frau in Deutschland zwischen 18 und 79 Jahren keine Gebärmutter mehr. Männliche Gynäkologen waren übrigens nachgewiesenermaßen schneller mit dem Skalpell zur Hand als Frauenärztinnen ...

Heute weiß man um die Wichtigkeit der Eierstöcke für die Hormonproduktion – selbst nach einer Hysterektomie. Wen wundert's?

Uns kommen heute solche Geschichten geradezu skandalös und »mittelalterlich« vor. Aber es gibt noch unzählige weitere Beispiele dafür, dass die Medizin wie jeder andere gesellschaftliche, politische und kulturelle Bereich dem gerade aktuellen Wissens- und Forschungsstand unterliegt. Hinzu kommt das Selbstverständnis der Geschlechterrollen im Wandel der Zeit.

Darum erst recht unser NEIN.

Wir leben nämlich heute in einer historisch einzigartigen Situation. Angestoßen durch die Proteste um den Paragraphen 218 und zuletzt durch die Schlagkraft der #MeToo-Debatte besitzen wir Frauen hierzulande (endlich!) die Selbstbestimmung über unseren Körper sowie reale Chancen, für uns und unsere Bedürfnisse einzustehen. Das hat zur Folge, dass Frauen mit Mitte vierzig nicht in der Versenkung verschwinden wollen mit allem, was sie ausmacht und was sie zu bieten haben. Denn sie haben allerlei zu bieten, eine ganze Menge an Kompetenz, Wissen, Attraktivität sowie Beiträgen zum Bruttosozialprodukt, zur Kindererziehung und sonstigem gesellschaftlichen und sozialen Engagement. Das alles hört nicht plötzlich auf, nur weil ein paar Hormone sich verändern.

Darum schafft es das Thema inzwischen auch in angesehene Publikationen wie *The New Yorker*. In der Ausgabe vom 24. Juni 2019 hat die amerikanische Harvard-Absolventin und Schriftstellerin Sarah Manguso in einem mehrseitigen Essay Position bezogen zur Bedeutung der gesellschaftlichen, sozialen und marktwirtschaftlichen Kraft der Frau im besten Alter.

Wir werden in Kapitel 3 ausführlich auf die aktuelle Studienlage zum Thema weibliche Hormone eingehen und uns auch mit der heute differenzierten Einstellung zum Thema Hormonersatz beschäftigen. So viel nur vorab: Es hat auch in der Medizin ein Umdenken stattgefunden, das uns Frauen mehr in den Fokus rückt.

Noch aus einem anderen Grund ist die Zeit jetzt reif für ein Umdenken: Die durchschnittliche Lebenserwartung für uns Frauen lag vor 100 Jahren bei 52,5 Jahren, auch aufgrund der hohen Müttersterblichkeit im Kindbett. Das bedeutete, dass viel weniger Frauen zu Beginn des letzten Jahrhunderts ihre Wechseljahre erlebten. Seitdem ist die Lebenserwartung bei uns um fast 30 Jahre gestiegen, auf durchschnittlich 83 Jahre. Wir können also heute durchaus dankbar und demütig auf die uns mit großer Wahrscheinlichkeit zur Verfügung stehenden Jahre schauen.

Lassen wir uns das noch einmal auf der Zunge zergehen: Wir sind in der Geschichte der Menschheit in der sensationellen neuen Situation, dass wir uns als Frau mit vierzig oder fünfzig die Frage stellen können, wie wir die kommenden Jahre gestalten und verbringen möchten. Viele von uns sehnen sich nach Gesundheit, und in der Tat ist ein Zustand ohne Schmerzen und chronische Krankheit ein hohes Gut in dieser wichtigen und langen Lebensphase. Zumindest gegen Hormondysbalancen stehen wunderbare moderne Behandlungsmöglichkeiten zur Verfügung, sodass dadurch verursachte Beschwerden in diesem Lebensabschnitt sehr wirkungsvoll gemildert werden können.

Wir haben also hervorragende gesellschaftliche Chancen und medizinische Möglichkeiten, diese Jahre gesund, glücklich, zufrieden und aktiv für unsere Träume und Ideen zu nutzen. In jeder Hinsicht können wir die Lebensphase der Hormonumstellung mit einem neuen Selbstbewusstsein beschreiten. Keine Frau muss heute noch irgendetwas – nämlich die langen Jahre der Hormonschwankungen – allein »schaffen«. Es gibt bahnbrechende Erkenntnisse aus der Epigenetik, der Stressmedizin, der Ernährungsmedizin und modernen Hormonersatz in Form von bioidentischen Hormonen. Wir müssen nichts mehr irgendwie durchleben und vor allem nicht durchleiden, und es gibt keinen Grund, den Kopf in den Sand zu stecken.

Wir sind überzeugt davon, dass wir Frauen die Wechseljahresbeschwerden positiver beeinflussen können, als uns das von der Medizin und auch der Gesellschaft bislang zugestanden wurde. Vor allem ist es sinnvoll, sich schon mit Ende dreißig, Anfang vierzig mit diesem Thema auseinanderzusetzen und sich präventiv, d. h. vorbeugend Hilfe zu holen. Seien Sie schlauer als wir! Fangen Sie jetzt an und nicht erst dann, wenn Sie schon monatelang auf dem Dachboden den Fledermäusen oder vor Ihrem Fenster den von den Bäumen segelnden Blättern zugeschaut haben. Und erst recht, falls Sie sich schon mitten im »Geschehen« befinden, denn auch dann gibt es noch viel Wertvolles und Hilfreiches für Körper und Seele zu wissen und anzuwenden.

Das kann gelingen, indem Sie Ihren Körper nicht wie einen enttäuschenden Liebhaber betrachten (und behandeln), der einen plötzlich im Stich lässt, sondern wie einen guten Freund oder eine gute Freundin, die vorübergehend in Schwierigkeiten geraten ist. Mit Wissen, Verständnis, Aufmerksamkeit und Wohlwollen kann man herausfinden, was einem gerade fehlt und was man braucht, wie z. B. eine gut verträgliche Therapie, bioidentische Hormone, Mineralien, Vitamine und Maßnahmen zur Stressreduktion.

Noch ein Aspekt ist interessant: Es heißt, dass die Jahre zwischen vierzig und fünfzig die Zeit sind, in der sich die Seele entwickeln will. Anders ausgedrückt: Es ist eine wichtige Zeit, zu sich selbst zu finden. Wer bin ich, wer will ich sein, was ist mir wichtig, welche Aufgabe habe ich hier auf Erden? Einige Frauen berichten, dass sie erst jetzt wieder an den Menschen anknüpfen, der sie einmal waren und den sie schmerzlich vermisst haben. Dringliche Aufgaben wie der Einstieg in den Beruf, die Gründung einer Familie, die Sicherung der Existenz usw. haben es über sehr viele Jahre erfordert, dass man im Außen funktioniert. Man hat erwachsene Rollen angenommen oder musste ihnen gerecht werden: die Mutterrolle, die Rolle der Partnerin, die Rolle der erwachsenen Tochter oder die der Kollegin. Aber wer bin ICH (noch) hinter all diesen Rollen?

Wir reden darum auch über Selbstfürsorge, Selbstmitgefühl und Selbstverwirklichung. Das hört sich erst einmal sehr egoistisch an, aber glauben Sie uns, diese Themen haben mehr mit Stressreduktion und Gesundheit zu tun, als Sie vielleicht denken.

Nach wie vor wissen Frauen einfach zu wenig über hormonelle Zusammenhänge und deren Auswirkungen auf ihren Körper, ihre Energie, Stimmung, Leistungsfähigkeit, Gesundheit oder ihr (oft leidiges Über-) Gewicht. Es ist aber eine Tatsache, dass Hintergrundwissen zu Gesundheitsthemen ungemein motivieren kann. Wenn man versteht, warum die eine Maßnahme Sinn macht oder die andere nur rausgeschmissenes Geld ist, setzt man eine Therapie oder Lebensstilveränderung viel konsequenter und leichter um. Die Maßnahmen für den Erhalt oder die Wiederherstellung der Gesundheit erscheinen dann logisch.

Wenn es gelingt, auch nur einen Teil davon in den Alltag zu integrieren, dann stehen Ihnen kraftvolle, gesunde und glückliche Jahre bevor und keine Hormonachterbahnzeit mit Hitzewallungen, Migräne, Osteoporose und Stimmungsschwankungen.

Darum möchten wir mit unserem Buch Klarheit in die unendlich vielen, teils widersprüchlichen Informationen bringen, die zurzeit über das Thema Hormone im Umlauf sind. Der Brückenschlag zwischen den unterschiedlichen Disziplinen aus Schul- und Naturmedizin, der Psychologie sowie aus anderen Gesundheitssystemen wie der Traditionellen Chinesischen Medizin oder der Body-Mind-Medizin für die Wiederherstellung der Hormonbalance ist für uns selbstverständlich und wichtig, um alle Facetten und Bedürfnisse abzudecken.

Die Schulmedizin beruht als sogenannte evidenzbasierte Medizin auf dem nachweisbaren Ursache-Wirkung-Prinzip. Verschiedene Studiendesigns wie die zufällige Verteilung der Studienteilnehmer in einem sogenannten randomisierten Doppelblindversuch, bei dem weder der Patient noch der Arzt wissen, welches Medikament eingesetzt wird, sind objektiv – man könnte auch sagen fälschungssicher – und besitzen ein entsprechend hohes Ansehen in der Wissenschaft. Therapien, die nicht durch ein solch aufwändiges Studienprozedere gegangen sind, werden nicht zugelassen und meistens nicht von den Krankenkassen bezahlt. Das ist beim Einsatz von stark in den Körper oder die Psyche eingreifenden Medikamenten und hochtechnisierten Therapien gut und richtig. Da stehen wir als studierte Mediziner, die selbst randomisierte Studien durchgeführt haben, absolut dahinter.

Aus den vielen Jahren unserer Tätigkeit als Ärztin und Medizinjournalistin wissen wir aber auch, dass selbst in der evidenzbasierten Medizin die Studienlage nicht immer objektiv ist. Wirtschaftliche Interessen, Lobbyismus und anderes mehr fördern oder lenken die Entwicklung bestimmter Medikamente oder Therapien bzw. verhindern sie. Viele Medikamente werden zudem vorwiegend an gesunden, jungen Männern getestet und nicht an Frauen und Kindern. Darum weichen Dosierungen oder auch Nebenwirkungen nicht selten von den standardisierten Empfehlungen ab. Zudem wurde schon oft in der Geschichte der Pharmakologie ein Medikament kurz nach seiner Zulassung als Sensation in den Himmel gelobt, um dann später in seiner Anwendung wegen »unvorhergesehener« Nebenwirkungen eingeschränkt oder gar verboten zu werden. So wurde bis 1977 Diethylstilbestrol (DES) bei Hunderttausenden Frauen in der Frühschwangerschaft verabreicht zur Verhinderung einer Fehlgeburt. Später fand man heraus, dass es das Ungeborene schädigt und zu einem vermehrten Auftreten von Vaginalkrebs bei den Töchtern führt. Und auch gegenteilige Beispiele sind bekannt: So war es früher kontraindiziert, nach einem Herzinfarkt einen β-Blocker zu geben, ein Medikament, das u. a. die Herzfrequenz senkt. Heute wäre es ein Kunstfehler, dies *nicht* zu verschreiben.

Auch das Gegenteil ist bekannt: Präparate, deren Wirkung nicht durch harte Studien bewiesen werden kann, gelten als wertlos. Wer beispielsweise als Arzt bis vor einigen Jahren behauptete, dass sich der Verlauf chronisch entzündlicher Darmerkrankungen (CED) wie Morbus Crohn und Colitis ulcerosa durch die Gabe von lebenden Bakterienstämmen, sogenannten Probiotika, sowie eine bakterienfreundliche Ernährung mit fermentierten Lebensmitteln positiv beeinflussen lässt, galt in Fachkreisen als Esoteriker. Da man den Mechanismus nicht durch eine randomisierte Doppelblindstudie nachweisen konnte, wurde der lindernde Effekt auf die Erkrankung, den man bei Tausenden Patienten sehr gut beobachten konnte, bestenfalls als Placeboeffekt, schlimmstenfalls als Quatsch abgetan. Bis man im Jahr 2003 mit einer neu entwickelten Technik alle Gene im menschlichen Körper entschlüsselte und damit die gesamte Wissenschaft auf den Kopf stellte. Eine Sensation! Wissenschaftler nutzten diese Technik später, um die

Gesamtheit der Bakteriengene im menschlichen Körper zu identifizieren. 2014 war es dann so weit: Man stellte fest, dass im Darm über 100 Billionen »gute« Bakterien leben, die nicht nur unser Immunsystem stärken und gegen Entzündungen, Krebs und vieles mehr schützen, sondern auch unsere Psyche beeinflussen. Das seit Jahrtausenden auf der ganzen Welt in allen Kulturen bekannte Wissen darüber, wie wichtig die Darmflora für unsere Gesundheit ist und dass man diese lebenden Bakterien gezielt »füttern« kann, gilt erst seit sechs Jahren (!) als bewiesen. Heute würde es kein Kollege mehr wagen, einen Mediziner zu verunglimpfen, der seinem Patienten ein Probiotikum verschreibt, z. B. um die Darmflora nach einer Antibiotikatherapie wieder aufzubauen oder um die Symptome bei CED zu mildern. Das ist nur ein Beispiel dafür, wie zurückhaltend und demütig wir darin sein sollten, heilende Maßnahmen zu verurteilen, nur weil die entsprechende technische oder biochemische Nachweismethode (noch) nicht erfunden wurde.

Wir stellen Ihnen darum die neuesten evidenzbasierten Studien aus unterschiedlichen Disziplinen sowie Leitlinien und Beispiele aus der medizinischen Praxis inklusive wertvoller ärztlicher Insidertipps vor. Wir sprechen aber auch Maßnahmen an, die aus Erfahrung bei vielen Frauen zu einer Besserung der Beschwerden geführt haben oder sogar präventiv wirken. Ein Quellenverzeichnis finden Sie am Ende des Buches.

Midlife-Care beginnt jetzt!

Die mittlere Lebensspanne (middle age) ist definiert als die Lebensphase zwischen dem 40. und 55. Lebensjahr. Statistisch gesehen stellt sich bei den meisten Frauen der letzte Zyklus um das 51. Lebensjahr ein. Der Definition nach beginnt ein Jahr nach der letzten Periode die Menopause (also die Pause von der Menstruation, ein nicht ganz zutreffendes Wort. MenoENDE wäre richtiger). Spätestens dann spüren auch die Glücklichen unter den Frauen, die nicht unter Wechseljahresbeschwerden leiden, die Auswirkungen der hormonellen Veränderungen, logischerweise dadurch, dass sie ihre Tage nicht mehr bekommen.

Hormonveränderungen beginnen bei uns Frauen aber wie gesagt nicht erst mit Ende vierzig, sondern häufig schon fünf bis zehn Jahre früher. Zumindest hinsichtlich der Jahreszahlen spiegelt sich dies auch in den neuen Leitlinien von 2018 der Deutschen Gesellschaft für Gynäkologie und Geburtshilfe (DGGG) wider. Hinsichtlich des Alters gilt als evidenzbasierte Empfehlung: »Die Peri- und Postmenopause bei über 45-jährigen Frauen sollen aufgrund klinischer Parameter diagnostiziert werden.« Und weiter: »Eine Bestimmung des FSH (follikelstimulierenden Hormons) zur Diagnose der Peri- und Postmenopause soll nur bei Frauen zwischen dem 40. und 45. Lebensjahr mit klimakterischen Symptomen (z. B. Hitzewallungen, Zyklusveränderungen) sowie bei Frauen unter 40 Jahren mit Hinweis auf vorzeitige Ovarialinsuffizienz erfolgen.«

Viele Frauen bemerken mit Anfang vierzig, dass sich ihr Körper oder/und ihre psychische Verfassung verändert. Ausgerechnet in der Rushhour des Lebens! Man hat eine Familie gegründet, ist eventuell in eine neue Stadt oder ein neues Zuhause gezogen, hat sich im Job etabliert, den Freundeskreis erweitert, kümmert sich um die Eltern, engagiert sich sozial, tut etwas für sein Aussehen und hat noch eine ganze Menge anderes um die Ohren. Kein Wunder also, dass man sich immer häufiger und vor allem schneller erschöpft fühlt. Die Lust auf den eigenen Mann lässt nach, die Freude auf den Urlaub ist getrübt, die Hose kneift, und auch sonst hat sich etwas ganz grundsätzlich auf die eigene Stimmung gelegt. Dabei ist das Leben so reichhaltig und voll geworden! Man könnte wirklich stolz auf sich sein. Jetzt innehalten und sich selber anerkennend auf die Schulter klopfen, das wäre eine gute Maßnahme, in vielen Situationen sogar die einzig sinnvolle. Stattdessen wird das Nervenkostüm immer dünner.

Doch das liegt – wenn eine organische oder psychische Krankheit ausgeschlossen ist – keineswegs an mangelndem Willen oder Organisationstalent, an nachlassendem Ehrgeiz oder daran, dass frau als Mutter oder Partnerin versagt. Sehr wahrscheinlich liegt es daran, dass sich gerade die Hormonspiegel selbstständig machen und zu handfesten Beschwerden führen, begleitet von irritierenden Gefühlen. Wer war dieser Körper noch mal, kann man ihm je wieder vertrauen?

»Ich weiß überhaupt nicht, was mit mir los ist. Ich bin nicht mehr ich selbst.« Vielleicht kommt Ihnen dieser Satz vertraut vor, weil schon wieder alle Muskeln wehtun oder Sie vor Kraftlosigkeit morgens nicht aus dem Bett kommen. Oder weil Ihnen plötzlich – natürlich in den unmöglichsten Situationen – die Luft ausgeht, so als hätte jemand mit einer Nadel in einen Luftballon gestochen. Auch wenn das zunächst kein wirklicher Trost ist, aber zwei Drittel aller Frauen zwischen vierzig und sechzig leiden unter leichten bis schweren Wechseljahressymptomen, nur ein Drittel bleibt beschwerdefrei. Stimmungsschwankungen, emotionale Labilität, Weinerlichkeit, ein schwaches Nervenkostüm – es gibt viele Umschreibungen dieses plötzlichen Zustands, in dem nichts mehr so ist, wie es vorher war. Der Fragebogen am Ende dieses Kapitels hilft Ihnen herauszufinden, wo Sie selbst gerade stehen. Weil die Beschwerden aber auch durch weitere Hormondysbalancen ausgelöst werden können wie durch eine Schilddrüsenunterfunktion oder durch eine Nebennierenerschöpfung als Folge von chronischem Stress, schauen wir uns diese Hormone ebenfalls an.

SKB: »Glücklicherweise habe ich nie im Job die Fassung verloren, aber mehr als einmal in anderen Situationen. Ich erinnere mich an ein Abendessen mit Freunden in einem Restaurant, bei dem mir mit einem Mal dicke Tränen die Wangen herunterliefen. Ich konnte mich nicht mehr beruhigen, sodass ich schließlich aufstand und mich unter den mitfühlenden Blicken der anderen Gäste auf die Toilette flüchtete. Wahrscheinlich dachten sie, wir hätten uns gestritten, aber nein! Der Anlass war sogar freudig: Bekannte hatten dem Sohn einer Freundin zum Abitur eine alte Goldmünze geschenkt, die sie bei ihrer Flucht aus dem Iran gerettet hatten. Es waren weder meine Bekannten, noch war es mein Kind, dennoch rührte mich diese Szene so derartig an, dass ich mich erst nach 20 Minuten wieder gefangen hatte und an den Tisch zurückkehren konnte. In anderen Momenten brachte mich ein einziges Wort meines Sohnes oder meiner Mutter oder die Reaktion einer Arbeitskollegin in eine ähnliche Lage. Ich finde es vollkommen in Ordnung, Emotionen zu zeigen. Ich schäme mich auch keineswegs für ein paar Tränen, aber wenn man so unvorhergesehen durch ein einzelnes Wort oder eine Geste von seinen Emotionen überwältigt wird, ist das schon sehr seltsam.«

Folgende Symptome können auftreten, und glauben Sie uns, wir selber haben so einiges davon durchmachen müssen. Und das wenige, das wir nicht persönlich kennengelernt haben, wurde uns zugetragen – firsthand sozusagen – durch Patientinnen, Freundinnen, in Interviews und Gesprächen, die wir in unserem beruflichen und privaten Umfeld geführt haben.

Symptome, die in der Perimenopause auftreten können:

Körperliche Symptome

- Hitzewallungen
- Energieverlust
- Trockenes Auge (Kontaktlinsen werden schlechter vertragen)
- Diffuse Muskel- und Gelenkschmerzen
- Kopfschmerzen/Migräne
- Verstärktes PMS
- Konzentrationsstörungen, Vergesslichkeit
- Nervosität
- Haarausfall
- Gewichtszunahme
- Schlafstörungen
- Nachlassende Libido
- Trockene Scheide
- Schmerzen beim Geschlechtsverkehr
- Zunahme von Allergien und Asthma

Geistige/seelische Symptome

- Stimmungsschwankungen (nahe am Wasser gebaut sein, schnelle Gereiztheit)
- Melancholie und depressive Verstimmungen (innere Leere, Traurigkeit, Emotionslosigkeit, Freudlosigkeit)
- Ängste
- Keine Lust mehr auf Sex
- Ausgebranntsein bis hin zur totalen Erschöpfung
- Brain fog (diffuses Gefühl im Gehirn, man fühlt sich dizzy, neblig)
- Keine(n) »Biss/Neugierde/Ehrgeiz/Ziele« mehr haben oder/und keine Energie, die Ziele umzusetzen
- Verminderte Stressresistenz

- Leistungsabfall (man ist nicht mehr so belastbar)
- Innere Wut (u. U. mit permanenter Muskelanspannung, nächtlichem Zähneknirschen)
- Beziehungsprobleme

Für das Auftreten der Beschwerden gibt es kein Drehbuch. Jede Frau – wie jeder Mann und jedes Kind – ist ein Individuum. Darum sind auch die Beschwerden individuell. Bei der einen Frau sind es rein körperliche Symptome wie Hitzewallungen und eine trockene Scheide, die andere leidet unter Stimmungsschwankungen und *brain fog*. Bei vielen wechseln die Symptome von heute auf morgen. Auch Kombinationen treten auf. Die Konzentration lässt z. B. nach. Wenn man seine Arbeit darum nicht rechtzeitig oder zufriedenstellend erledigen kann, führt das zu vermehrtem Stress. Als Folge liegen natürlich die Nerven blank. Oder man wacht nachts klatschnass auf, wechselt in manchen Nächten nicht nur einmal, sondern alle zwei Stunden das Nachthemd oder das Laken. Kein Wunder, wenn sich Schlafstörungen einstellen. Fehlender Schlaf oder eine schlechte Schlafqualität wiederum belasten das Immunsystem, die Infektionshäufigkeit nimmt zu.

Sehr rasch kämpft man an ziemlich vielen Fronten. Wie soll man da noch den Überblick behalten, vor allem, wenn sich von einer Sekunde auf die nächste profane Alltagsdinge so groß aufblasen, dass man vor ihnen steht wie vor der Eiger-Nordwand oder einem anderem Bergmassiv? Da steht man dann und blinzelt ungläubig und verzweifelt das Hindernis an, das gestern noch ein unschuldiger Einkaufszettel war, eine harmlose Telko oder eine Topfblume, die Wasser braucht. Rien ne va plus – nichts geht mehr. Zumindest nicht so gelassen und glücklich oder zufrieden, wie es einmal möglich war oder wie man es gerne (wieder) hätte. »Stell dich nicht so an, reiß dich zusammen«, denkt man halb verwundert und halb ärgerlich über sich selber oder bekommt diesen

Satz leider nun auch immer öfter aus seinem näheren Umfeld zu hören.

Wenn man dann bei Ärzten keine Hilfe findet, wenn weder das Wellnesswochenende noch der Urlaub eine anhaltende Entspannung gebracht hat und jeder Morgen schon um 6.30 Uhr gelaufen ist, weil der Sohn oder die Tochter mit einer patzigen Antwort die Badezimmertür zuschlägt und man darüber so betrübt ist, als wäre gerade ein Haustier gestorben – spätestens dann beginnt das Gedankenkarussell: »Habe ich eine seltene chronische Erkrankung, die kein Arzt diagnostizieren kann?« »Bin ich nicht mehr leistungsfähig, weil ich zu undiszipliniert geworden bin?« »Habe ich ein Burnout?« »Drehe ich jetzt völlig durch?«

Nein, wir können Sie beruhigen, Sie drehen überhaupt nicht durch, das ist alles vollkommen »normal«. Dabei möchten wir betonen, dass wir das Wort »normal« hier nur für Ursache und Wirkung verwenden, das heißt: Der Östrogenmangel kann schlappmachen oder die Östrogendominanz zu Unruhe und Nervosität führen. »Normal« heißt wohlgemerkt nicht, dass Sie sich damit wohl oder übel arrangieren müssen.

Dabei geht es nicht darum, der biologischen Uhr ein Schnippchen schlagen zu wollen nach dem Motto »Fünfzig ist das neue Dreißig«. Auf diesen Jugendwahn wollen wir bewusst nicht aufspringen, denn er führt nicht nur zu einem Kampf gegen Windmühlen, sondern auch zu unendlichem Stress. Leben ist Wandel, Älterwerden ist schön, die ersten Lachfältchen um die Augen zeugen von viel Spaß und Freude im Leben, ein paar Kilos mehr auf den Hüften sehen attraktiv aus. Graue Haare kann man färben, wenn man möchte. Schummeln ist erlaubt. Aber wer mit fünfzig krampfhaft noch so aussehen will wie eine 30-Jährige oder meint, das zu müssen, huldigt einem verzerrten Frauenbild, das auf rein äußerlicher (vermeintlich jugendlicher) Schönheit basiert. Da wollen wir nicht mitmachen.

Stattdessen möchten wir alle Frauen in dieser Lebensphase darin unterstützen, diese Jahre trotz der Hormonveränderungen körperlich, psychisch und seelisch gesund und harmonisch erleben zu können. Die Betonung liegt hier auf *gesund, vital, ausgeglichen, schön und friedlich* – dieses Ziel sollte für alle Frauen »normal« sein dürfen!

Patientengeschichte: Perimenopause statt depressiver Verstimmung

Die promovierte Wissenschaftlerin Anna, 38 Jahre alt, verheiratet, keine Kinder, kam mit folgenden Symptomen in meine Sprechstunde: Antriebsarmut, Schlafstörungen, nächtliches Schwitzen, ein unregelmäßiger Zyklus, Libidoverlust, Konzentrationsstörungen bei ihrer anspruchsvollen Arbeit sowie Ängste und depressive Verstimmungen. Inzwischen litten Arbeit und Partnerschaft unter den Beschwerden, sodass Anna sich in psychiatrische Behandlung begeben hatte und ein Antidepressivum einnahm. Trotzdem ging es ihr schlecht.

Meine Überlegung war, es könnte sich um einen verfrühten Wechseljahresanfang handeln. Die behandelnde Psychiaterin hielt meinen Verdacht für Unsinn, weil Anna »noch so jung« war, und es dauerte einige Zeit, um die Skepsis aufzulösen. Schließlich erklärte sich Anna damit einverstanden, dass wir ihren Hormonstatus testeten.

Die Laborwerte bestätigten meinen Verdacht: Die Progesteronwerte waren kaum nachweisbar, der Östrogenspiegel weit unter dem Normwert.

Wir starteten eine interdisziplinäre, ganzheitliche Therapie. Die Gynäkologin verschrieb Anna bioidentische Hormone (eine Östrogencreme und Progesteronkapseln) und DHEA (Dehydroepiandrosteron, der Hauptvorläufer der Sexualhormone, das sogenannte »Jungbrunnenhormon«) in geringen Mengen. Anna bekam zusätzlich Vitamin D und reduzierte den Zuckergehalt in ihrer Ernährung. In Absprache mit der Psychotherapeutin wurde die Dosis des Antidepressivums langsam bis auf null reduziert. Die Ängste und depressiven Verstimmungen arbeitete Anna mit ihrer Psychotherapeutin weiter in einer Gesprächstherapie auf.

Annas Zustand stabilisierte sich von Woche zu Woche. Unter regelmäßiger Progesterongabe am Abend besserten sich die Schlaf- und Konzentrationsstörungen deutlich. Ihre Nervosität ließ nach, und sie wurde insgesamt zufriedener und ausgeglichener.

Nach einem halben Jahr hatte sich ihr Gewicht sichtbar reduziert, die Beziehung war wieder im Lot, und sie sah sich in der Lage – und war darüber enorm glücklich –, eine Führungsposition anzunehmen.

Wenn Ihr Arzt Ihnen sagt: »Sie bekommen Ihre Regel ja noch. Da müssen wir Ihre Werte nicht messen, eine Blutabnahme ist vollkommen unsinnig, Sie haben nichts«, dann lassen Sie sich nicht abwimmeln. Die Beschwerden von Frauen sind real, und sie müssen ernst genommen werden. Wie bereits eingangs erwähnt, rät die DGGG in ihren Leitlinien zur Hormonbestimmung bei entsprechenden Beschwerden auch unter 45 Jahren.

SEB: »Als Allgemeinmedizinerin habe ich in den letzten Jahrzehnten immer wieder Patientinnen mit Problemen behandelt, die durch physische und emotionale Instabilität ausgelöst wurden. Ich bin zu der Erkenntnis gelangt, dass sich viele Frauen in den Jahren der Perimenopause unwissend in einen emotionalen Erschöpfungszustand hineinmanövrieren. Oder keine Hilfe bekommen, weil die klassischen Laborwerte »in Ordnung«, also im Normbereich liegen. Hier lohnt es, ganz genau hinzuschauen, denn der einen Patientin geht es gut, wenn ihr Wert gerade eben im Normbereich liegt, der anderen aber nicht. Die noch als gesund geltenden Bereiche können bei einigen Laborwerten sehr weit gefasst sein. So kommt eventuell eine Patientin mit einer latenten Schilddrüsenunterfunktion, deren TSH-Wert noch in der klassischen Normwertobergrenze liegt, nicht aus dem Bett und ist depressiv. Eine andere Patientin mit dem gleichen Wert ist hingegen topfit. Meiner Erfahrung nach passt der Leidensdruck in vielen Fällen nicht zum Laborwert. Es ist deshalb wichtig, dass für die Therapie nicht nur eine Zahl auf einem Stück Papier berücksichtigt wird, sondern auch und vor allem der klinische Zustand der Patientin.«

Dabei ist die Beziehung zwischen Arzt oder Therapeut und Patientin von immenser Bedeutung. Frauen wünschen sich ein von Empathie und Respekt getragenes Verhältnis. Wegen der eng getakteten Sprechstunden und weil sich Ärzte immer mehr spezialisieren, gibt es jedoch kaum Gelegenheit, ausführlich und fachübergreifend über das individuelle Befinden zu sprechen. Die niedergelassenen Ärzte müssen heute innerhalb kürzester Zeit viele Patienten durch die Praxis schleusen. Für die »sprechende Medizin«, also ein Gespräch in entspannter Atmosphäre und mit genügend Zeit, damit die Patientin überhaupt von sich erzählen mag, wird immer noch zu wenig Budget seitens der Krankenkassen zur Verfügung gestellt.

Wir möchten hier keineswegs die Expertise unserer Kollegen und der vieler engagierter Therapeuten in Zweifel ziehen. Sie alle leisten mit großartigem Einsatz eine tolle Arbeit! Wir würden uns nur häufiger einen weiter gefassten Ansatz wünschen, der die evidenzbasierte Schulmedizin inklusive klassischer Labormedizin mit dem Wissen aus der Naturheilkunde und Psychologie sowie auch aus der Body-Mind-Medizin verbindet. Dadurch könnten auch die emotionalen und spirituellen Aspekte dieser Lebensphase besser berücksichtigt werden.

Das Abtun der Beschwerden von professioneller Seite lässt Patientinnen – und auch wir Ärztinnen sind Patientinnen – nicht selten frustriert und ratlos von einem Arztbesuch nach Hause zurückkehren. Genau das möchten wir Ihnen zukünftig ersparen. Sie sollen nicht mit Ihren Problemen allein gelassen werden. Sie sollen wissen, was in Ihrem Körper passiert, was Ihnen fehlt und was Sie brauchen.

Selbst ist die Frau, und Wissen ist Macht

Dafür ist Zugang zu Information und Wissen notwendig. Glücklicherweise haben wir Frauen diese Möglichkeit heute, zumindest wenn wir in einem offenen, freien Land leben. Anlässlich des Jahrestags *Hundert Jahre Frauenwahlrecht* in Deutschland ist 2019 viel über die Rolle der Frau im Wandel der Gesellschaft geschrieben worden. Wir Frauen treffen heute freie Entscheidungen über unsere Ausbildung, unsere Arbeitsplatzwahl und Lebensform. Wir verfolgen selbstverständlich unsere Träume und müssen nicht mehr grundsätzlich um das Recht, z. B. Medizin zu studieren (wie hierzulande bis 1900) oder ein eigenes Bankkonto zu eröffnen (wie bis 1962) oder im Verein Fußball spielen zu dürfen (wie bis 1971), kämpfen. Auch verfügen wir nun per Gesetz quasi über unseren eigenen Körper. Selbst wenn es an der Gleichberechtigungsfront immer noch viel zu tun gibt (wir denken dabei an gleichen Lohn für gleiche Arbeit, Führungspositionen bei gleicher Qualifikation, einen partnerschaftlichen Umgang in der Kindererziehung, auf Frauen abgestimmte Medikamente und vieles mehr), so machen wir alles in allem drei Kreuze, dass wir im Jahr 2020 leben.

Gesellschaftliche Diktate existieren immer noch, aber es werden weniger. Als ältere, etwas fülligere Frau wird man nicht mehr als »Matrone« bezeichnet, und mit blöden Sprüchen in den Umkleidekabinen der Fitnessstudios oder Witzen wie »Wechseljahre sind die Zeit, die Frau zu wechseln ...« verdient sich heute ein alter weißer Mann keine Lorbeeren mehr, nicht einmal mehr unter seinesgleichen. Auch wenn dies stereotype Beispiele sind, deren Überwindung eigentlich nicht der Rede wert sein sollte, so zeigt die aktuelle Debatte, dass wir einen großen Schritt weiter sind.

Wir können wählen, ob wir uns für oder gegen eine berufliche Karriere entscheiden, ob wir ab einem bestimmten Zeitpunkt unsere Haare färben oder natürlich grau tragen wollen, ob wir unsere Füße in Highheels in Szene setzen oder in flachen Schuhen bequem durch die Gegend gehen möchten, ob der Rock bis über oder unter das Knie reichen soll. Wir können experimentierfreudige Jahre mit befriedigendem Sex erleben oder uns mit einem Buch oder einer Netflix-Serie ins Bett verkriechen. Wir können uns auch für beides entscheiden: Sex genießen und danach wochenlang nur uns selbst. Wir können loslassen und zufrieden sein mit dem, was wir im Leben erreicht haben, oder aber im Job noch einmal durchstarten. Wer das jetzt liest und sich dadurch zu sehr unter Druck gesetzt fühlt nach dem Motto *höher, schneller, weiter*, dem möchten wir sagen: Sie müssen gar nichts. Seien Sie gnädig mit sich. Alles ist erlaubt, unglaublich vieles ist möglich, aber keine Frau muss sich mehr irgendetwas beweisen.

Es ist darum auch keine Schande, wenn man seine Hormone nicht »im Griff« hat. Das hat nichts mit Schwäche zu tun. Deshalb sollte sich keine Frau mehr schämen müssen, wenn sie über ihre Befindlichkeiten spricht. Und keine Frau sollte mehr mit ihren real vorhandenen Symptomen aus einer Arztpraxis weggeschickt oder als überempfindlich abgestempelt werden.

Genau dieses Gefühl schildern uns nämlich immer wieder Frauen, auch jene, die sich über viele Jahre ein selbstbestimmtes Leben aufgebaut haben. Sie berichten von zutiefst demütigenden Situationen, in denen sie sich hilflos und unmündig fühlen, weil sie von der Medizin nicht ernst genommen werden. Trauen Sie sich, Ihren »Zustand« anzusprechen, denn es gibt viele Behandlungsmöglichkeiten! Denken Sie immer daran: Es geht sehr, sehr vielen Frauen genauso wie Ihnen!

SEB: »Die Gespräche mit meinen Patientinnen im Laufe der letzten Jahre haben mir einen ganz anderen Blick auf meinen Beruf und das Leben gegeben. Ich bin unendlich dankbar für die Offenheit und das Vertrauen, das mir entgegengebracht wurde. Ich stelle immer wieder fest, dass viele Kollegen bei der Behandlung von Patientinnen im Alter von fünfunddreißig aufwärts den Bereich der Hormone aus ihrer Behandlung völlig ausklammern. Mir erzählen Patientinnen, dass ihre behandelnden Ärzte die Hormonspiegel nicht im Labor untersuchen wollten mit der Begründung, dass die Werte sich zu oft ändern würden, die Krankenkassen die Kosten nicht erstatten würden oder sie noch ihren Zyklus hätten, sodass keine Hormonstörung vorliegen könnte. Aber bei so vielen Symptomen, die mir in der täglichen Praxis begegnen, *müssen* Hormone als Ursache in die Behandlungsstrategie miteinbezogen werden. So leiden viele Frauen mit Mitte dreißig schon jahrelang unter nicht diagnostizierten Schilddrüsenfunktionsstörungen. Diese werden oft erst entdeckt, wenn die Frauen wegen eines unerfüllten Kinderwunsches ein entsprechend spezialisiertes Zentrum aufsuchen.«

Wie Hormone Körper und Psyche steuern

Oft reicht ein Millionstel Gramm Hormon pro Liter Blut aus, um eine Reaktion zu erzeugen. Das kann auch ganz schnell gehen: Wenn man sich aufregt oder plötzlich in eine Stresssituation gerät, bringen uns die Hormone Adrenalin und Noradrenalin mir nichts dir nichts auf die Palme. Andere Hormone wie das Schilddrüsenhormon wirken erst nach Tagen.

1895 wurde Adrenalin als erstes Hormon isoliert. Seitdem sind circa 150 verschiedene Hormone in unserem Körper erforscht worden. Geschätzt wird aber, dass es weit mehr als tausend gibt. Sie werden vorwiegend in den sechs großen Hormondrüsen Hypothalamus, Hypophyse, Schilddrüse, Bauchspeicheldrüse, Nebennieren und männlichen beziehungsweise weiblichen Geschlechtsdrüsen (Keimdrüsen) produziert. Und auch, was die wenigsten wissen, im Darm. Über das Blut gelangen sie zu den Zielzellen, stecken sich dort wie ein Schlüssel in das passende Schlüsselloch, den Rezeptor, und setzen die entsprechende Wirkung in Gang.

An oberster Stelle stehen Hypothalamus und Hypophyse, die beiden Hormondrüsen im Gehirn. Sie geben Hormone ab, die die anderen Hormondrüsen regulieren. So steuert beispielsweise das Thyreoidea stimulierende Hormon (TSH) die Hormonfreisetzung aus der Schilddrüse oder das follikelstimulierende Hormon (FSH) die Hormonproduktion in den Eierstöcken und Hoden. Außer in den Drüsen werden Hormone in kleineren Mengen auch in anderen Körpergeweben wie dem Fettgewebe, im Blut und Darm produziert.

Einige Hormone sind Gegenspieler, z. B. Insulin und Glukagon. Das heißt, ihre Wirkung bedingt sich gegenseitig. Ersteres senkt den Blutzucker, Letzteres hebt ihn an, sodass im günstigsten Fall der Blutzuckerspiegel ausgeglichen ist. Andere Hormone wirken wie Dominosteine: TRH aus dem Hypothalamus stimuliert die Hypophyse zur Freisetzung von TSH, und dieses wiederum bewirkt die Produktion von Schilddrüsenhormonen in der Schilddrüse. Hormone wie Östrogen und Progesteron arbeiten zusammen, im Falle einer Schwangerschaft lassen beide die Gebärmutterschleimhaut wachsen.

Angebot und Nachfrage bzw. Mangel und Nachschub bestimmen die hormonellen Kreisläufe. Weil winzigste Mengen eines einzigen Hormons so viel bewirken können und weil die Hormonregelkreise so komplex sind, ist das System recht anfällig u. a. für Stress und Schlafentzug. Jeder, der schon einmal einen Jetlag hatte, weiß ein Lied davon zu singen, wie man sich fühlt, wenn das Schlafhormon Melatonin aus dem Takt ist.

Die wichtigsten Hormone und ihre Kreisläufe nehmen wir im Kapitel 2 genauer unter die Lupe. Dort lesen Sie u. a. alles über das Haut- und Haarhormon Östradiol und welche Wunder es sonst noch vollbringt. Wir schreiben über das Bindungshormon Oxytocin, das Stresshormon Cortisol, welche Hormone uns *in action* bringen und auch, welche für den kleinen Hunger zuständig sind oder aber appetitzügelnd wirken.

Hormone bestimmen unsere Weiblichkeit

Östrogene und Progesteron sind *die* weiblichen Hormone schlechthin. Sie lassen in der Pubertät die Brüste wachsen und die Hüften runder werden, steuern die Regelblutung und machen eine Schwangerschaft möglich. Sie sorgen aber auch für glatte Haut und kräftige Haare. Die lange Haarpracht bei jungen Mädchen, wie sie aktuell in Mode ist, demonstriert das ganz gut: Ihre Haare sind dank der Östrogene gesund und glänzend. Dabei gibt es nicht ein Östrogen als einzelnes Hormon, sondern die Östrogene bilden eine ganze Gruppe von mehr als dreißig weiblichen Geschlechtshormonen. (Anmerkung: Da man allgemeinhin immer von Östrogen spricht und nicht von Östrogenen, machen wir das in diesem Buch an den meisten Stellen auch.) Östrogene steuern den weiblichen Zyklus, steigern die Durchblutung der Gebärmutter, fördern die Einlagerung von Flüssigkeit in Geweben, beeinflussen die Knochendichte und die Blutfette positiv. Auch Progesteron reguliert die Menstruation und die Schwangerschaft. Es schützt die Gebärmutterschleimhaut und wirkt emotional stabilisierend.

Der Leiter der Pädiatrischen Endokrinologie und Diabetologie Martin Wabitsch von der Uniklinik Ulm ist ein ausgewiesener Experte und gelangte über seine Forschung zu der Erkenntnis, dass Hormone der Schlüssel zu unserem Verhalten und unserer Persönlichkeit sind.

In diesem Sinne formen die weiblichen Hormone nicht nur unseren Körper, sondern auch unseren Charakter. Auch in Zeiten von #MeToo dürfen wir uns bewusst machen, dass wir Frauen durch unsere weiblichen Hormone, hier vor allem Östrogen, natürlicherweise über umsorgende Qualitäten verfügen. Das war über Jahrtausende für das Überleben des neugeborenen Babys so vorgesehen, es würde sonst verhungern. Trotzdem freuen wir uns natürlich darüber, dass immer mehr Männer sich in der alltäglichen, praktischen Versorgung von Säuglingen und Kindern engagieren.

Östrogene sorgen zudem für ein frohes Gemüt sowie emotionale Ausgeglichenheit. Unser weiblicher Charakter wird aber nicht nur durch die Geschlechtshormone geprägt – Männer besitzen mehr Testosteron, Frauen mehr Östrogene –, sondern auch durch die anderen Mitspieler in unserem Körper. Wird z. B. von Natur aus mehr Cortisol ausgeschüttet, ist ein Mensch möglicherweise gestresster und eventuell auch aggressiver. Wird bei einem anderen mehr Oxytocin gebildet, so ist dieser Mensch wahrscheinlich bindungswilliger und emotional ausgeglichener. Frauen mit höheren Testosteronspiegeln sind im Beruf oft kompetitiver und zeigen mehr Biss.

Der Beginn der Hormonachterbahn fällt spannenderweise oft damit zusammen, dass Frauen ihre Versorgerrolle innerhalb der Familie, in sozialen Gemeinschaften oder auch im Büro leid sind. In einem Café schnappten wir kürzlich den Satz einer Frau am Nebentisch auf: »Ich bin es so leid, mich um alle zu sorgen und für alles zuständig zu sein.«

Wenn es Ihnen ähnlich geht, dann hängt dies eventuell auch damit zusammen, dass Ihr evolutionäres »Versorgerhormon« Östrogen zurückgeht. Haben Sie deshalb kein schlechtes Gewissen, die Natur ist ziemlich klug. Sie hat entschieden, dass es jetzt Zeit ist, die Energie nicht mehr an alle anderen abzugeben, sondern auch ein Stück für sich selbst zu verwenden. Das weibliche Testosteron, das für diesen »neuen« Willen verantwortlich ist, sinkt nämlich lange noch nicht ab.

Was benötigen Sie, damit es Ihnen gut geht? (Diese Frage werden wir Ihnen in diesem Buch noch oft stellen, verlassen Sie sich darauf.) Wer möchten Sie sein? Wie wollen Sie aufgestellt sein, was wollen Sie erleben? Was möchten Sie fühlen in den vielen tollen Jahren, die noch kommen?

2 Das Hormon-Karussell

Bevor wir Sie in die Alchemie der weiblichen Hormone einweihen und der Frage nachgehen, *was* Hormone denn eigentlich sind, wollen wir zunächst ein Gefühl für ihr Wesen vermitteln, also betrachten, *wie* sie sind. Dazu möchten wir Ihre Phantasie anregen:

Stellen Sie sich eine Prinzessin vor, vielleicht aus einem Ihrer Lieblingsmärchen. Die Prinzessin ist wunderschön. Sie hat langes, glänzendes Haar und eine strahlende, glatte Haut. Sie ist fröhlich, gütig, sensibel, ausgeglichen, umsorgend und hellwach. Ihr Auftreten ist kraftvoll. Sie meistert jede gefährliche Herausforderung, ohne jemals die Nerven zu verlieren. Sie strahlt sozusagen von innen heraus. Schmacht!

Welches kleine Mädchen möchte keine Prinzessin sein. Wie sehr haben wir als Kinder dieses überirdische Wesen angehimmelt. Aber wenn wir ganz, ganz ehrlich sind, dann haben wir uns insgeheim vielleicht auch gewundert, wie so viel Perfektion möglich sein kann. Möglicherweise haben wir kurz vor dem Einschlafen gedacht: Das geht doch nicht mit rechten Dingen zu.

Das schafft die Prinzessin nicht allein, da muss eine Riesenschar unsichtbarer Helferlein im Verborgenen arbeiten. Und dabei kann es sich unmöglich nur um die sieben Zwerge handeln. Es müssen viele sein, Tausende, Abertausende unsichtbarer Wesen, Feen, Fräuleins und Zaubertiere.

Die lesen der Prinzessin bestimmt jeden Wunsch von den Lippen ab, kämmen ihr Haar, waschen sie und pflegen ihre Haut mit wertvollen Ölen, geben ihr zu essen und zu trinken, animieren sie, sich im Zaubergarten zu bewegen, und spannen die Pferde vor die goldene Kutsche. Und wenn die Kutsche nach einer herrlichen Fahrt durch den Zauberwald vor dem Schloss hält, springt die Prinzessin geschmeidig, wunderschön, glücklich und leichten Fußes die Treppe hoch.

Ja, so muss es sein ...

Und so ist es auch im echten Leben. Abertausende unsichtbarer kleiner Helferlein vollbringen Wunder in unserem Körper: unsere Hormone. In Bestform, d. h. in ausreichender und ausgewogener Menge, sind sie der Jungbrunnen unserer Weiblichkeit (und Männlichkeit), auch wenn das Deutsche Krebsforschungszentrum (DKFZ) davor warnt, in späteren Jahren Hormone nur als »Faltenbooster« einzusetzen. Fakt ist: Hormone lassen Mädchen zu blühenden jungen Frauen werden. Sie sind der Grund für glatte Haut im Gesicht und Oberschenkel ohne Cellulite, für volles, kräftiges Haar und pralle Brüste, für einen ausgeglichenen fröhlichen Charakter. Das ist nicht sexistisch, sondern pure Biologie.

Hormone regen an (und uns manchmal auf)

Hormone regen unseren Körper auf vielfältige Art und Weise an. Sie bestimmen den Tagesrhythmus, stabilisieren das Immunsystem, halten das Gehirn fit, stärken die Knochen, fördern die Verdauung und den Blutkreislauf, regulieren den Appetit und die Körpertemperatur. Sie steuern das Muskel- und Knochenwachstum, den weiblichen Zyklus, alle Gefühle, unsere Launen und noch unendlich anderes mehr.

Wie bei vielen Dingen im Leben kommt es auch bei den Hormonen auf die Balance an. Gibt es von einem bestimmten Hormon zu wenig oder zu viel, dann lassen die Auswirkungen nicht lange auf sich warten: Ein Mangel an Schilddrüsenhormon kann Gewichtszunahme, Müdigkeit und Verstopfung nach sich ziehen; eine Überproduktion der Schilddrüsenhormone hingegen Unruhe oder Herzrasen.

Die Endokrinologie, die Lehre der Hormone, ist ein junger Zweig in der Medizin. Ernest Starling war der erste Wissenschaftler, der die Bedeutung der hormonproduzierenden Drüsen verstand. Ihre Existenz hatte man zwar anatomisch beschrieben, Schilddrüse und Nebennieren hielt man sozusagen in der Hand, doch niemand wusste so wirklich, wozu sie gut sein sollten. Das ist heute glücklicherweise anders, aber es gibt immer noch viel zu erforschen in diesem Märchenwunderland.

Produktionsstätten sind vor allem die sechs großen Hormondrüsen: Hypothalamus, Hypophyse, Schilddrüse, Bauchspeicheldrüse, Nebennieren und die Geschlechtsdrüsen (Keimdrüsen). Sie geben die Hormone in den Blutkreislauf ab, über den sie dann mitunter an weit entlegene Zielorte transportiert werden, beispielsweise von der Hirnanhangdrüse im Gehirn zu den Eierstöcken im Bauch oder von der Schilddrüse im Hals bis hinunter in den Darm. Am Zielorgan oder an der Zelle angelangt, docken sie am Rezeptor an und setzen entsprechende Wirkungen in Gang: Adrenalin und Noradrenalin bringen uns bei Stress auf die Palme, Melatonin macht uns schläfrig, Ghrelin löst ein Hungergefühl aus.

Neben den endokrinen Drüsen, die ihre Hormone über das Blut, also »innerlich« verteilen, gibt es exokrine Drüsen wie die Speicheldrüsen in Mund oder Darm, die mit ihrem Sekret die Hormone dort abgeben, wo sie auch gebraucht werden, also an Ort und Stelle.

Die meisten Hormone sind Teamplayer, ihre gegenseitige Beeinflussung ist wahnsinnig komplex. Das erschwert zuweilen die Diagnose einer hormonbedingten Störung. Wenn einer »Mist gebaut« hat, reißt er eventuell andere in Mitleidenschaft nach dem Motto mitgefangen, mitgehangen.

Weil Hormone als Minipartikel so enorm Großes bewirken können, ist die Endokrinologie faszinierend und vielfältig. Hier stimmt nicht nur das Prinzip von Ursache und Wirkung. Es darf, ja es muss sogar in den meisten Fällen ein bisschen um die Ecke gedacht werden. Denn erst wenn man die unterschiedlichen Hormone, ihre Kreisläufe und ihre Wirkungen im Hinterkopf hat, dann versteht man, dass ein Symptom oft nicht nur einer Ursache zugeordnet werden kann.

Wir stellen Ihnen darum in diesem Kapitel nicht nur die weiblichen Hormone vor, sondern auch die wichtigsten anderen Hormone. Denn für kaum ein System im Körper ist der Satz »Alles hängt mit allem zusammen« so wahr wie für die Hormonkreisläufe.

Beginnen wir in unserer Übersicht nach dem Motto *ladies first.*

Die weiblichen Geschlechtshormone

Bleiben wir bei dem Bild der Prinzessin: Haben Sie dicke, glän-
zende Haare, eine glatte Haut, ist Ihre Scheide feucht und gut
durchblutet, wenn Sie Lust auf Sex haben? Haben Sie überhaupt
Lust? Schlägt Ihr Herz regelmäßig, von Bluthochdruck keine Spur?
Schmerzen Ihre Muskeln und Gelenke höchstens nach einem
Halbmarathon oder nach dem ersten Skitag, weil sich keine Zeit
für Skigymnastik in der stressigen Vorweihnachtszeit fand? Bekommen Sie noch Ihre Tage, eventuell mit leichten PMS-Beschwer-
den, aber ansonsten fühlen Sie sich kraftvoll, ausgeglichen und
begehrenswert? Haben Sie sich vor Kurzem ein Kind gewünscht
und sind schwuppdiwupp schwanger geworden, die Schwangerschaft war unkompliziert, und der Nachwuchs gedeiht prächtig?
In diesem Fall müssen wir neidvoll anerkennen: Ihre Östrogen-
und Progesteronspiegel scheinen optimal ausbalanciert zu sein.

Trotzdem halten Sie dieses Buch in den Händen, und das finden wir sehr schlau. Denn damit es Ihnen weiterhin gut geht,
lohnt es sich, rechtzeitig alles über die Hormone in Erfahrung zu
bringen.

Sollte sich Ihre innere Prinzessin hingegen bereits beschweren
oder ungeduldig geworden sein, weil das eine oder andere Helferlein sich vorübergehend oder gar auf Nimmerwiedersehen verabschiedet hat, dann ist das Wissen um die Hormone mindestens so
wichtig, wenn nicht noch einen Tick wichtiger.

Frausein beginnt im Kopf

Wir machen uns Gedanken darüber, wie wir uns zu welchem Anlass am besten kleiden. Wir liegen nachts wach und grübeln, womit wir unseren Herzallerliebsten am Hochzeitstag überraschen

können oder er uns oder aber wann der beste Zeitpunkt gekommen ist, um eine Gehaltserhöhung anzufragen. Wir träumen uns mit diesem schönen Plus auf dem Konto an den weißen Karibikstrand oder auf das neue Sofa. Darüber hinaus wälzen wir natürlich noch unzählige Gedanken, die wir lieber nicht hätten, weil sie möglicherweise – materiell oder/und kräftemäßig – an die Existenz gehen oder kleinlich und vielleicht auch peinlich sind. Ganz zu schweigen von den Abertausenden, die uns nicht einmal bewusst sind.

Unser Gehirn kann aber noch mehr als denken und träumen, es ist Sitz der wichtigsten Schaltzentren unserer Hormonkreisläufe: des Hypothalamus und der Hypophyse.

Wenn man eine waagerechte Linie von der Nasenwurzel Richtung Hinterkopf und eine senkrechte Linie von der Kopfmitte Richtung Hals zeichnen würde, dann befindet sich der Hypothalamus genau da, wo sich diese beiden Linien treffen. Er schüttet Hormone aus, die andere Drüsen anregen, ihrerseits Hormone zu produzieren und an das Blut abzugeben. Auf diese Weise steuert der Hypothalamus u. a. Körpertemperatur, Herzfrequenz und Blutdruck.

Die Hypophyse oder Hirnanhangdrüse ist kirschkerngroß und hängt – wie ihr Name schon sagt – tatsächlich unter dem Gehirn, genauer gesagt unter dem Hypothalamus. Sie steuert die Schilddrüse, die Nebennieren und die Eierstöcke und damit den weiblichen Monatszyklus. Dafür produziert sie das follikelstimulierende Hormon (FSH), welches das Ei reifen lässt und die Östrogenproduktion steigert, sowie das luteinisierende Hormon (LH) für den Eisprung.

Hypothalamus und Hypophyse sind mächtige Organe, denn sie bestimmen über die meisten anderen Hormondrüsen. Befindet sich die gewünschte Hormonkonzentration im Blut – das wird durch eine Art Thermostat oder Fühler gemessen –, kommt es im

Gehirn zu einer negativen Rückkopplung. Das Gehirn signalisiert den peripheren Hormondrüsen dann: »Bis auf Weiteres pausieren.« Angebot und Nachfrage bzw. Mangel und Nachschub bestimmen also die hormonellen Kreisläufe.

Der weibliche Zyklus

Jedes neugeborene Mädchen kommt mit mehr als einer Million Eizellen auf die Welt. Das sind alle Eizellen, die eine Frau jemals besitzt. Das hört sich viel an und ist es auch, allerdings müssen wir damit durchaus haushalten. Später, ab der ersten Periode, bedient sich der Körper nämlich aus diesem Pool, der dann allerdings aus »nur« noch 300 000 bis 400 000 Eizellen besteht. Im gesamten Leben einer Frau reifen hieraus circa 500 Eizellen heran. Das heißt auch: Die Eizellen einer 25-jährigen Frau sind 25 Jahre alt, die einer 40-Jährigen dann entsprechend 40 Jahre.

Eine oder mehrere Eizellen, das ist ein bisschen Zufall, reifen pro Monat heran und werden eventuell befruchtet. Bis zu welchem Alter eine Frau in ihrem Leben schwanger werden kann, ist abhängig von der Zahl der Eizellen, mit denen sie geboren wurde, sowie der Zahl der Eizellen, die bei jedem Zyklus heranreifen.

Die Reifung geschieht in den Eierstöcken in einer Struktur, die als Follikel bezeichnet wird und wie ein Säckchen aussieht. Darin befinden sich die weibliche Eizelle und östrogenbildende Zellen. Je mehr der Follikel wächst, desto mehr Östrogene werden freigesetzt. Sie sorgen in den ersten 14 Tagen des Zyklus dafür, dass die Eizelle und auch die Gebärmutterschleimhaut wachsen, damit ein eventuell befruchtetes Ei hier ein gemütliches, sicheres Bett finden kann, wo es sich einnistet.

Das tut es, nachdem es etwa am 14. Tag des Zyklus »gesprungen« ist. Der Follikel platzt, das Ei springt hinaus und gelangt von dort über den Eileiter in die Gebärmutter. Der Follikel verbleibt

Perimenopausenstufen
Hormonveränderung erfolgt in 3 Phasen

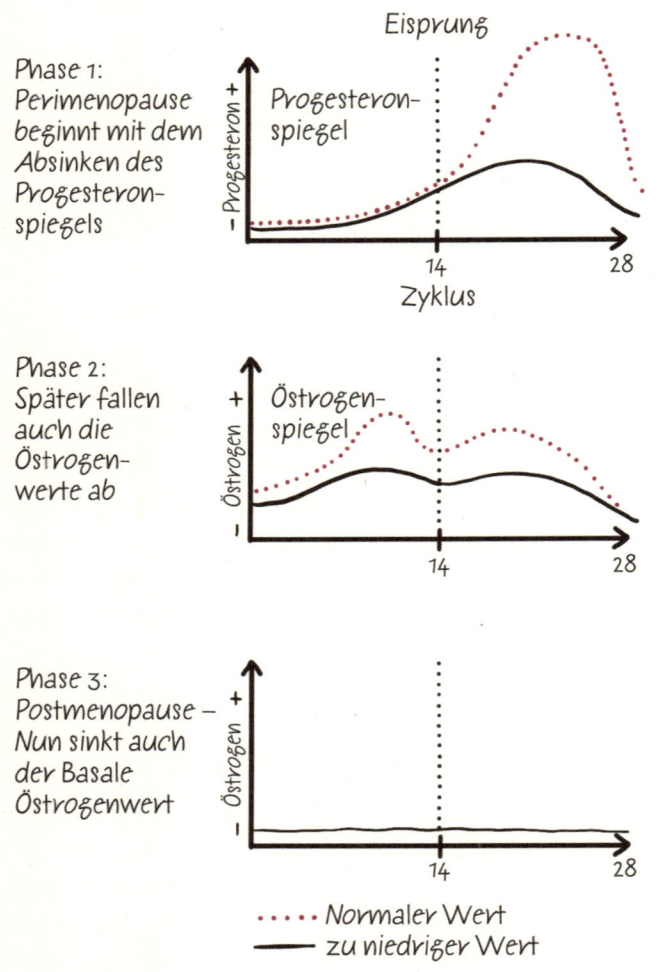

Phase 1:
Perimenopause beginnt mit dem Absinken des Progesteronspiegels

Eisprung

Progesteronspiegel

Progesteron + / −

14   28

Zyklus

Phase 2:
Später fallen auch die Östrogenwerte ab

Östrogenspiegel

Östrogen + / −

14   28

Phase 3:
Postmenopause – Nun sinkt auch der Basale Östrogenwert

Östrogen + / −

14   28

····· Normaler Wert

—— zu niedriger Wert

im Eierstock und wandelt sich in der zweiten Zyklushälfte, der Lutealphase, in den Gelbkörper um. In dieser Drüse wird jetzt das Gelbkörperhormon, das Progesteron, gebildet. Es sorgt dafür, dass die Gebärmutterschleimhaut sich noch weiter verdickt und auch besser durchblutet wird.

Wurde das Ei nicht befruchtet, dann heißt es im wahrsten Sinne des Wortes »Kommando zurück«, und der Gelbkörper verkümmert. In der Folge fallen Progesteron- und Östrogenkonzentration ab. Die verstärkt durchblutete Gebärmutterschleimhaut wird abgestoßen, denn sie wird ja nicht mehr benötigt. Wir bekommen unsere Regel.

SEB: »Unsere Hormone haben die Macht, unsere männlichen und weiblichen Ausprägungen zu formen. Nüchtern betrachtet sorgen sie für das Überleben der Menschheit, indem sie die Fortpflanzung steuern. Ich möchte ein wenig schwärmerisch sein: Hormone sind der Grund für das Wunder des Lebens. Immer wieder kann ich kaum glauben, dass unsere Sexualhormone es ermöglichen, dass aus zwei Zellen ein absolut neues, einzigartiges Lebewesen entsteht. Das erfüllt mich auch nach so vielen Jahren als Mutter und Medizinerin immer wieder mit Demut und Begeisterung.«

Hormone sind die Quelle unserer Weiblichkeit

Östrogene und Progesteron sind *die* weiblichen Hormone schlechthin. Biochemisch gehören sie zu den Steroidhormonen. Das Cholesterin, das Ihnen sicherlich als Blutfett bekannt ist, liefert das Grundgerüst für diese Hormone. Sie sind gut fettlöslich und können aus diesem Grund quasi direkt durch die Zellmembran durchrasen und in die Zelle gelangen, bis in den Zellkern. Dadurch wirken sie sehr schnell.

Die weiblichen Hormone formen aber nicht nur unseren Körper, sondern auch unseren Charakter. Östrogene sorgen zudem für ein frohes Gemüt sowie emotionale Ausgeglichenheit. Und das Progesteron verleiht uns starke Nerven. Alles wichtige Eigenschaften für Frauen ...

Klingt alles sehr klischeebeladen, ist aber wissenschaftlich fundiert. Dazu zitieren wir an dieser Stelle gerne noch einmal Martin Wabitsch von der Uniklinik Ulm: »Hormone sind der Schlüssel zu unserem Verhalten und unserer Persönlichkeit.«

Östrogene – mehr Frausein geht nicht

Östrogene spielen die Diva unter den Hormonen. Sind sie im Lot, dann verführen sie und versprechen das pralle Leben. Sie lassen uns Frauen aufblühen, schön, vital und gesund sein, fürsorglich, einander helfend, kommunikativ und im Austausch mit unserer Umgebung. Aus den Fugen geraten, zerren sie an unseren Nerven und stimulieren auf unerwünschte Weise das Zellwachstum.

Östrogene bilden eine Gruppe von mehr als 30 Botenstoffen. Sie werden außer in den Eierstöcken auch im Fettgewebe produziert sowie in kleinen Mengen auch im männlichen Hoden und in einer Hirnregion, die für Lern- und Gedächtnisaufgaben eine entscheidende Rolle spielt. Wissenschaftler vom Münchner Max-Planck-Institut für Psychiatrie erbrachten 2001 den biochemischen Nachweis, dass Östrogene wie neuroprotektive Antioxidantien wirken. Sie schützen also Nervenzellen und ihre Verbindungen (Synapsen), indem sie aggressive und schädigende Moleküle und Eiweiße abfangen. Dadurch verteidigen sie unser Gehirn gleich an Ort und Stelle. Vielleicht wissen wir deshalb auch immer eine Antwort auf die Frage unseres Liebsten: »Schatz, weißt du, wo ich meinen Autoschlüssel hingelegt habe?«

Das Trio der wichtigsten körpereigenen Östrogene heißt Östradiol, Östron und Östriol. Sie lassen den Follikel reifen, lösen den Eisprung aus und sorgen dafür, dass das Ei durch den Eileiter in die Gebärmutter transportiert wird. Sie regen das Wachstum der Gebärmutterschleimhaut, der weiblichen Brust und der Scheidenzellen an sowie die Schleimsekretion am Gebärmutterhals. Dieser sogenannte Zervixschleim wirkt wie eine natürliche Barriere gegen Keime von außen. Östrogene lassen auch unsere Schambehaarung wachsen.

Die Wirkung der Östrogene ist aber keineswegs auf die weiblichen Geschlechtsorgane beschränkt. Systemisch wirken sie durchblutungsfördernd, stärken das Immunsystem, regen die Produktion von Eiweißen an, führen zu einem Anstieg von Triglyzeriden und Cholesterin im Blut sowie zu Wassereinlagerungen im Gewebe. Hohe Östrogenspiegel sind mit einer erhöhten Thromboseneigung verbunden und leider auch mit dem Risiko für einige Krebsarten, depressiven Verstimmungen und überflüssigen Pfunden. Darüber hinaus können sie die Leber schädigen.

Östrogene haben also – wie alles im Leben – zwei Seiten, eine helle und eine dunkle, eine schützende und eine krank machende. Leider werden alle Östrogene oft in einen großen Topf geworfen und grundsätzlich als Verursacher von Brustkrebs im Rahmen eines Östrogenausgleichs in den Wechseljahren verteufelt. Doch das ist viel zu kurz gegriffen (→ dazu Kapitel 3).

Erkenntnisse über die schützende Funktion der Östrogene hat man vor allem aus der Wechseljahresforschung gewonnen, nach dem Motto: Erst wenn etwas nicht mehr da ist, fällt einem auf, wie sehr man es braucht …

In diesem Sinne möchten wir sehr deutlich auf die schützende Wirkung der Östrogene aufmerksam machen. Das betrifft u. a. die Osteoporose, eine Knochenkrankheit, die zu 80 Prozent Frauen in den Wechseljahren ereilt. Weil das Verhältnis von Knochenauf- zu Knochenabbau gestört ist, wird der Knochen poröser und brüchiger. Sinnbild ist der Oberschenkelhalsbruch, weniger bekannt sind die anderen typischen Knochenschwachstellen wie Hüfte, Wirbelsäule und Unterarm. Laut der *Bone Evaluation Study* zur Epidemiologie der Osteoporose sind hierzulande jede vierte Frau ab 50 Jahren sowie 1,1 Millionen Männer gefährdet. Über die Hälfte der erkrankten Patientinnen wird laut Leitlinien des DVOs e. V. (Dachverband der deutschsprachigen wissenschaftlichen osteologischen Gesellschaften) von 2017 innerhalb von vier Jahren nach Diagnosestellung einen Knochenbruch erleiden.

Östrogene können also müde Knochen munter machen, aber sie können noch mehr: Sie schützen vor Arteriosklerose, Herz-Kreislauf-Erkrankungen und Alzheimer. Die Diagnose Alzheimer-Demenz wird bei Frauen schon mit 65 Jahren doppelt so häufig gestellt wie bei Männern. Neue Studien zeigen, dass bei dieser Erkrankung der Hippocampus besonders stark betroffen ist, eine Hirnregion, in der die Östrogenproduktion in den Wechseljahren dramatisch nachlässt.

Östrogene senken auch das Risiko für einige Krebsarten. Die Internationale Leitlinie zur Hormonsubstitution von 2016 weist auf eine hormonelle Darmkrebsprävention durch Östrogene hin. Bei neun bis 14 Jahren Hormonersatz halbiert sich das Risiko. Der Hintergrund: Östrogen-Rezeptoren können das Zellwachstum stoppen und Entzündungen hemmen, oder wie es im Medizinerjargon heißt: Sie besitzen antiproliferatorische und antiinflammatorische Wirkungen. Selbst bei bereits an Darmkrebs (und bei an Prostatakrebs) erkrankten Patienten macht man sich diesen Mechanismus zunutze. Die Deutsche Krebsgesellschaft e. V. nennt in ihren aktuellen Empfehlungen zur Krebsprävention auch in bestimmten Fällen ein vermindertes Risiko für Brustkrebs durch transdermales, also über die Haut gegebenes Östrogen in den Wechseljahren.

Werfen wir einen Blick auf die wichtigsten natürlichen Östrogene im Einzelnen, denn diese Unterscheidung spielt später eine wichtige Rolle in der Hormonersatztherapie. Östrogen ist eben nicht Östrogen!

Östradiol (E2, 17-Beta-Östradiol, Estradiol)

Östradiol ist ein natürliches Östrogen, das in den Eierstöcken und bei Schwangeren in der Plazenta gebildet wird. Bei Männern wird es im Hoden und in der Nebennierenrinde produziert. Es ist das wirksamste und darum wichtigste Östrogen. Ausgangsstoff ist wie bei allen Geschlechtshormonen das Cholesterin, darum wird Östradiol auch aus dem Körperfett an Bauch, Hüften und Oberschenkeln hergestellt. Fülligere Frauen neigen darum zu höheren Östradiolspiegeln.

Östradiol löst den Eisprung aus und bereitet die Gebärmutterschleimhaut für die Einnistung des befruchteten Eis vor.

Es ist essenziell als Osteoporoseschutz, sorgt also für starke Knochen, schützt vor Falten, verhindert fettige Haut und kräftigt das Haar. Darum wird es in den Medien auch als *Haut- und Haarhormon* gefeiert. Es macht die Gefäße elastisch und schützt vor Arteriosklerose und Bluthochdruck. Nach der Menopause verschiebt sich die Eigenproduktion des Östradiols in Richtung Östron.

Östron (Estron) und Östriol (Estriol)

Östron (Estron) und Östriol (Estriol) sind natürliche Hormone aus der Gruppe der Östrogene, die im Körper permanent ineinander umgewandelt werden. Östron spielt vor der Menopause eine geringere Rolle und wird auch in geringen Mengen produziert, nach der Menopause wird es zum Haupt-Östrogen, schützt die Knochen, kann aber auch, weil es die Zellteilung anregt, Krebs fördern.

Es wird zu je 50 Prozent in den Eierstöcken und im Unterhautfettgewebe produziert sowie zu einem kleinen Teil in den Nebennieren. Im Unterhautfettgewebe wird es aus Androstendion, einem männlichen Hormon, gebildet. Übergewichtige Frauen in den Wechseljahren, bei denen das Unterhautfettgewebe stark entwickelt ist, weisen hohe Östronspiegel auf. Auch regelmäßiger Alkoholkonsum, eine Leberverfettung und eine genetisch bedingte Überaktivität (CYP19-Mutation) des Enzyms Aromatase, das Androstendion zu Östron umwandelt, bewirken erhöhte Östronwerte.

Progesteron – Balsam für die Nerven

Progesteron ist das zweite wichtige weibliche Geschlechtshormon. Zum einen ergänzt es die Wirkung der Östrogene, zum anderen ist es ihr Gegenspieler. Wie Yin und Yang sind die beiden miteinander verzahnt: Progesteron balanciert die Östrogene aus, und ohne Östrogene kann Progesteron seine Wirkung nicht voll entfalten.

Gemeinsam meistern sie Monat für Monat den weiblichen Zyklus. Sie ermöglichen eine Schwangerschaft und lassen den Embryo sich entwickeln. Für unser Wohlbefinden ist es also immens wichtig, dass diese beiden Hormone sich gut verstehen.

Progesteron wird aus dem Grundbaustein Cholesterin in den Follikelzellen produziert. Nach dem Eisprung steigt der Progesteronspiegel stark an. Alle Strukturen der Gebärmutterschleimhaut (Zellen, Gefäße, Drüsen etc.) werden mit Hilfe des Progesterons umgebaut und auf die Einnistung der befruchteten Eizelle vorbereitet. Dadurch ist gewährleistet, dass der Embryo gut versorgt wird. Später, während der Schwangerschaft, wird Progesteron in riesigen Mengen (bis zum 300-Fachen des Normwertes) vor allem in der Plazenta gebildet. Kommt es nicht zu einer Schwangerschaft, sinkt der Progesteronspiegel ab, und die vorbereitete Schleimhaut wird mit der Menstruation ausgeschieden.

Progesteron wirkt aber nicht nur in der Gebärmutter, sondern in fast allen Geweben des Körpers, im Gehirn sowie in den peripheren Nerven. Es ist wichtig für das Immunsystem, für die Energieproduktion, den Wärme- und Wasserhaushalt, den Knochen- und Fettstoffwechsel. Es senkt das Risiko für verschiedene Krebsarten und intensiviert die Wirkung der Schilddrüsenhormone.

Unter Einfluss des Progesterons ist die Körpertemperatur in der zweiten Zyklushälfte an den Tagen um den Eisprung herum um 0,5 Grad erhöht. Durch Messen dieses Temperaturanstiegs wissen Frauen, wann sie ihren Eisprung haben. Auf diesem Prinzip basiert die natürliche Verhütung, für die es mittlerweile auch gut wissenschaftlich geprüfte Apps auf dem Markt gibt.

Zusammen mit Östrogenen beugt Progesteron einer Osteoporose vor, es fördert den Aufbau neuer Knochensubstanz. Zutiefst unterschätzt ist seine Rolle als essenzielles, d. h. unverzichtbares Hormon für die Reifung des zentralen Nervensystems. Die Konzentration des Progesterons ist in bestimmten Gehirnzellen über zwanzig Mal höher als im Blut. Eine Forschergruppe der Abteilung für Cytologie am Anatomischen Institut der Ruhruniversität Bochum forscht aktuell zu der Frage, ob Progesteron u. a. bei Schlaganfallpatienten Nervenzellen regenerieren lassen kann.

Insbesondere das in Gehirn und Rückenmark gebildete Allopregnanolon besitzt eine Schutzfunktion im zentralen und peripheren Nervensystem. Darum können wir uns möglicherweise besser konzentrieren und denken, wenn unser Progesteronspiegel hoch ist. Da Progesteron auch an Rezeptoren für Nervenbotenstoffe (GABA-Rezeptoren) andockt, hat es eine ähnliche Wirkung wie das Beruhigungsmittel Diazepam. Darum lässt uns Progesteron weniger ängstlich, innerlich ruhiger und emotional ausgeglichener sein sowie besser schlafen. In diesem Sinne wirkt Progesteron auch stressausgleichend.

Der Alleskönner Progesteron stärkt das Immunsystem, wirkt entzündungshemmend, harntreibend und schwemmt Flüssigkeit aus, dadurch festigt es das Bindegewebe. Es steigert die Libido besonders um den Zeitpunkt des Eisprungs herum – wieder ein sehr geschickter Schachzug der Natur, denn wir wollen ja schwanger werden.

Wir Frauen besitzen auf diesen Allrounder allerdings keinen Hoheitsanspruch, Progesteron arbeitet auch für den Mann.

Oxytocin – die rosarote Brille

Der erste Eindruck zählt. Wir wissen meist sofort, ob wir jemanden leiden können oder unsympathisch finden. Vielleicht haben wir auch gleich Schmetterlinge im Bauch. Unser Oxytocinspiegel ist daran nicht ganz unschuldig.

Auch wenn es kein Geschlechtshormon ist, gehört das in der Hypophyse gebildete Oxytocin unserer Meinung nach in dieses Unterkapitel. Immerhin gilt es als Kuschelhormon, stärkt die Paarbeziehung in Richtung Treue und ist beim Orgasmus mit dabei.

Es ist das Hormon, das die Wehen sowie den Milcheinschuss auslöst. Durch die hohen Oxytocinspiegel beim Stillen sinkt bei der Mutter das Stresshormon Cortisol. In diesem Sinne wirkt Oxytocin angstlösend und Stress abbauend. Weil sich die innere Ruhe der Mutter auch auf das Kind auswirkt, sind die Stillmomente für frischgebackene Mütter oft eine sehr friedliche und glückliche Zeit.

Verabreicht man von Natur aus monogamen Präriemäusen einen Oxytocin-Antagonisten, also ein Gegenmittel, dann haben sie Sex mit anderen Partnern, sonst nicht. Auch wenn es in der Forschung heißt »mice tell lies« (Mäuse im Sinne von *Mäuseversuche* lügen, weil der Mensch eben keine Maus ist), geht man trotzdem davon aus, dass Oxytocin das Bindungsverhalten steuert. Oder anders gesagt: Die Chance, dass der Partner oder man selbst treu ist, steigt mit dem Oxytocinspiegel.

Hautkontakt und Sex fördern die Ausschüttung, daher der Name *Kuschelhormon.* Bei zwischenmenschlichen Kontakten fördert Oxytocin das Vertrauen sowie die emotionale Kompetenz, vor allem, wenn man sein Gegenüber z.B. am Unterarm anfasst, die Hand auf die Schulter legt oder sich zur Begrüßung mit einem Kuss auf die Wange berührt. Die Berührung sollte aber mindestens 20 Sekunden dauern, drei Sekunden sind entschieden zu wenig.

Das scheint allerdings abseits der Paarbeziehung im Umgang mit anderen vor allem für Frauen zuzutreffen. Männer reagieren nämlich kritischer auf ihr Gegenüber unter Oxytocineinfluss, wie ein chinesisches Forscherteam in einer Studie mit Erwachsenen beider Geschlechter herausfand. Die an der Studie teilnehmenden Frauen entwickelten nach einer Oxytocingabe als Nasenspray positivere Gefühle für andere Menschen, die Männer wurden kritischer.

Testosteron – auch wir sind ein bisschen männlich

Apropos Männer: Auch wir Frauen verfügen nicht nur über weibliche, sondern auch über männliche Geschlechtshormone, die Androgene. Das wohl bekannteste Androgen ist das Testosteron. Weitere männliche Hormone heißen Androstendion und Dehydroepiandrosteron. Diesen Zungenbrecher brauchen Sie sich aber nicht zu merken, wir werden für Letzteres die übliche Abkürzung DHEA verwenden.

Testosteron wird in den Eierstöcken und in der Nebennierenrinde gebildet. Es wirkt direkt auf den weiblichen Körper, kann aber auch zu Östrogenen umgewandelt werden.

Obwohl in den Eierstöcken um das 50. Lebensjahr herum kein Ei für eine Befruchtung mehr heranwächst, werden trotzdem noch weiter geringe Mengen Hormone, weibliche und männliche, gebildet. Man bezeichnet dies als basale Produktion.

Testosteron sorgt für das nötige Durchsetzungsvermögen, man könnte auch sagen für den nötigen »Biss«, hat Einfluss auf unsere Vitalität und die weibliche Libido. Es ist die treibende Kraft dafür, dass viele Frauen es in dieser Lebensphase noch einmal wissen wollen. Das führt nicht selten zu Ratlosigkeit bei den Partnern und Ehemännern. Organisch fördert Testosteron u. a. die Bildung roter Blutkörperchen, den Muskelaufbau und die Dicke der Haut.

DHEA ist das am häufigsten im Körper gebildete Hormon. Neben der Funktion als Prohormon für Geschlechtshormone ist es auch ein Gegenspieler für das Stresshormon Cortisol. Ihm werden so viele positive Wirkungen auf das Herz-Kreislauf-System, das Gehirn und als Unterstützer der Kraftwerke in unseren Zellen, der Mitochondrien, zugeschrieben, dass es als das Anti-Aging-Hormon schlechthin gilt. DHEA baut Fettgewebe ab und Muskeln auf, reguliert das Körpergewicht, verbessert die Immunabwehr und wappnet besser gegen Stress.

Zwischen dem 20. und 30. Lebensjahr ist die DHEA-Konzentration im menschlichen Körper am höchsten, danach sinken die Spiegel kontinuierlich ab. Dies kann einer der Gründe für die erhöhte Stressempfindlichkeit und Infektanfälligkeit mit zunehmendem Alter sein oder auch für den Alterungsprozess an sich. Während das Cortisol (leider) weiter in gleicher Menge vom Körper ausgeschüttet wird, geht sein Gegenspieler sozusagen in den Ruhestand. Und damit wären wir beim Übeltäter schlechthin, dem Cortisol, doch Vorsicht mit Vorurteilen: Die Dinge haben immer zwei Seiten.

Die Stresshormone

Auch unser Stressverhalten wird durch Hormone gesteuert. Ausgelöst durch einen Schreck oder als Reaktion auf ein anderes bedrohliches Ereignis rast uns das Herz oder zittern die Knie. Wer schon einmal eine wirklich lebensgefährliche Situation sicher überstanden hat, weiß, unser Körperalarmsystem garantiert, dass keine einzige Sekunde ans Nachdenken verschwendet wird. Es putscht uns sozusagen auf, damit wir das Steuer herumreißen, um einem Hindernis auf der Autobahn auszuweichen, statt dass wir uns die Frage stellen: »Will ich gleich gegen die Leitplanke knallen oder lieber nicht?« Dieses Abwägen wäre alles andere als zielführend. Und deshalb reagieren wir in einer solchen Situation sozusagen auf Autopilot.

Aber selbst wenn dabei das Denken ausgeschaltet wird, fängt trotzdem alles wieder im Kopf an. Das Stresssystem funktioniert über die Hypothalamus-Hypophysen-Nebennierenrinden-Achse. Achtung, jetzt kommen viele Hormonnamen: Aus dem Hypothalamus werden die Hormone Corticotropin-releasing hormone (CRH) und Vasopressin ausgeschüttet, die in der Hypophyse, der Hirnanhangdrüse, die Freisetzung von adrenocorticotropem Hormon (ACTH) bewirken. Dieses wiederum aktiviert die Produktion und Freisetzung der Stresshormone Adrenalin und Noradrenalin in den Nebennieren.

Der Name ist nicht ganz Programm, die Nebennieren liegen jeweils oben auf der rechten und linken Niere. Wenn Sie Ihre Hände in die Taille stützen mit dem Daumen vorne und die anderen Finger auf dem Rücken, dann ist es die Stelle, wo sich der kleine Finger am Rücken befindet. In sehr stressigen Zeiten kann man das Pulsieren in den Nebennieren fühlen.

Adrenalin und Noradrenalin setzen den für Aufmerksamkeit

zuständigen Teil des Nervensystems, den Sympathikus, in Gang. Dieses weit verzweigte Nervensystem bewirkt, dass die Organe mit Energie versorgt werden, die jetzt unverzichtbar sind: Herz, Lunge und Muskeln. Als Folge schlägt das Herz schneller, der Blutdruck schießt in die Höhe, die Muskeln spannen sich an und sind bereit, loszusprinten. Die Darmtätigkeit sowie sämtliche anderen Funktionen, die nicht für unser nacktes Überleben erforderlich sind, werden vorübergehend gedrosselt. Wozu soll der Körper verdauen, wenn er gleich losflitzen muss?

Jetzt heißt es fliehen oder kämpfen. Diesem seit Jahrtausenden verwurzelten Muster folgen vor allem Männer, wenn sie auf Stress reagieren – Ausnahmen bestätigen die Regel. Bei uns Frauen lautet das Motto statt *fight or flight* eher *tend and befriend*. Sich mit anderen zusammenzutun, um den Nachwuchs zu verteidigen und zu retten, halten wir eben für klüger, auch wenn das nicht weniger anstrengend ist. Sie wissen, wovon wir reden ...

Cortisol – die olympische Flamme

Cortisol wird in der Nebennierenrinde zum Teil aus Progesteron gebildet. Es sorgt dafür, dass alle nicht akut überlebensnotwendigen Körperfunktionen wie die Verdauung, die Libido oder die Immunabwehr (um Erkältungsviren wird sich später gekümmert) gedrosselt werden. Cortisol sorgt gleichzeitig dafür, dass der Körper auf kleinerer Flamme anhaltend wachsam bleibt. Das kostet Energie, und darum erhöht Cortisol die Insulinfreisetzung, um Zucker und Triglyceride, also Fette, für die Energiegewinnung aus den Zellen zu mobilisieren. Wachsam sein ist nichts Schlechtes, und darum lautet der ärztliche Rat oft, dass ein gewisses Maß an Stress für den Körper geradezu notwendig ist, um konzentriert und widerstandsfähig zu bleiben.

Aber ...

Sie ahnen es schon: Stehen wir unter anhaltendem, chronischem Stress, dann produziert die Nebennierenrinde vermehrt Cortisol mit der Folge, dass alle Organe dauerhaft in Alarmbereitschaft bleiben. Das ist in etwa so, als wenn wir im Auto das Gaspedal bis zum Anschlag runterdrücken oder jede Nacht zum Tag machen. Das führt langfristig zu einem erhöhten Blutdruck, schnellem Herzschlag, dauerhaft angespannten und irgendwann auch *ver*spannten Muskeln, einem angeschlagenen Immunsystem, Verstopfung, einer verminderten Libido und erniedrigter Östrogen-, Progesteron- und DHEA-Ausschüttung. Zugleich erhöht sich das Risiko für eine Nebennierenerschöpfung und für Osteoporose.

Zu Letzterer kommt es, weil Cortisol und Progesteron an den Knochenzellen um denselben Rezeptor konkurrieren. Progesteron hilft beim Knochenaufbau, hohe Cortisolspiegel bedeuten mehr Manpower. Die Cortisolmoleküle verdrängen das Geschlechtshormon am Rezeptor, die Knochen werden brüchiger.

Chronischer Stress hat für viele Menschen noch eine weitere unerwünschte Nebenwirkung: Er macht dick. Unter Stress braucht vor allem unser Gehirn mehr Energie. Schon ohne Stress verbraucht das menschliche Gehirn allein die Hälfte der Kohlenhydrate, die wir täglich essen. Das entspricht circa 14 Esslöffel Zucker, in stressigen Zeiten braucht es dann locker bis zu zwölf Mal so viel Nervennahrung. Hat man nicht ständig eine Tafel Schokolade parat, dann verbraucht das Gehirn die Zuckerreserven, die für Muskeln, Organe und Zellen gedacht waren, und diese müssen ersetzt werden. Der Körper fordert Energienachschub, indem die Konzentration nachlässt, einem flau im Kopf wird oder die Hände zu zittern beginnen. Hunger ist Stress, das Alarmsystem gibt noch mehr Gas, der Cortisolspiegel steigt, rasch runter zum Bäcker ...

Einige Menschen zehrt Stress aus. Sie werden dünn, weil ihr Gehirn die Energie aus Muskeln und Fettgewebe klaut. Bei Men-

Stressachse

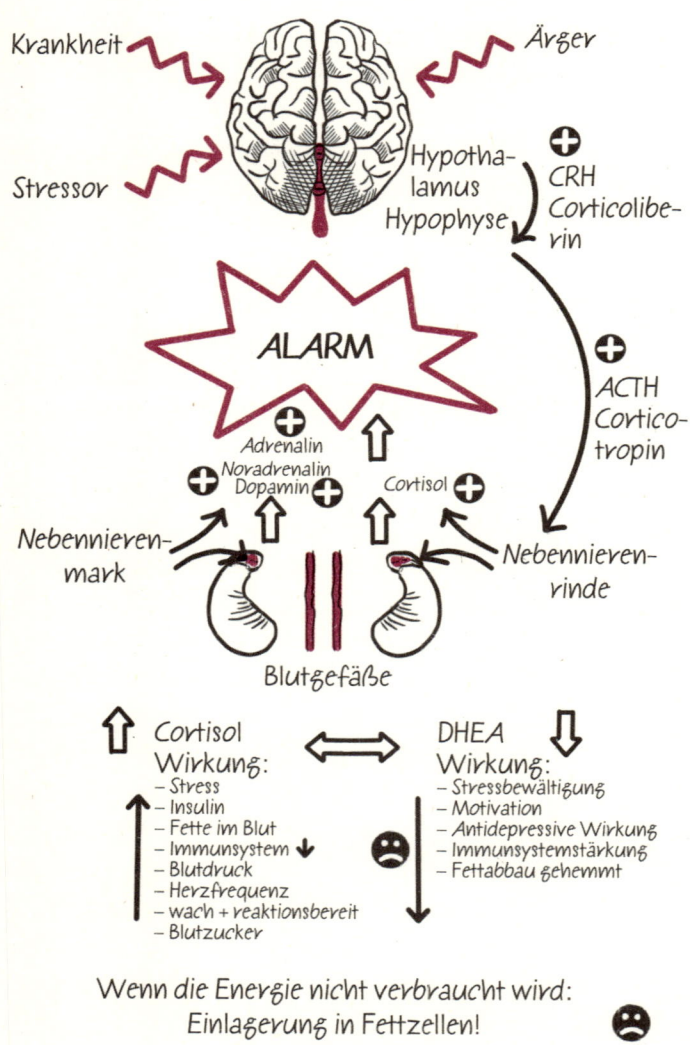

Krankheit

Ärger

Stressor

Hypothalamus
Hypophyse

⊕ CRH
Corticoliberin

ALARM

⊕ ACTH
Corticotropin

⊕ Adrenalin
Noradrenalin
Dopamin ⊕

Cortisol ⊕

Nebennierenmark

Nebennierenrinde

Blutgefäße

Cortisol
Wirkung:
– Stress
– Insulin
– Fette im Blut
– Immunsystem ↓
– Blutdruck
– Herzfrequenz
– wach + reaktionsbereit
– Blutzucker

DHEA
Wirkung:
– Stressbewältigung
– Motivation
– Antidepressive Wirkung
– Immunsystemstärkung
– Fettabbau gehemmt

Wenn die Energie nicht verbraucht wird:
Einlagerung in Fettzellen!
Stress macht dick!

schen, die durch Stress zunehmen, funktioniert dieser Mechanismus nicht richtig. Sie sind im wahrsten Sinne des Wortes gezwungen zu essen, um ihr Gehirn zu füttern. In ihrem Fall wäre es hilfreich, nach einem Streit mit der Kollegin drei Runden um das Firmengebäude zu joggen. Doch wer denkt schon daran? Eben! Darum wandelt der Körper bei übergewichtigen Menschen die überschüssige, weil nicht verstoffwechselte Energie in Fett um, das sich besonders gerne – wir wissen es – in der Bauchregion ablagert.

Die Stoffwechselhormone

Insulin – der Zauberschlüssel

Das Hormon Insulin stammt aus der Bauchspeicheldrüse. Man kann es sich vorstellen wie einen Zauberschlüssel, ohne den der aus der Nahrung gewonnene Zucker nicht in die Zellen hineingelangen kann. Dort wird er als Hauptenergielieferant für Stoffwechselvorgänge benötigt. Insulin öffnet also kleine »Türen« in den Zellen und schleust den Zucker (Glukose) ein. Aber was passiert, wenn sich schon genug Zucker in der Zelle befindet und diese satt ist? Tja, Houston, dann haben wir ein Problem.

Dieses Problem trägt inzwischen den Namen »die überzuckerte Gesellschaft«. Wir essen viel, vor allem zu viel Süßes oder mit Zucker versetzte Fertigprodukte, und trinken zu kalorienreiche Limonaden, Wein und anderen Alkohol oder leider auch Frucht-Smoothies. Obst und Früchte enthalten Fruchtzucker; vor allem fertige Smoothies können darum mehr Zucker enthalten als ein Glas Cola.

Diese Zuckerflut ist für die Bauchspeicheldrüse eine große Herausforderung. Sie muss enorme Mengen Insulin ausschütten, damit der Zucker aus dem Blut in die Zellen geräumt werden kann. Die Zellen sind aber nicht dumm, das Schauspiel sehen sie sich nur eine Zeitlang an. Weihnachten und Geburtstag zusammen, darüber freut man sich nicht lange. Irgendwann kann man nichts Süßes mehr sehen. Wieder eine Schwarzwälder Kirschtorte oder der nächste Cheesecake, nein danke, ich kann nicht mehr. Also schützen die Zellen sich, indem sie ihre Türen abschließen und sich taub stellen. Diesen Zustand nennt man Insulinresistenz.

Der ganze Zucker bleibt also jetzt im Blut, das Insulin ist

machtlos. Die Bauchspeicheldrüse registriert den hohen Blutzuckerspiegel und schüttet, weil sie nur dieses Schema kennt – zu viel Zucker im Blut, Insulin muss produziert werden –, noch mehr Insulin aus. Das geht natürlich nicht lange gut, irgendwann ist sie erschöpft und resigniert. Dann gibt es kein Insulin mehr oder zu wenig: die Krankheit heißt Diabetes. Laut Deutscher Diabeteshilfe sind mit Stand 2018 hierzulande 6,7 Millionen Menschen an Diabetes Typ 2 erkrankt, darunter zwei Millionen, die von ihrer Krankheit noch nichts wissen. Die Hauptrisikofaktoren für Diabetes Typ 2 heißen ungesunde Ernährung, Übergewicht und mangelnde Bewegung.

Ein großer Teil des Zuckers wird aber auch als Speicherzucker, Glykogen, in der Leber gebunkert oder gleich als Fett gespeichert. Auch daran ist Insulin beteiligt, es wirkt antilipolytisch. Solange Insulin im Blut ist, wird keine einzige Fettzelle abgebaut.

Zum Schluss betrachten wir noch einmal die Falle »Chronischer Stress und Übergewicht«, dieses Mal von der anderen Seite. Das Stresshormon Cortisol führt zu erhöhten Blutzuckerspiegeln. Hört der Stress nicht mehr auf, passiert das Gleiche wie bei ständiger Nahrungs- bzw. Zuckerzufuhr: Es kommt zu einer Insulinresistenz. Die Bauchspeicheldrüse registriert einen zu hohen Blutzucker und gibt in der Produktion Gas. Die Bauchspeicheldrüse erschöpft sich, Insulin fehlt, ein Diabetes kann sich entwickeln.

Eine Studie konnte zeigen, dass Kinder, die über lange Zeit gestresst sind und mit Süßigkeiten »ruhiggestellt« wurden, auch später als Erwachsene vor allem Süßes essen, um Stress abzubauen. Das Belohnungssystem ist quasi erlernt. Stressreduktion (wir kommen später dazu) stabilisiert also auch das Gewicht.

Insulin ist übrigens nicht für unser Hungergefühl zuständig, dafür gibt es wieder ein anderes Hormon.

Ghrelin – das Hungerhormon

Ghrelin ist ein Hormon, das erst 1999 entdeckt wurde. Der Name erinnert an die kleinen Monster Gremlins aus dem gleichnamigen Hollywoodfilm. Auch wenn Ghrelin vor allem Hunger macht und dick, so richtet es nicht nur Schaden an so wie die Monster aus dem Film. Es scheint auch Angstgefühle zu dämpfen und einer Depression vorzubeugen; vielleicht tröstet darum die Tafel Schokolade.

Ghrelin wird u. a. in der Magenschleimhaut, der Plazenta, der Niere und Bauchspeicheldrüse gebildet, wirkt aber direkt im Gehirn. Dort bewirkt es die Freisetzung von Wachstumshormonen, beeinflusst aber auch unser Ernährungsverhalten, unsere Stimmung und unseren Schlaf. Die Wirkweise ist superkomplex und noch lange nicht vollständig erforscht. Wir dürfen gespannt sein, welche Überraschungen die Ghrelinforschung noch hervorbringen wird.

Leptin – das Sättigungshormon

Leptin ist ein Hormon, das sättigt und vom Fettgewebe gebildet wird. Leptin wird in das Blut abgegeben und gelangt in das Sättigungszentrum des Gehirns. Leptin animiert Fettzellen auch dazu, Energie bereitzustellen, d. h. zu schrumpfen.

Reagieren die Sättigungszentren nicht mehr auf Leptin, dann spricht man von Leptinresistenz. Laut Diabetesinformationsdienst des Helmholzinstituts (2018) ist dies der Hauptgrund für Übergewicht. Allerdings hat man kürzlich herausgefunden, dass Bewegung bei einer Leptinresistenz helfen kann.

Die Schilddrüsenhormone

Im Körper wird wie auf einer riesigen Baustelle schwer gearbeitet. Aus unserer Nahrung werden die Bausteine Kohlenhydrate, Fette und Eiweiße gewonnen. Aus ihnen werden Zellen und Gewebe auf- und umgebaut und Körpervorgänge initiiert. Zellmüll wird abtransportiert, Bestandteile recycelt, Energie gewonnen und Körperfunktionen aufrechterhalten. Das alles verbirgt sich hinter dem Wort *Stoffwechsel*.

Schilddrüsenhormone sind diejenigen Hormone, die am stärksten in den Stoffwechsel eingreifen und ihn steuern. Sie werden in der Schilddrüse (Glandula thyroidea), einem schmetterlingsförmigen Organ vor der Luftröhre und in Höhe des Kehlkopfes, gebildet. Wie die Geschlechtshormone, so unterliegen auch die Schilddrüsenhormone einem Regelkreis, der vom Gehirn gesteuert wird. Hypothalamus und Hypophyse geben auch hier den Ton an.

Der Hypothalamus sendet seinen Botenstoff TRH (Thyreotropin-releasing hormone) zur Hypophyse. Diese schickt TSH (Thyreoidea stimulierendes Hormon) an die Schilddrüse. An den Schilddrüsenzellen angelangt, fördert es die Ausschüttung der Schilddrüsenhormone T1 bis T4. Die Schilddrüsenhormone sind alle jodhaltig, ihre Nummerierung ergibt sich aus der Anzahl ihrer Jod-Atome. Darum besteht eine der Hauptfunktionen der Schilddrüse in der Speicherung von Jod aus der Nahrung.

Außerdem wird in der Schilddrüse Calcitonin gebildet, ein Hormon, das den Calciumspiegel im Blut senkt.

Aber der Reihe nach: Die Wirkungen von T1 und T2 sind noch relativ unerforscht, können aber vor allem als Therapieoption bei einer Unterfunktion interessant sein. Wir sprechen darum über diese beiden in Kapitel 3.

T3 wird in der Schilddrüse nur zu circa zehn Prozent als aktives Hormon direkt produziert. Bei Bedarf wird es aus der inaktiven Speicherform T4 (Tyroxin), das über 90 Prozent der Schilddrüsenhormone ausmacht, umgewandelt, dann allerdings nicht in der Schilddrüse selber, sondern in Darm und Leber.

Zirkuliert genug T3 und T4 im Blut, dann wird die Ausschüttung von TSH aus der Hypophyse gestoppt. Auch hier haben wir also wieder eine negative Rückkopplung, die den Körper vor einer Überproduktion schützt.

T3 und T4 wirken auf jede Körperzelle und sind rund um die Uhr im Einsatz. Ist ihr Spiegel im Blut im Normbereich, dann fühlt man sich energetisch und kraftvoll, das Gewicht ist stabil, und wenn man die Idee hat, kurz vor den Sommerferien noch in den Bikini passen zu wollen, dann funktioniert das Abnehmen mit ein bisschen mehr Bewegung und gesundem Essen in kürzester Zeit hervorragend.

Die Haare glänzen und sind füllig, das Temperaturempfinden passt zum Wetter und den Jahreszeiten, und man hat angenehm warme Hände. Der Darm verrichtet seinen Dienst, ohne zu grummeln, das Liebesleben lässt nichts zu wünschen übrig – zumindest hinsichtlich der eigenen Lust –, man besitzt den nötigen *drive* und genießt das Leben.

Sind die Schilddrüsenhormone hingegen im Ungleichgewicht, dann können Schlafstörungen, Wasseransammlungen, eine bleierne Müdigkeit, Verdauungsprobleme, Antriebslosigkeit und depressive Verstimmungen auftreten. Schilddrüsenstörungen sind häufig auch der Grund für einen unerfüllten Kinderwunsch.

In den Nebenschilddrüsen, vier erdnussgroße Drüsen, die hinter der Schilddrüse im Hals liegen, wird der Gegenspieler von Calcitonin, das Parathormon, für den Knochenstoffwechsel und den Calciumhaushalt gebildet.

Schilddrüsenhormone
Hormone müssen aktiviert werden!

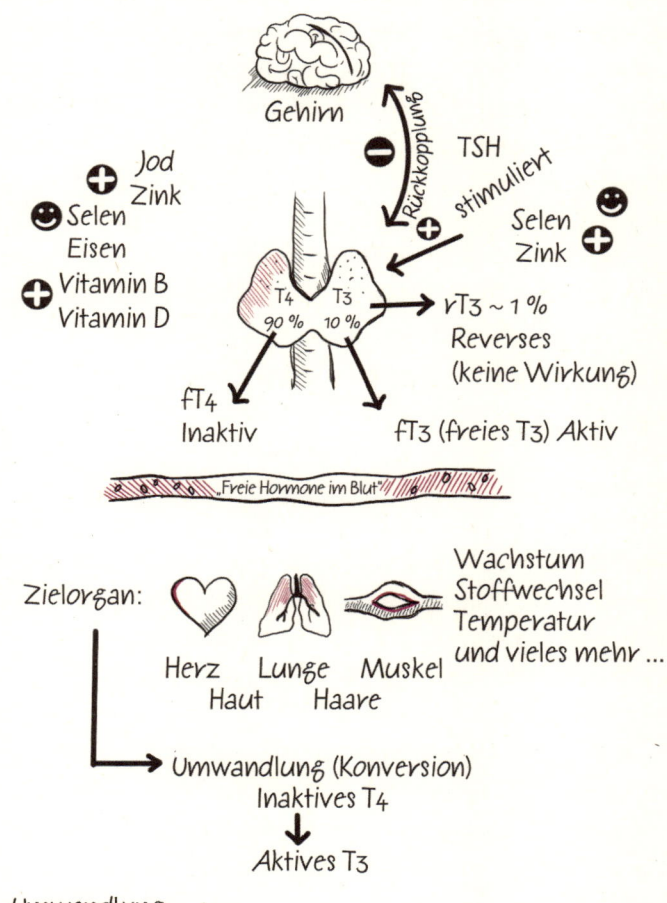

Gehirn

Rückkopplung

⊖

TSH stimuliert

Jod
Zink
☻ Selen
Eisen
⊕ Vitamin B
Vitamin D

⊕

☻ Selen
Zink ⊕

T4
90 %

T3
10 %

rT3 ~ 1 %
Reverses
(keine Wirkung)

fT4
Inaktiv

fT3 (freies T3) Aktiv

„Freie Hormone im Blut"

Zielorgan:

Herz   Lunge   Muskel
Haut   Haare

Wachstum
Stoffwechsel
Temperatur
und vieles mehr ...

Umwandlung (Konversion)
Inaktives T4
↓
Aktives T3

T4 $\xrightarrow[\text{gestört durch}]{\text{Umwandlung}}$ T3

Stress, Gluten, Infekte,
Nährstoffmangel, Toxine,
verminderte Darm- und
Leberaktivität

* Reverses rT3
= „Der faule
Zwilling"
Besetzt rT3
Rezeptor ohne
Wirkung

Da die Schilddrüsenhormone an vielen Orten im Körper eine Rolle spielen und mit anderen Hormonen interagieren, können auch die Symptome bei einem Schilddrüsenhormonmangel sehr komplex und vielfältig sein, so vielfältig, dass eine Schilddrüsenfehlfunktion häufig nicht erkannt wird. Dies ist besonders dramatisch, wenn wir uns vergegenwärtigen, dass laut dem Schilddrüsenzentrum der Universität Heidelberg aktuell bis zu mehr als vier Millionen Deutsche allein an einer Unterfunktion des Typs Hashimoto leiden. Besonders Frauen sind in Phasen des hormonellen Umschwungs anfällig für Schilddrüsenerkrankungen. Da die Beschwerden sich mit Störungen anderer Drüsen überschneiden können, wenden wir uns der Schilddrüse in Kapitel 3 sehr intensiv zu.

Die Neurotransmitter

Für gewöhnlich werden Hormone in Drüsen produziert und über das Blut in weiter entlegene Orte transportiert, wo sie dann wirken. Seltener werden sie aus Speichel oder Sekreten direkt an Ort und Stelle abgegeben.

Neurotransmitter sind Nervenbotenstoffe. Sie sorgen für eine blitzschnelle Reizweiterleitung oder -blockade, indem sie die Nervenzellen miteinander kommunizieren lassen. Im ganz engen Sinne sind sie also keine Hormone, auch wenn einige von ihnen als »Glückshormone« bezeichnet werden.

Neurotransmitter sind aber die Vorstufe einiger Hormone und können direkt auf die Hormondrüsen einwirken. Aber nicht nur deswegen nehmen wir sie in dieses Kapitel bzw. Buch auf, sondern auch, weil sie uns wirklich glücklich machen. Und wir finden, Glücklichsein ist doch ein prima Motiv!

Endorphine – die natürlichen Schmerzstiller

Endorphine sind körpereigene Morphine, also Botenstoffe mit drogenähnlicher Wirkung. Sie werden im Gehirn und Rückenmark, aber auch in den weißen Blutzellen gebildet. Sie wirken schmerzstillend und docken an Opioidrezeptoren an. Das β-Endorphin ist der Stoff aus dieser Gruppe, der am stärksten wirkt.

In einem Schockzustand wie bei einem Unfall werden große Mengen Endorphine ausgeschüttet. Sie sind der Grund, warum Menschen mit schwersten Verletzungen in einer Akutsituation erst einmal ihre Schmerzen nicht wahrnehmen. Stattdessen helfen sie möglicherweise anderen Unfallopfern. Erst zeitversetzt spüren sie die Schwere ihrer Verletzung und brechen dann zusammen.

Endorphine werden auch bei Stress vermehrt freigesetzt. Da sie an denselben Rezeptoren ansetzen wie käufliche Drogen, ist es nicht verwunderlich, dass Stress auch zu Euphorie führen kann. Das ist möglicherweise einer der Gründe, warum Workaholics oder viele Menschen nicht von ihren stressigen Gewohnheiten abzubringen sind. Sie sind süchtig nach dem Kick, den der Stress ihnen – zumindest im ersten Moment – verschafft.

Dopamin und Serotonin – die Glücksritter

Die beiden Neurotransmitter Dopamin und Serotonin werden ausgeschüttet, wenn wir etwas besonders gut gemacht haben. Man spricht auch vom Belohnungseffekt.

Serotonin ist der Sprinter, der für ein kurzfristiges Glücksgefühl sorgt, Dopamin hingegen der Marathonläufer. Wenn wir über längere Zeit sehr motiviert sind und genügend Antrieb haben, dann ist dafür das Dopamin verantwortlich. Dopamin wird in Nervenzellen im Gehirn und im Nebennierenmark gebildet. Einige käufliche Drogen wie Kokain verlängern die Dopaminwirkung. Drogenkonsum bedient also das Belohnungssystem im Gehirn und ist damit einer der wichtigsten Auslöser für die Suchtwirkung. Das Dopamin, das im Nebennierenmark gebildet wird, dient dem Stresshormon Noradrenalin als Vorstufe.

Dopaminmangel liegt beim Morbus Parkinson vor, einer Erkrankung, bei der typischerweise die Bewegungen verlangsamt sind sowie Muskelstarre und Zittern auftreten.

Serotonin wird in Nervenzellen des Gehirns, in Thrombozyten, den Blutplättchen und vor allem auch in speziellen Darmzellen, den enterochromaffinen Zellen, gebildet. Serotonin ist ein Alleskönner: Es beeinflusst Körpertemperatur und den Blutdruck, kontrolliert den Appetit, hebt die Stimmung und die Motivation, wirkt schlaffördernd, antidepressiv, entspannend und fördert die Aufnahme von Nährstoffen im Darm.

Für die Serotonin-Herstellung wird die Aminosäure Tryptophan benötigt, die der Körper nicht selbst produzieren kann, d. h. wir müssen sie mit der Nahrung aufnehmen.

Chronischer Stress führt zu Störungen im Serotonin-Stoffwechsel und kann Überempfindlichkeit bis hin zu aggressivem Verhalten, Angst, Schlaf- und Appetitlosigkeit zur Folge haben.

Sollen beide Stoffe im Gehirn wirken, dann müssen Dopamin und Serotonin auch dort produziert werden. Da gibt es keine Alternative. Serotonin aus dem Darm oder Dopamin aus dem Nebennierenmark kann die Blut-Hirn-Schranke nicht überwinden. Dabei handelt es sich um eine Schutzbarriere zwischen den Blutgefäßen und dem Liquor, der das Gehirn und das Rückenmark umgibt, um das zentrale Nervensystem vor giftigen Substanzen zu schützen.

Melatonin – Schlaf gut!

Aus Serotonin wird auch das Schlafhormon Melatonin gebildet, und zwar in der Hypophyse, in der Netzhaut des Auges und im Darm. Fällt das erste Tageslicht in unsere Augen, wird die Melatoninproduktion gestoppt, wird es dunkel, wird die Herstellung angekurbelt. Auf diese Weise steuert Melatonin unseren Tag-Nacht-Rhythmus.

Es sorgt für die nötige Bettschwere, indem es an Hirnblutgefäße und an Immunzellen andockt und dort die Nachricht verbreitet: »Kinder, es ist Schlafenszeit, Ruhe jetzt, es wird nichts mehr gegessen und auch nicht mehr gespielt.«

Es signalisiert aber auch: »Blutdruck und Körpertemperatur runterfahren und den Werkzeugkasten aus dem Schuppen holen.« Nachts widmet sich das Immunsystem nämlich der Zellreparatur.

Und im Gehirn wird heimlich weitergelernt und das Gedächtnis sozusagen im Schlaf trainiert. Darum sollte uns ausreichend langer und tiefer Schlaf so heilig sein.

Den zu kultivieren ist mit zunehmendem Alter nicht mehr ganz so einfach, denn die Melatoninproduktion lässt ab circa Mitte dreißig nach. Darum kann hinter Schlafproblemen in den Wechseljahren auch ein Melatoninmangel stecken.

Wir haben in diesem Kapitel nicht alle Hormone und Neurotransmitter aufführen können. Es sind wie gesagt 150 bekannt und wahrscheinlich noch Tausende unbekannt. Mit dem Wissen über die wichtigsten Hormone und ihre Regelkreise, die wir hier vorgestellt haben, lassen sich aber die meisten Beschwerden in den Wechseljahren schon sehr gut verstehen.

Wir haben auch nicht für alle Probleme, die durch eine nachlassende Hormonproduktion auftreten können, eine Antwort, aber auf sehr, sehr viele. Mit welchen Präparaten, Maßnahmen und Tipps Sie Körper und Psyche unterstützen können, lesen Sie im nächsten Kapitel, dem Herzstück unseres Buches. Es wird also richtig spannend.

3 Hormone ausbalancieren – so geht's

Jetzt, nachdem Sie die Hormone kennengelernt haben, möchten wir Ihnen einen ausführlichen Fragebogen anbieten. Mit ihm können Sie feststellen, ob Ihre aktuelle körperliche und/oder psychische Verfassung eventuell auf ein Ungleichgewicht Ihrer Hormone zurückzuführen ist.

Es sind bewusst viele Fragen, denn die Auswirkungen der Hormone auf die Vorgänge in unserem Körper und auf unsere Psyche sind variantenreich. Deshalb gibt es Symptome unterschiedlichster Art, die mit hormonellen Störungen im Zusammenhang stehen können.

Immer wieder werden hauptsächlich bekannte Störungen wie Hitzewallungen mit der hormonellen Umstellung in Verbindung gebracht. Andere Beschwerden werden oft leider nicht ernst genommen, sie werden verkannt oder übergangen. Und selbst Hitzewallungen, die als nächtliches Schwitzen auftreten, können andere Ursachen haben.

Es ist wichtig, dass Sie Ihrem behandelnden Arzt/Ihrer behandelnden Ärztin oder Therapeuten/in über Ihren Gesundheitszustand informieren und die Ursache abklären lassen.

Nutzen Sie die Fragen und fühlen Sie sich einmal ganz in Ruhe und sehr ehrlich in Ihr aktuelles Befinden hinein. Das Ergebnis wird eine ganz persönliche Bestandsaufnahme sein, die Ihnen beim Lesen des Kapitels dazu dienen soll, Rückschlüsse auf das eigene Befinden zu ziehen. Denn in diesem Kapitel besprechen wir die Ursachen der einzelnen Symptome genau und zeigen auch, welche Therapien oder Maßnahmen Linderung bringen.

Unsere Empfehlungen und Tipps zur Hormonbalance und die detaillierte Bestandsaufnahme Ihrer Situation kann Ihnen nicht nur als Gesprächsgrundlage mit Ihrem behandelnden Arzt dienen, sondern hilft zudem, Ihre innere Ärztin zu aktivieren. Auf die innere Ärztin werden wir in Kapitel 4 ausführlich eingehen, denn dort zeigen wir Ihnen, wie Sie selbstfürsorglich und selbstbestimmt Ihren ganz persönlichen Weg gestalten können. Denn wie hieß es doch gleich: »Nicht umsonst heißen die Wechseljahre JAHRE.«

Wir haben hinter den Beschwerden in Klammern die Hormone vermerkt, die aus dem Lot geraten sein könnten. Die Hormonkreisläufe sind sehr komplex; wir haben uns hier bewusst auf eine Auswahl der Hauptakteure beschränkt. Wenn kein Zustand von Mangel oder Dominanz (zu viel) vermerkt ist, liegt ein Ungleichgewicht vor.

Ö	=	Östrogen (Östrogenmangel oder -dominanz)
ÖM	=	Östrogenmangel
ÖD	=	Östrogendominanz
P	=	Progesteron
C	=	Cortisol
T	=	Testosteronmangel
SD	=	Schilddrüsenhormonmangel
I	=	Insulin
Vit D	=	Vitamin D

Fragebogen zum individuellen Befinden

1. Leiden Sie unter Hitzewallungen – auch nachts? (ÖM, P)

2. Wenn Sie Ihre Periode noch bekommen: Leiden Sie unter PMS? Wenn ja, haben sich die Symptome verstärkt? (ÖD, P)

3. Wenn Sie Ihre Periode noch bekommen: Leiden Sie unter starken, schmerzhaften oder verlängerten Regelblutungen? (ÖD, P)

4. Wenn Sie Ihre Periode noch bekommen: Ist sie unregelmäßiger geworden? (Ö, P)

5. Leiden Sie unter Migräne oder zyklusabhängigen Kopfschmerzen? (Ö, P)

6. Fühlen Sie sich morgens zunehmend unausgeruht und übermäßig müde? (C)

7. Leiden Sie unter nachlassender Energie, komplettem Energieverlust (»Ich fühle mich, als wenn die Batterie leer ist«) oder Antriebsarmut? (ÖM, C)

8. Haben Sie Gelenkschmerzen, besonders morgens nach dem Aufstehen, oder schmerzt der gesamte Bewegungsapparat (»Mir tun alle Knochen weh«)? (Ö, SD)

9. Leiden Sie unter Muskelverspannungen? (ÖM, SD, Vit D)

10. Hat sich Ihre Muskelkraft verringert? (SD, ÖM)

11. Fühlen Sie sich nicht fit genug, um Ihr Sportprogramm zu absolvieren, oder nach einer normalen sportlichen Anstrengung übermäßig erschöpft? (C, ÖM)

12. Haben Sie in letzter Zeit Herzstolpern oder Herzrhythmusstörungen bemerkt? (Ö, C, I)

13. Leiden Sie unter Herzrasen? (Ö, SD)

14. Leiden Sie unter Kreislaufproblemen (Schwächeanfälle, weiche Knie, Schwindel beim plötzlichen Aufstehen)? (ÖM, Vit D, SD, I)

15. Leiden Sie unter Haarausfall oder ist Ihr Haar trocken, brüchig, glanzlos oder schütter geworden? (SD, Ö)

16. Ist das äußere Drittel Ihrer Augenbrauen ausgefallen oder deutlich dünner geworden? (SD)

17. Sind Ihre Brüste druckschmerzhaft und empfindlich? (OD, P)

18. Sind Ihre Brüste weniger prall geworden? (ÖM)

19. Haben Sie seit einiger Zeit eine Körbchengröße mehr? (ÖD)

20. Hat Ihre Lust auf Sex (Libido) deutlich nachgelassen (»Was ist noch mal Sex?«)? (T, ÖM, ÖD, SD)

21. Ist Ihre Scheide trocken und empfindlich geworden? Führt dies unter Umständen zu Schmerzen beim Sex? (ÖM)

22. Hat Ihre Gesichtsbehaarung zugenommen oder auch die Menge der Haare an Ihren Unterarmen? (T)

23. Haben Sie Schlafprobleme (Ein- oder Durchschlafen)? (C, P, Ö)

24. Wachen Sie regelmäßig zwischen ein und vier Uhr nachts auf? (Ö, P)

25. Ist Ihr Bauch aufgebläht, leiden Sie unter Verstopfung? (SD, ÖD, P)

26. Sind in letzter Zeit neue Allergien oder Unverträglichkeiten aufgetreten? (ÖD, P)

27. Wenn Sie Asthmatikerin sind, haben Ihre Beschwerden zugenommen? (ÖD)

28. Können Sie sich schlecht konzentrieren? Fühlt sich Ihr Kopf an wie benebelt (»brain fog«), so als hätten Sie einen Kater, obwohl Sie keinen Alkohol getrunken haben? (SD, Ö)

29. Leiden Sie unter Wortfindungsstörungen oder Vergesslichkeit? (Ö)

30. Sind Sie geräuschempfindlicher geworden? (Ö, P, C)

31. Vertragen Sie Alkohol schlechter als früher? (Ö)

32. Ist Ihr Gesicht aufgedunsen? (ÖD)

33. Stellen Sie vermehrt Wassereinlagerungen z. B. in den

Beinen fest, besonders vor Ihrer Periode (falls Sie diese noch haben)? (Ö, P)

34. Haben Sie in den letzten zwölf Monaten mehr als fünf Kilo zugenommen, vor allem an Hüften, Oberschenkeln und Bauch? (SD, Ö, P, C, T)

35. Nehmen Sie nicht oder sehr viel langsamer ab, obwohl Sie auf Ihre Ernährung achten und/oder regelmäßig Sport treiben? (SD, Ö, P, T)

36. Hat sich in Ihrem Nacken Fettgewebe angelagert? (C)

37. Wurde bei Ihnen eine Osteoporose diagnostiziert? (ÖM)

38. Wurde bei Ihnen eine Endometriose oder ein PCO-Syndrom diagnostiziert? (T, ÖD, I)

39. Fühlen Sie sich emotional instabil; sind Sie oft gereizt; geraten Sie schneller aus der Fassung oder sind leichter zu irritieren? (P, ÖD, ÖM)

40. Fühlen Sie sich weinerlich, haben eine »dünne Haut« (»Was hast du denn?«)? (Ö)

41. Fühlen Sie sich depressiv verstimmt? Leiden Sie an einer depressiven Episode oder nehmen verschreibungspflichtige Medikamente gegen Depressionen ein? (ÖD, ÖM, P, C)

42. Leiden Sie unter Angstzuständen oder Panik? Grübeln Sie vermehrt und liegen deshalb eventuell nachts wach? (P, C, SD, Ö)

43. Fällt es Ihnen schwer, Ideen und Projekte umzusetzen oder Neues anzugehen? (T)

44. Fühlen Sie sich zunehmend gehetzt? (C, Ö, P)

45. Hat der Tag nicht genug Stunden für all Ihre Aktivitäten? (C, P, Ö)

46. Fühlen Sie sich an mehreren Tagen in der Woche überfordert? (C, SD, Ö)

47. Können Sie nicht mehr so gut mit Stress umgehen wie früher, laugen Stresssituationen Sie regelrecht aus, sodass Sie sich im Anschluss geschwächt und müde fühlen? (SD, C, Ö, P)

48. Fühlen Sie sich generell leer und ausgebrannt? (C, SD, ÖM, P, Vit D)

49. Haben Sie beobachtet, dass Sie sich zunehmend sozial isolieren, nicht mehr ausgehen, keine Freunde mehr besuchen oder Menschen um sich haben wollen, weil Sie Ihre Ruhe brauchen? (Ö, P, SD)

50. Ist bei Ihnen ein Burnout diagnostiziert worden oder befürchten Sie, dass Sie darin stecken? (C, SD)

51. Haben Sie selbst das Gefühl, dass Ihre Reaktion manchmal unangemessen ist, d. h., dass Sie anders oder viel zu heftig auf den Auslöser reagieren? (Ö, P, C, SD)

52. Haben Sie den Eindruck, nicht mehr so unbeschwert zu sein wie früher? (SD, Ö, P)

53. Ist Ihnen Ihre Lebensfreude abhandengekommen? (SD, Ö, P)

54. Leiden Sie unter kalten Händen und Füßen; schlafen Sie mit Socken? (SD, Vit D, C)

55. Ist Ihr Cholesterinspiegel zu hoch? (SD)

56. Ist bei Ihnen eine Rosacea oder Couperose (rote Äderchen im Gesicht) diagnostiziert worden? (ÖD)

57. Sind in letzter Zeit Gallenblasenprobleme aufgetreten? (ÖD)

58. Sind bei Ihnen Myome (gutartige Wucherungen der Gebärmutter) diagnostiziert worden? (Ö, P)

59. Haben Sie Zysten in der Brust oder an den Eierstöcken? (Ö, P)

60. Ist bei Ihnen eine Schilddrüsenunterfunktion diagnostiziert worden? (SD, ÖD)

61. Ist bei Ihnen eine Autoimmunerkrankung diagnostiziert worden? (SD, ÖD)

62. Ist bei Ihnen kürzlich ein Bluthochdruck diagnostiziert worden? (ÖD)

63. Sind aus kleinen Fältchen plötzlich tiefe Falten geworden (»Wann bitte ist das passiert?«)? (ÖM)
64. Fühlen Sie sich zittrig und schwach auf den Beinen, besonders dann, wenn Sie nicht regelmäßig essen? (I)
65. Trinken Sie regelmäßig mehr als zwei Tassen Kaffee täglich oder mehr als vier 0,2-l-Gläser Alkohol (Wein, Bier) in der Woche? (C, Ö)
66. Sind Sie süchtig nach Süßem, Kohlenhydraten und/oder Kaffee? (I)
67. Sind Sie beruflich Giftstoffen (Toxinen) ausgesetzt? (Ö)
68. Essen Sie regelmäßig, täglich bis mehrmals wöchentlich, Fleisch aus konventioneller Produktion (d. h. nicht bio)? (Ö)
69. Essen Sie regelmäßig, täglich bis mehrmals wöchentlich, verarbeitete Lebensmittel wie Fast Food, Fertiggerichte, Dosen- oder Tiefkühlgerichte? (Ö)
70. Benutzen Sie Kosmetik oder Lebensmittel in Kunststoffverpackungen, in denen Weichmacher (BPA) enthalten sind? (Ö)

Hormone ausbalancieren über die Hormone selber

Hormone sind unsere Manager, Personal Trainer, Tröster, Mutmacher, unser großes Beauty-Team und vieles andere mehr. Sie informieren die Zellen über die nächsten wichtigen Schritte im Körper und sorgen dafür, dass diese untereinander kommunizieren. Vielleicht geht es dabei ruppig zu: »Hey, beweg dich, mach mal voran; hier lang, nein, da lang; aus dem Weg; geh mal weg.« Vielleicht reden sie aber auch sehr respektvoll miteinander: »Könntest du Anna sagen, dass keine Kohlenhydrate mehr da sind? Philipp, magst du bitte den Zucker in die Zellen schleusen?«

Wir wissen es nicht.

Wir wissen aber, dass es ohne Hormone in unserem Körper drunter und drüber ginge. Wir würden abends nicht einschlafen und morgens nicht wach werden. Wir könnten auch nichts von dem, was wir essen, in Energie umwandeln. Wir würden nicht einmal etwas essen, denn wir hätten schlicht und einfach keinen Hunger. Auch wenn der Gedanke verführerisch ist, dass dies ein Geschenk des Himmels wäre – nein, das wäre es nicht. Denn ohne das Hungerhormon Ghrelin als Aufforderung, Kohlenhydrate, Fette und Eiweiße nachzulegen, würden wir nicht lange existieren.

Überhaupt sind Hormone unsere Schutzengel. Sie geben Kraft für den Angriff oder Ausdauer für die Flucht. Sie verschaffen Glücksgefühle, machen uns verliebt, animieren unsere Lust auf den Partner und sorgen so für das Überleben der Menschheit. Bis sie, nun ja, nicht mehr in der Spur sind.

Oft wird das Zusammenspiel der Hormone mit einem Orchester verglichen. Wenn wir dieses Bild aufgreifen, dann entscheidet sich auf einmal jemand statt der vorgegebenen Partitur für sein eigenes Stück. Zu viel Östrogene, wie zu Beginn der Perimenopause, wären die Querflötenspielerin, die plötzlich mehr Töne spielt oder der eine neue Melodie einfällt. Zunächst wundert sich vielleicht nur ihre unmittelbare Kollegin, die Klarinette, darüber. Sie schüttelt über die Launen der Querflöte den Kopf und zack: Schon hat auch die Klarinette sich vergriffen. Die Geige denkt, was ist denn dahinten los, und autsch: Aus ihrem hohen C wird ein Cis oder D oder Dis. Nacheinander gerät das ganze Orchester aus dem Takt.

Auf diese Weise lässt ein einzelnes aus den Fugen geratenes Hormon auch andere Hormone kippen. Das kann ganz schön starke Auswirkungen auf Körper und Seele haben. Es wäre verwunderlich, wenn nicht.

Nun kann man einfach, wie es ja in der Öffentlichkeit häufig geschieht, den Kopf schütteln und sagen: »Bei der/bei mir spielen die Hormone verrückt.« Man kann aber auch – und das halten wir eindeutig für den besseren Weg – das eigene Verhältnis zu den kleinen Helferlein ändern und die Herausforderung annehmen. Mal sehen, wie man sie wieder motivieren kann, vielleicht hilft eine Gehaltserhöhung, ein Betriebsausflug, ein Präsentkorb mit leckerem Obst oder ein gutes Buch.

Fragen Sie sich: Wie kann ich meinen Körper unterstützen, was benötigt meine Psyche (mehr dazu im Kapitel 4)? Auch wenn Ihre weiblichen Hormone Sie gerade im Stich lassen, wir zeigen Ihnen in diesem Kapitel, wie Sie die Mannschaft wieder auf Vordermann bringen. Vielleicht braucht das Team Verstärkung, vielleicht eine andere Powernahrung oder weniger Stress. Auch ein Blick in die Nachbarschaft kann helfen: Aus der Balance geratene Hormone aus völlig anderen Drüsen als den Eierstöcken bringen mitunter das gesamte Gefüge durcheinander, Hormone aus dem Darm z. B. oder den Nebennieren. Und erst recht die Schilddrüsenhormone.

SEB: »In meiner ärztlichen Tätigkeit versuche ich, ein Symptom aus verschiedenen Blickwinkeln zu betrachten und der Sache auf den Grund zu gehen. Was ist die Wurzel des Übels? Das Miteinbeziehen der Hormonkreisläufe in die Diagnostik ist meines Erachtens unverzichtbar. In der Regel wenden sich die Patientinnen zuerst an ihren Hausarzt oder Internisten, wenn die Gelenke schmerzen oder das Herz stolpert.

Viel zu selten wird dann der Hormonstatus der Patientin erfragt, ob sie schon in den Wechseljahren ist, ihre Periode noch bekommt, Hitzewallungen oder Schlafstörungen hat, leichter aus der Puste gerät, das Herz rast usw. Diese umfassende und ganzheitliche Betrachtung wäre aber immens wichtig.«

Wechseljahre: unsere zweite Pubertät?

Oft wird der hormonelle Umbruch in den Vierzigern mit dem in der Pubertät verglichen. Das stimmt irgendwie, aber bei genauerer Betrachtung hinkt der Vergleich dann doch, denn in der Pubertät melden sich die Hormone zu Wort, in den Wechseljahren melden sie sich ab. Das ist genau die entgegengesetzte Situation. Darum sind die Wirkungen oder eben die ausbleibenden Effekte auf Körper und Seele nicht wirklich vergleichbar. Außer, dass beide äußerst herausfordernde Lebensphasen darstellen, durch die wir Frauen durchmüssen.

SKB: »Ich war zweiundvierzig, als ich merkte, wie sich mein Körper veränderte. Zu dieser Zeit wechselte mein Sohn von der Kita in die Schule, und ich freute mich über eine neue Zeitqualität. Denn wenn er jetzt seine Schulaufgaben mit nach Hause brachte, fühlte er sich sehr erwachsen, und unsere Spielzeit auf seinem Autoteppich, am Rheinufer mit den Fahrrädern – er mit seinem Laufrad, ich mit einem größeren Modell – oder auf den unzähligen Spielplätzen wurde durch das »gemeinsame« Arbeiten am Schreibtisch ersetzt. Gespielt haben wir natürlich trotzdem noch viel. Aber zu anderen Zeiten, und ich musste nun nicht mehr bis tief in die Nacht hinein meine Artikel zu Ende schreiben, weil ich es am Nachmittag nicht geschafft hatte. Endlich gab es für mich wieder so etwas wie einen Feierabend. Gleichzeitig aber war mein Nervenkostüm dünner geworden. Ich vertrug das Glas Wein am Abend schlechter, und chronische Rückenschmerzen wurden über die nächsten fünf Jahre meine ständigen Begleiter. Auch fand ich es sehr traurig, mich allmählich von der Idee verabschieden zu müssen, vielleicht doch noch ein zweites Kind zu bekommen.«

Richtig ist, dass sowohl die Pubertät als auch die Wechseljahre zunächst durch schwankende Hormonspiegel geprägt sind. Wenn bei den Mädchen um das zwölfte Lebensjahr die erste Regelblutung, die Menarche, erfolgt, gehen die Hormonspiegel noch sehr rauf und runter. Erst mit circa 20 Jahren ist der Menstruationszyklus hinsichtlich Dauer und Frequenz einigermaßen regelmäßig. Zwischen dem 20. und 30. Lebensjahr sind die Östrogen- und Progesteronspiegel am höchsten und sorgen für Kraft und Energie, um das Leben neugierig, wach, sexy und tatkräftig anzupacken. Durchgemachte Nächte hinterlassen höchstens Ränder unter den Augen, Muskelkater vom vielen Tanzen oder kurzfristigen Liebeskummer, weil der Kerl, mit dem man die ganze Nacht rumgeknutscht hat, doch schon vergeben ist. Geht es auf Mitte dreißig zu, ändern sich nicht nur der Männergeschmack und die Partyfrequenz, sondern der Körper steckt vieles schwerer weg. Störfaktoren können außer einem fahlen Teint hormonelle Schwankungen und Zyklusstörungen hervorrufen. In diesem Sinne setzen psychischer und körperlicher Stress, Doppelbelastung, Jetlag oder/und eine ungesunde Ernährung einem mehr zu, als man wahrhaben möchte. Man hat ja auch wirklich viel um die Ohren, sei es der Job, die Karriere und/oder der erste Nachwuchs, ein Hundebaby, vielleicht ein Umzug und/oder auch Angehörige, die der Zuwendung oder Pflege bedürfen. Das Leben wird dichter, voller, schneller. Das bekommen unsere kleinen Detektive im Körper mit: »Hallo! Hört uns jemand?« Wahrscheinlich nicht, denn wir als ihr Wirt sind sehr beschäftigt mit unserem Leben. Ehe wir uns versehen, wird der Eisprung unregelmäßiger. Das ist einer der Gründe, warum Frauen ab Mitte dreißig oft Probleme haben, schwanger zu werden.

Perimenopause – die Anfänge

In Deutschland sind aktuell etwa 15 Millionen Frauen zwischen 35 und 55 Jahre alt, also im »besten Alter« für Hormonveränderungen. Davon spüren zwei Drittel die Auswirkungen, das sind immerhin circa zehn Millionen Frauen. Es wäre jetzt zynisch von uns, zu behaupten, wenn Sie dazugehören, befinden Sie sich in »guter« Gesellschaft. Aber Sie sehen: Wir sind ganz schön viele!

Etwa ab dem 35. Lebensjahr treten sogenannte anovulatorische Zyklen auf. Das bedeutet, dass der Eisprung in manchen Monaten ausbleibt. Wenn man nicht darauf achtet, merkt man das vielleicht erst einmal gar nicht; womöglich sind die Blutungen etwas schwächer. Trotzdem hat das Folgen: Ein Follikel, in dem kein Ei heranwächst, produziert weniger oder gar kein Progesteron mehr. Dadurch entsteht ein Ungleichgewicht der beiden Geschlechtshormone. Östrogen ist sozusagen jetzt allein auf weiter Flur.

Beschwerden in dieser frühen Zeit der Perimenopause sind darum fast immer auf einen Progesteronmangel bzw. eine Östrogendominanz zurückzuführen → Grafik Seite 50. Erst wenn die letzte Regel zwölf Monate lang ausgeblieben ist, in der Menopause, und die Hormonproduktion in den Eierstöcken vollständig eingestellt wurde, steht der Östrogenmangel mit seinen Symptomen im Vordergrund. Doch bis das so weit ist, kann es dauern. Bis dahin können die Hormonblutwerte entsprechend schwanken. Alles ist möglich: hohe Östrogenspiegel, vorübergehend niedrige oder konstant niedrige. Je nach Beginn kann sich dieser Zustand über zehn, zwölf oder 15 JAHRE erstrecken. Die gynäkologische Kollegin hatte schon recht.

Progesteronmangel bzw. Östrogendominanz

Die meisten Frauen denken (und viele Behandler leider auch), dass Wechseljahresbeschwerden immer ein Östrogenthema sind. Tatsächlich aber ist das erste Hormon, das sich verabschiedet, das Progesteron. Typisch für den Mangel an diesem Hormon sind Beschwerden wie Schlafstörungen, verminderte Stressresistenz oder eine diffuse Ängstlichkeit, als würde sich ein grauer Schleier über das Leben legen. Auch nimmt das abfallende Progesteron einem die Fröhlichkeit und Leichtigkeit. Depressive Verstimmungen in dieser Zeit können auf sinkendes Progesteron zurückzuführen sein. Progesteron im Rahmen einer Hormonersatztherapie wurde lange Jahre allein zum Schutz der Gebärmutterschleimhaut verschrieben. Das ist richtig, aber seine vielen anderen wichtigen Wirkungen auf Psyche und Nervensystem wurden sträflich vernachlässigt und völlig unterschätzt.

Patientenbeispiel: Progesteronmangel

Marie, 41 Jahre alt, Berufsschullehrerin, war alles zu viel geworden, selbst die von ihr geliebten gemeinsamen Abende mit den Freunden. Ständig bat sie seit einiger Zeit ihren Mann und die Kinder, ruhiger zu sein. Unendlich viele Kleinigkeiten regten sie auf, ihre Gereiztheit war zu einem ständigen Begleiter geworden. So kannte und mochte sie sich selber nicht, war sie doch immer offen und extrovertiert gewesen, hatte sich für Familie und Freunde interessiert und war überhaupt ein empathischer Mensch. Nun wollte sie am liebsten allein gelassen werden. »Tür zu, alle Stecker rausziehen, damit es weder an der Tür klingelt noch das Telefon«, wurde ihre Devise.

Zu Anfang dachte sie, es würde sich nur um eine kurze Phase der Erschöpfung handeln, die auch im Zusammenhang mit den aufgetretenen Schlafstörungen stehen könnte. Dann gesellten sich aber diffuse sorgenvolle Gedanken und Ängste hinzu. Einerseits war Marie müde, andererseits ließen negative Gedanken, ihre permanente Gereiztheit und eine latente Unzufriedenheit sie nicht zur Ruhe kommen. Marie wurde immer trauriger, da sie ihre Familie liebt und gerade in den letzten Jahren auch beruflich positive Entwicklungen angeschoben hatte. Eigentlich wäre also alles in Ordnung. Eigentlich … Marie beschrieb es so, als wäre sie sich auf unerklärliche Weise selbst abhandengekommen.

In Maries Fall war es wichtig, eine beginnende Depression auszuschließen, bei der Schlafstörungen und Ängste im Vordergrund stehen können. Nach den Untersuchungen beim Facharzt konnte dies ausgeschlossen werden. Umfangreiche Blutuntersuchungen zeigten ebenfalls keine Auffälligkeiten, auch die Schilddrüsenwerte lagen im Normbereich. Ein Laborwert jedoch war auffällig niedrig: das Progesteron. Obwohl Marie noch regelmäßig ihre Periode bekam, gab es schon anovulatorische Zyklen, in denen kein Eisprung stattfand und die einen Progesteronmangel verursachten. Durch die zyklische Gabe von Progesteronkapseln zur Nacht sowie eine Ernährungsumstellung ging es ihr deutlich besser. Progesteron wirkt schlaffördernd, angstlösend und erhöht die Stressresistenz. Marie fing wieder an zu reiten, ein Sport, der ihr als junges Mädchen sehr viel Freude gemacht hatte. Das half ihr, die »alte« Marie wiederzufinden. Auch das Bewusstsein, dass sie nun in der Lebensphase der Perimenopause war und die möglichen »Fallen« kannte, beruhigte Marie. Sie wusste nun, wie sie in Zukunft besser auf sich achten und wie sie für sich sorgen konnte.

In dieser ersten Zeit der Perimenopause – wobei diese, wie gesagt, eine gefühlte Ewigkeit dauern kann – sind folgende Beschwerden möglich oder verstärken sich:
- PMS
- Zwischenblutungen
- Stärkere Menstruation mit längerer Blutungsdauer
- Verstärktes Wachstum der Gebärmutterschleimhaut

- Wachsen von gutartigen Tumoren, Myomen, in der Gebärmutter
- Starke Stimmungsschwankungen, Kopfschmerzen, Migräne
- Müdigkeit
- Aufgeblähter Bauch
- Kurzatmigkeit, besonders bei Belastung
- Gewichtszunahme
- Wassereinlagerung
- Reizbarkeit (man ist aggressiv, schnell aufbrausend)
- Geringe Stresstoleranz
- Schlafstörungen
- Depressive Verstimmung
- Verschiedene Krebsarten (Brustkrebs, Eierstockkrebs)
- Steigendes Risiko für Autoimmunerkrankungen (Hashimoto-Thyreoiditis)

Als weitere Folgen des Ungleichgewichts können hohe Östrogenspiegel wie in den Tagen vor den Tagen bei Asthmatikerinnen auch häufigere oder schwerere Anfälle auslösen. Man bezeichnet dies als »Perimenstruelles Asthma«. Auch bei einem Drittel der schwangeren Patientinnen sowie bei Frauen in der Perimenopause verschlechtern sich die Asthmasymptome durch Östrogen. Sind Sie Asthmatikerin, dann informieren Sie Ihren Allergologen oder behandelnden Arzt darüber, wenn Sie die Pille oder andere Hormone einnehmen. Gegebenenfalls müssen die Hormone auf die Medikamente (Allergie- oder Asthmamittel) angepasst werden oder umgekehrt. Bei Asthmapatientinnen, die Hormone einnehmen, kann es sinnvoll sein, den Hormonspiegel kontrollieren zu lassen.

Ein anderes ernsthaftes Thema sind Kopfschmerzen und Migräne, die durch eine Östrogendominanz ausgelöst oder verstärkt werden. Migränepatientinnen leiden darum unter den Hormonschwankungen oft noch einmal mehr, Anfälle können häufiger auftreten. Starten Sie einen Versuch mit Progesteron; wenn der

Stress raubt Hormone
Der Pregnenolon-diebstahl

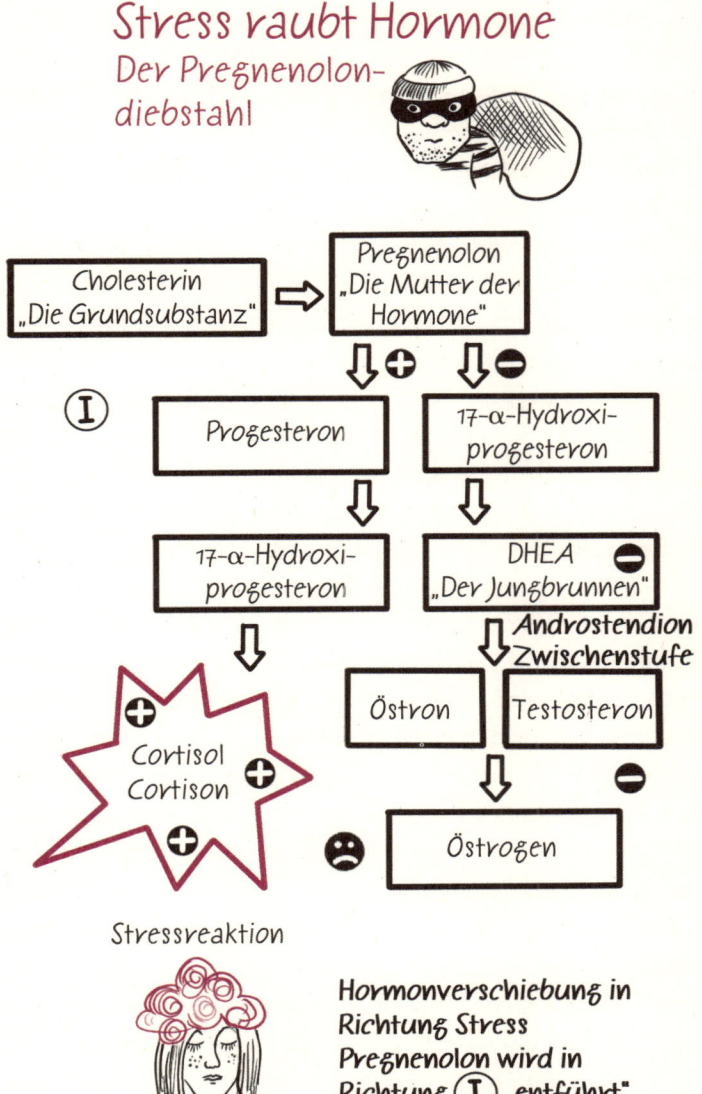

Cholesterin „Die Grundsubstanz"

$\Rightarrow$ Pregnenolon „Die Mutter der Hormone"

Ⅰ

⇩ ⊕ Progesteron

⇩ ⊖ 17-α-Hydroxi-progesteron

⇩ 17-α-Hydroxi-progesteron

⇩ DHEA „Der Jungbrunnen" ⊖

Androstendion Zwischenstufe

Östron   Testosteron

⇩ Cortisol Cortison ⊕ ⊕ ⊕

Stressreaktion

⊖ Östrogen

Hormonverschiebung in Richtung Stress Pregnenolon wird in Richtung Ⅰ „entführt"

Mangel ausgeglichen ist, hilft das in vielen Fällen. Zusätzlich empfehlen wir Kopfschmerzgeplagten die regelmäßige Einnahme von Magnesium, ruhig täglich morgens und abends je 300 mg. Das wirkt einer Verkrampfung der Gefäßmuskulatur entgegen. Beginnt Ihr Stuhl weicher zu werden, dann reduzieren Sie die Dosis auf einmal täglich 300 mg.

Sollten Sie einen Bürojob haben oder viel Zeit vor dem PC-Bildschirm verbringen, achten Sie auf Ihre Augen. Das lange, starre Schauen auf den Bildschirm ist für Ihre Augen Hochleistungssport und sehr anstrengend. Auch das kann Kopfschmerzen fördern. Augenübungen zwischendurch oder auch eine spezielle Computerbrille, vor allem, wenn Sie schon eine Lesebrille benötigen, bringen hier Erleichterung.

Das sind auch unsere Tipps, wenn Kopfschmerzen oder Migräne unter einer Hormonersatztherapie zunehmen.

Für einen Progesteronmangel bzw. eine Östrogendominanz kommen auch andere Faktoren als eine nachlassende Eierstockproduktion in Frage: Eine Schilddrüsenunterfunktion in der Perimenopause, die bei circa 30 Prozent aller Frauen besteht, kann mit einem Progesteronmangel zusammenhängen. Ebenso fördern endokrine Disruptoren wie Weichmacher in Plastik (→ Kapitel 5) sowie Stress eine Östrogendominanz bzw. einen Progesteronmangel. Für die Produktion des Stresshormons Cortisol werden nämlich wichtige Vorstufen, die zur Bildung von Progesteron notwendig wären, einfach geklaut. Die wichtigste Vorstufe ist das Pregnenolon, das auch als »die Mutter aller Steroid-Hormone« bezeichnet wird, → Grafik Seite 93. Pregnenolon steigert die Gedächtnisfunktion, macht stressresistent, wirkt stimmungsaufhellend und fördert den Schlaf. Stress bewirkt einen sogenannten Pregnenolon-Diebstahl.

Myome

Bei der Hälfte aller Frauen wachsen im Laufe ihres Lebens gutartige Geschwülste in der Gebärmutter: Myome. Diese gutartigen Tumore entarten extrem selten zu Krebs. Sie können jahrelang relativ klein sein und keine Probleme machen. Mit Beginn der Perimenopause können sie aber aufgrund eines Östrogenüberschusses deutlich an Größe zunehmen und Beschwerden verursachen. Darum werden sie meist auch erst bei Frauen ab vierzig diagnostiziert. Nach der Menopause schrumpfen sie oftmals wieder, so als wäre (fast) nichts gewesen. Je nach Lage innerhalb der Gebärmutterwand verursachen sie eine verlängerte oder verstärkte und oft auch schmerzhafte Regelblutung. Zwischenblutungen, Schmerzen und/oder ein unangenehmer Druck im Unterbauch und Beckenbereich können auftreten. Eventuell muss man häufiger die Toilette aufsuchen, weil Myome je nach Lage und Größe auf die Blase drücken. Der Bauch kann dicker geworden sein, ohne dass man an Gewicht zugenommen hat. Myome können auch Rückenschmerzen verursachen.

Sind die Blutungen stark oder treten häufig Zwischenblutungen auf, dann kommt es durch den Blutverlust möglicherweise zum Eisenmangel. Man fühlt sich geschwächt, und auch die geistige Leistung lässt nach, was sich z.B. in Form von Konzentrationsstörungen äußert.

Wichtig: Verstärkte Blutungen, Zwischenblutungen und Blutungen, die nach der Menopause auftreten, müssen auf jeden Fall fachärztlich abgeklärt werden, um andere Ursachen auszuschließen!

Patientenbeispiel: Myome

Sabrina, 41 Jahre alt, Hals-Nasen-Ohren-Ärztin, litt seit Jahren unter schmerzhaften Menstruationen und langen, starken Blutungen. Sie war inzwischen total erschöpft. Bei der klinischen Untersuchung fanden sich große Myome. Der behandelnde Gynäkologe riet Sabrina zur operativen Entfernung der Gebärmutter. Nach der Operation bekam Sabrina ein Hormonpräparat verschrieben. Wenige Wochen nach dem Eingriff kam sie in meine Praxis und klagte über starke Stimmungsschwankungen, eine tiefe, bisher nicht gekannte Traurigkeit sowie diffuse Angstzustände. Die sonst so selbstbewusste Sabrina, die bisher alle beruflichen Herausforderungen wunderbar gemeistert hatte, wirkte eingeschüchtert und weinerlich.

Wir führten ein langes Gespräch über die Bedeutung der OP. Ihr Beruf stand immer an erster Stelle. Sie hatte sich eine große Praxis aufgebaut, verbrachte viel Zeit mit ihren Freunden und ihrer Sambagruppe und war auch ohne eigene Familie sehr zufrieden. Sie hatte eigentlich nie eigene Kinder gewollt, aber durch die Entfernung der Gebärmutter war ihr nun klar geworden, dass sie sich unwiderruflich von dem Thema verabschieden musste. Deshalb sprachen wir lange über den körperlichen Eingriff, aber auch über den seelischen Einschnitt und die damit zusammenhängende Traurigkeit und ihre Ängste. Ich fragte Sabrina auch nach dem Namen ihrer Hormonpräparate. Zu meinem Erstaunen (und Entsetzen) stellte ich fest, dass sie lediglich ein Östrogenpräparat verschrieben bekommen hatte und kein Progesteron. Das war nun wirklich ein bisschen oldschool. Progesteron ist nach einer Gebärmutterentfernung (Hysterektomie) alles andere als überflüssig, auch wenn seine schleimhautschützende Wirkung nicht mehr gebraucht wird. Frauen nach einer Hysterektomie erhalten heute ein naturidentisches Progesteron. Es wirkt antidepressiv, angstlösend und schlaffördernd. Ich bin mir ganz sicher, dass zusätzlich zu der emotionalen und psychischen Belastung durch den medizinischen Eingriff und dem Eisenmangel auch eine Hormonimbalance, d. h. in diesem Fall das Fehlen des Progesterons, als Ursache von Sabrinas Beschwerden anzusehen waren.

Wir haben schon im ersten Kapitel erwähnt, dass die Entfernung der Gebärmutter lange Zeit eine Standardoperation für Frauen in den Wechseljahren war. Im Jahr 2012 besaß jede sechste Frau zwischen 18 und 79 Jahren in Deutschland keine Gebärmutter mehr. Oft wurden und werden bei dieser Operation die Eierstöcke gleich mit entfernt, meist mit der Begründung, möglichen Tumoren vorzubeugen.

Der medizinische Terminus für diese OP heißt *Hysterektomie*. Lassen wir uns den Namen einmal auf der Zunge zergehen. Er geht auf das griechische Wort *hysteria – die Gebärmutter –* zurück und wurde tatsächlich gewählt, weil man es als erwiesen ansah, dass Frauen nicht mehr hysterisch sind, wenn sie keine Gebärmutter mehr haben! Die Hysterie galt zu Beginn des 20. Jahrhunderts als typisches Frauenleiden. Sie wurde als psychiatrisches Krankheitsbild diagnostiziert, wenn bei Frauen Befindlichkeitsstörungen und Verhaltensauffälligkeiten auftraten. Tausende Frauen wurden deshalb in Nervenheilanstalten eingewiesen. »Der Wahnsinn war weiblich«, betitelte die *Süddeutsche Zeitung* vor ein paar Jahren einen Beitrag zu diesem Thema. Er war es natürlich nicht; die Diagnose resultierte in erster Linie aus dem lückenhaften Wissen der Ärzte über den weiblichen Körper: Wenn Frauen ab einem gewissen Alter nicht mehr »funktionierten«, wurde dafür die Gebärmutter verantwortlich gemacht. »Sie können eh keine Kinder mehr bekommen, also seien Sie doch froh, dieses überflüssige Organ jetzt los zu sein«, lautete der Satz, der einer Patientin noch letztes Jahr aus der Klinik mit nach Hause gegeben wurde, als Abschied sozusagen.

Aber die Gebärmutter ist alles andere als überflüssig. Ihre Entfernung, und vor allem die Entfernung der Eierstöcke, hat weitreichende Folgen für die Hormonproduktion. Und selbst wenn die Eierstöcke nicht entfernt werden, geht ihre Versorgung durch das Unterbinden von Gefäßen und Nerven im kleinen Becken langsam zugrunde. Die Patientin kommt in die Wechseljahre. Das Risiko für Osteoporose und Herz-Kreislauf-Erkrankungen wie Schlaganfälle erhöht sich. Die positive Wirkung der von der Gebärmutter produzierten Gewebshormone auf Herz und Gefäße fehlt plötzlich. Durch den Wegfall der hormonähnlichen Stoffe, die für das Zusammenziehen der Gebärmuttermuskulatur wichtig sind, gerät auch das seelische Empfinden aus dem Gleichgewicht, sodass Angsterkrankungen und Depressionen mit einer Hysterektomie in Verbindung gebracht werden. Empfindungsstörungen im kleinen Becken, Harninkontinenz, verminderte Libido und geringere Intensität des Orgasmus sind weitere Folgen. Wen wundert's?

Aber natürlich stellt sich dann die Frage, was hilft statt OP gegen Myome?

Medikamente

Als Medikamente zur Behandlung der Myome sind GnRH (Gonadotropin-releasing hormone)-Analoga und der selektive UPA (Progesteronrezeptormodulator Ulipristalacetat) zugelassen. Beide führen innerhalb von Tagen bis Wochen zu einem Blutungsstopp, und bei längerfristiger Anwendung schrumpft das Myomgewebe. Die Anwendung sollte zeitlich nur sehr begrenzt stattfinden, und die Leberwerte müssen regelmäßig kontrolliert werden.

Fokussierter Ultraschall

Noch sehr neu ist eine spezielle Ultraschalltherapie zur Behandlung von Myomen. Sie kann nur bei kleinen Myomen mit einem Durchmesser unter acht Zentimetern angewandt werden. Das Gewebe wird mittels fokussiertem hochenergetischen Ultraschall behandelt und dadurch zum Schmelzen gebracht. Die Erfolgsaussichten sollen bei 80 Prozent liegen. Diese Methode bieten derzeit nur wenige Kliniken an.

Ernährungsumstellung und Gewichtsreduktion

Schon fünf Prozent Gewichtsreduktion, also z. B. von 65 auf 62 Kilogramm, können sich positiv auf das Wachstum von Myomen auswirken. Der Grund: Abgenommenes Fettgewebe produziert kein Östrogen mehr. Um die Gefahr von Entzündungen einzuschränken, lohnt es sich, seine Ernährung umzustellen und auf Milchprodukte und Fleisch zu verzichten. Die in Wurst und Fleisch enthaltene entzündungsfördernde Arachidonsäure kann schmerzhafte Regelblutungen intensivieren. Auch enthalten tierische Produkte Hormone (siehe auch unter Ernährung), die das Wachstum von Myomen fördern können.

Präparate

Magnesium entspannt die Muskulatur und kann Schmerzen lindern. Bei akuten Beschwerden können Sie stündlich 100 mg Magnesium oral einnehmen, bis maximal 600 mg täglich. Wenn der Stuhl weicher wird, die Dosierung verringern.

Eisen: Bei Blutarmut durch verstärkte oder häufigere Blutungen sollte der Eisenspiegel regelmäßig kontrolliert und ein möglicher Mangel ausgeglichen werden.

Eine Gebärmutterentfernung kann für Frauen erleichternd und notwendig sein, wenn starke Schmerzen, Blutungen oder Probleme beim Wasserlassen auftreten. Allerdings wünschen wir jeder Frau, dass sie ausführlich über Nutzen, Auswirkungen und Risiken eines solch schweren operativen Eingriffs aufgeklärt wird. Darum unser Appell: Lassen Sie sich nicht überrumpeln. Wenn bei Ihrer Mutter oder Großmutter die Gebärmutter entfernt wurde, bedeutet das nicht, dass dies auch bei Ihnen der Fall sein muss. Nur bei einer von zehn Frauen wird die Gebärmutter aufgrund einer Krebsdiagnose entfernt. Wenn keine solche Diagnose vorliegt, möchten wir Sie dazu animieren, mit Ihrem Gynäkologen lieber zu viel als zu wenig über die Entfernung dieses wichtigen Organs nachzudenken.

Perimenopause – mittendrin

Jetzt haben wir uns sehr lange mit dem Progesteronmangel bzw. Östrogenüberschuss beschäftigt, und vielleicht wundern Sie sich schon: Wann kommen denn nun endlich meine Hitzewallungen ins Spiel?

Die kommen, wenn das Östrogen absinkt. Das ist meist erst nach ein paar Jahren mit Mitte/Ende vierzig, Anfang fünfzig der Fall, oft aber auch schon viel früher. Ein Östrogenmangel kann akute Beschwerden verursachen, vor allem aber auch langfristige, schwerwiegende Spätfolgen wie ein erhöhtes Risiko für Herz-Kreislauf-Erkrankungen, Osteoporose und einige Krebsformen.

Aber zunächst zu den Hitzewallungen. Sie sind oft das erste Symptom und können bis zu fünf, manchmal auch noch bis zu zehn Jahre nach der Menopause auftreten.

Hitzewallungen

Dieser Wechseljahres-Klassiker sucht 90 Prozent aller Frauen heim. Hitzewallungen sind von Frau zu Frau sehr verschieden. Sie verursachen in der Regel keinen Schweißgeruch, dauern wenige Sekunden oder mehrere Minuten und treten nur sporadisch oder bis zu 20 Mal am Tag auf. Sie können sich über den Brustkorb, den Hals und das ganze Gesicht ausbreiten. Zusätzlich zum Wärmeempfinden oder Schwitzen kann sich die Haut stark röten und von Herzrasen und Schwindel begleitet sein. Das macht natürlich Angst, vor allem, wenn es zum ersten Mal passiert. Oft weiß man nämlich erst einmal gar nicht, was los ist.

SEB: »Viele meiner Patientinnen registrieren gar nicht, dass sie Hitzewallungen haben. Insbesondere, wenn diese früher als erwartet auftreten und nicht dem Klischee entsprechen. So fragte mich eine schlanke, sportliche Patientin, wie teuer eine Botoxinjektion in die Schweißdrüsen wäre. Sie hatte von dieser Behandlungsmethode gegen starkes Schwitzen gelesen. Auf Nachfrage stellte sich heraus, sie schwitzte aber genau da nicht, wo Botox angewandt wird und wo man normalerweise schwitzt: unter den Achseln. Hitzewallungen breiten sich gewöhnlich über den Brustkorb und im Gesicht aus. Die Patientin benötigte kein Botox, sie war 39 Jahre alt, befand sich in einer starken Stressphase und auch schon in der Perimenopause.

Mir selbst ging es nicht viel anders. Ich hatte eine Phase, in der ich nachts häufig durch ein übermäßiges Wärmegefühl aufwachte. Als Medizinerin dachte ich bei nächtlichem Schwitzen an einen Virusinfekt oder eine schlimmere chronische Erkrankung. Dass es sich um etwas anderes handelte, wurde mir klar, als ich an einem Frühsommertag auf einer längeren Autofahrt dachte, ich hätte versehentlich die Sitzheizung angestellt. Die Hitzewallung äußerte sich durch ein starkes Wärmegefühl im mittleren Rückenbereich. Es war zehn Uhr morgens, und der Leihwagen besaß gar keine Sitzheizung! Einige Wochen später nahm mein Körper – wie es oft in der Perimenopause vorkommt – die Hormonproduktion wieder auf. Das Schwitzen verschwand genauso schnell, wie es aufgetreten war. Bis zum nächsten Hormon-Mangelschub.«

Ursache der Hitzewallungen ist der fortschreitende Hormonmangel, der unter anderem zu einer Fehlsteuerung der zentralen Thermoregulation im Gehirn führt. Das kann man sich so vorstellen, als wenn das Thermostat an der Heizung spinnt und diese darum nach Lust und Laune das Wohnzimmer volle Pulle heizt. Unabhängig von Tages- und Nachtzeit, versteht sich.

Da auf Wärme Kälte folgt, wachen einige Frauen nachts auf.

Sie liegen klatschnass im Bett und frieren oder bekommen sogar Schüttelfrost, weil sich die durch das übermäßige Schwitzen feuchte Haut abgekühlt hat. Es kommt vor, dass die Frauen mehrmals in der Nacht den Schlafanzug oder das Nachthemd wechseln müssen. Andere Frauen schwitzen nachts gar nicht, sondern nur tagsüber. Dann allerdings so stark, dass sich nasse Flecken auf der Kleidung bilden. Dieses Klischee taucht immer wieder in Filmen auf und soll lustig sein. Das ist es natürlich nicht, vor allem, wenn man in seinem Beruf in der Öffentlichkeit steht wie z. B. Lehrerinnen vor einer Klasse pubertierender 16-Jähriger. Und schon gar nicht, wenn Hitzewallungen mit anderen unspezifischen Symptomen wie einem Druckgefühl im Kopf oder Brustkorb, Unruhe, Übelkeit, Herzrasen und Kurzatmigkeit einhergehen.

Unter Umständen sind Hitzewallungen ein jahrelanger Begleiter, der einem gehörig auf den Geist geht und auf den man gerne verzichten würde. Wenn man den Genuss von Kaffee, schwarzem Tee, Alkohol, stark gewürzten, schwer verdaulichen und heißen Speisen und Getränken einschränkt, ist schon viel gewonnen. Eine Diät kann sich lohnen, ebenso wie Stress reduzieren, kalt schlafen und atmungsaktive Kleidung.

Ein uraltes Hausrezept gegen Schwitzen ist Salbeitee. Seine ätherischen Öle hemmen die Schweißproduktion. Trinken Sie mehrere Tassen am Tag. Moorbäder sowie wechselwarme Fußbäder, Wechselduschen oder Teilgüsse auf Unterarm oder Unterschenkel können Linderung bringen. Auch Akupunktur hilft vielen Frauen.

Als Medikamente helfen klassische Antidepressiva bei 60 Prozent der Frauen. Diese Mittel wollen wir aber zur alleinigen Therapie von Hitzewallungen hier nicht empfehlen. Bei 95 Prozent der Frauen, die Hormone substituieren (klassische Hormonersatztherapie oder bioidentische Hormonersatztherapie) verschwinden die Hitzewallungen. Dazu → ab Seite 109 mehr.

Außer Hitzewallungen können so viele Symptome durch einen Östrogenmangel ausgelöst werden, dass man oft den Wald vor lauter Bäumen nicht mehr sieht:

- Gereiztheit (weinerlich, dünnhäutig)
- Unruhe
- Stimmungsschwankungen
- Schlafstörungen
- Vergesslichkeit
- Wortfindungsstörungen
- Trockene Haut und Schleimhäute
- Trockene Augen (wenn Kontaktlinsen nicht mehr vertragen werden, kann das auf einen Östrogenmangel hinweisen)
- Dünner werdende Haut
- Haarausfall
- Vermehrte Faltenbildung
- Harnwegsinfektionen
- Harndrang
- Herzrhythmusstörung
- Verminderte Durchblutung der Scheide
- Scheideninfektion
- Stressinkontinenz, d. h. häufigeres Wasserlassen
- Vermehrte Gesichtsbehaarung
- Schlafferes oder schrumpfendes Brustgewebe
- Unerfüllter Kinderwunsch
- Depressive Verstimmung
- Verstärkter Appetit
- Gewichtszunahme
- Osteoporose
- Arteriosklerose
- Herz-Kreislauf-Erkrankungen
- Verschiedene Krebsarten (u. a. Darmkrebs)
- Verändertes Scheidenmilieu

Patientenbeispiel: Der Partner/Mann kommt zu Wort

SEB: »Für dieses Buch habe ich den Ehemann meiner Patientin Beate interviewt, weil ich es wichtig finde, auch die Sicht des Partners zu erfahren. Welche Auswirkungen haben die Hormonschwankungen auf Beziehungen, wie gehen Männer damit um? Peter hat mich diesbezüglich sehr beeindruckt. Er sagte als Erstes, er hätte das Gefühl gehabt, seine Frau an die Menopause verloren zu haben. Das fand ich eine starke, ehrliche und auch berührende Äußerung.

Den Beginn der Hormonveränderungen bei seiner Frau hat Peter nicht wirklich mitbekommen. Als Beate zunehmend bei belanglosen Fragen oder in normalen Alltagssituationen ungehaltener wurde, dachte er zunächst, sie wäre überarbeitet oder hätte Stress im Büro, den sie nicht mehr so gut wegsteckte. Später wurde sie weinerlich und war abends nicht mehr zu bewegen, das Haus zu verlassen. Sie war müde oder gereizt – an Sex war nicht mehr zu denken, keine Chance auf Nähe. Schließlich war Peter davon überzeugt, dass Beate unter einer Depression litt. Sein Schwager war einige Jahre zuvor wegen einer schweren Depression mehrere Wochen in einer Klinik behandelt worden, darum kam ihm diese Idee.

Er konfrontierte Beate ganz offen mit seiner Sorge, und gemeinsam kamen sie daraufhin in meine Praxis. Ich konnte mit Hilfe eines Fachkollegen eine Depression ausschließen; stattdessen lag es nahe, dass ihre Beschwerden mit der Hormonumstellung zusammenhängen könnten. Ich ermunterte Beate, sich bei der nächsten Vorsorgeuntersuchung ihrem Frauenarzt anzuvertrauen. Dieser verschrieb ihr bioidentische Hormone, die sie stabilisierten. Bewundernswert, wie Peter gemeinsam mit seiner Frau nach einer Lösung in dieser schwierigen Phase ihrer Partnerschaft suchte.

Meiner Meinung nach sind viele Zustände, die mit Antidepressiva behandelt werden, nicht auf ein psychisches Ereignis oder eine plötzliche Erschöpfung zurückzuführen, sondern auf ein verändertes Zusammenspiel der Hormone. Das Miteinbeziehen der Hormonkreise in die Diagnostik ist meines Erachtens darum immer notwendig.«

Apropos Mann: Bei Verdacht auf ein Hormonungleichgewicht in der Perimenopause kann auch bei uns Frauen ein Mangel an Testosteron bestehen. Hier legt man das Augenmerk vor allem auf das DHEA. Bei begründetem Verdacht auf einen Mangel, der sich durch Müdigkeit, Schlafstörungen, Leistungsabfall, Blutarmut durch verminderte Bildung roter Blutkörperchen, Abnahme der Hautdicke, Libidoverlust, Rückbildung der Körper- und Schambehaarung, Osteoporose, Hitzewallungen, Neigung zu depressiver Verstimmung (Unruhe, Angst, Nervosität, Reizbarkeit) zeigen kann, wird nach einer DHEA-Spiegelbestimmung das Hormon ersetzt.

Menopause

Das Wort *Menopause* beschreibt faktisch das Ende und keine Pause, das muss man leider so drastisch sagen – auch wenn im Lateinischen das Wort *pausa* beides bedeutet: eine Unterbrechung und ein Ende. Im Übrigen beschreibt das Wort »nur« eine nachträglich erfasste Zäsur in einer Jahre andauernden hormonellen Umstellung. Die »Diagnose« der Menopause geschieht erst im Nachhinein, als Rückschau sozusagen: Wenn zwölf Monate lang keine Regelblutung mehr stattgefunden hat, war die letzte Periode die Menopause. Zu diesem Zeitpunkt erfolgt dann nur noch eine geringe Hormonproduktion; Fettgewebe und Nebennieren übernehmen einen kleinen Teil der Aufgaben der Eierstöcke. Erst ab der Menopause braucht man wirklich keine Verhütung mehr, und erst ab jetzt sinken Östrogen und Progesteron dauerhaft ab.

Darum schauen die meisten (auch Ärzte) nicht bereits vorher auf die Beschwerden. Und das, nachdem wie gesagt viele Frauen schon bis zu 15 Jahre Perimenopausen-Gehampel hinter sich haben. Darum noch einmal hier unser Plädoyer: Denken Sie daran, dass körperliche und psychische Beschwerden in Ihren frühen Vierzigern mit Hormonveränderungen zusammenhängen können!

Östrogenmangel kann auch bei jungen Frauen mit Magersucht (Anorexie), Leistungssportlerinnen, bei Störungen in den übergeordneten Hormonzentren Hypophyse und Hypothalamus oder auch sehr selten genetisch bedingt auftreten. Durch die Hormonregelkreise wird die Östrogenproduktion auch während der Stillzeit gedrosselt. Die Natur hat sich diesen Mechanismus überlegt, um den Körper vor einer zu raschen Folgeschwangerschaft zu schützen. Allerdings ist die Natur launenhaft und darum das Stillen als Methode zur Empfängnisverhütung nicht zu empfehlen.

SEB: »Mir hat die oft gepriesene Schwangerschaftsverhütung durch Stillen eineinhalb Jahre nach der Geburt meines Sohnes wunderbare Zwillingsmädchen geschenkt.«

Das einzige Hormon, das bis ins hohe Lebensalter bei vielen Frauen nicht abfällt, ist das Testosteron. Da es jetzt nicht mehr durch die anderen Geschlechtshormone ausbalanciert ist, spricht man von einem Testosteron- oder Androgenüberschuss. Dieser wird auch bei jungen Frauen mit einem PCOS (Polycystic ovary syndrome – Polyzystisches Ovarialsyndrom – eine Eierstockvergrößerung mit vermehrter Bildung von männlichen Hormonen) beobachtet; der Kinderwunsch kann sich dann schwierig gestalten. Akne, eine starke Gewichtszunahme (Adipositas) und ein erhöhtes Risiko für Diabetes Typ 2, Arteriosklerose, Bluthochdruck sowie Fettstoffwechselstörungen können durch diesen Überschuss im Zusammenhang stehen. Außerdem sprießen vermehrt Härchen am Kinn, im Gesicht, am Körper, also genau da, wo man sie nicht gebrauchen kann. Als wäre das noch nicht ärgerlich genug, fallen sie ausgerechnet auf dem Kopf aus. Emotionale Auswirkungen sind eine innere Unruhe oder auch Aggressivität.

Bevor wir auf die Hormontherapien eingehen, möchten wir Ihnen eine Anregung geben: Sprechen Sie doch einmal mit Ihrer Mutter oder anderen weiblichen Angehörigen über deren Erfahrungen während der Hormonumstellung. Das Alter der Mutter beim Eintritt in die Menopause hat Auswirkungen auf den Zeitpunkt bei der Tochter. Patientinnen und Freundinnen beschreiben Zeiten, in denen es im Elternhaus äußerst turbulent zuging. Auch bei Krisen zwischen Müttern und erwachsenen Töchtern in den vergangenen Jahren lohnt es sich, im Nachhinein das Ganze noch einmal durch die Hormonbrille zu betrachten. Welche körperlichen oder seelischen Veränderungen haben Sie bei Ihrer Mutter wahrgenommen? Welche Unterstützung hat Ihre Mutter erhalten? Gab es einen offenen Austausch mit Freundinnen, Ärzten oder anderen Angehörigen? Welche Einstellung hatte Ihre Mutter, die sie bewusst oder unbewusst an Sie als Tochter weitergegeben hat? Wie ist Ihr Vater damit umgegangen?

Diese Fragen und das Nachdenken darüber können den eigenen Umgang mit dem Thema in hohem Maße beeinflussen. Wir kommen in Kapitel 4 darauf zurück.

Mit Hormonen therapieren

Tagtäglich sind Hormone in der Medizin als Lebensretter im Einsatz. Cortison, die inaktive Form des Cortisols, wird beispielsweise in der Notfallmedizin bei einem akuten allergischen Schock oder einem Asthmaanfall verabreicht, und auch das zugeführte Insulin ist für viele Diabetiker unverzichtbar.

Trotzdem erhitzt das Thema die Gemüter. Viele Menschen haben in Zusammenhang mit Lebensmittelskandalen (Hormone im Fleisch), Doping oder Bodybuilding zum ersten Mal überhaupt von Hormonen gehört, also in Verbindung mit einem Skandal oder schrecklichen Nebenwirkungen durch Missbrauch. Doch wie so oft lohnt es sich, nicht alles über einen Kamm zu scheren und ganz genau hinzusehen.

Für Frauen in den Wechseljahren, die unter Beschwerden leiden, gibt es die Möglichkeit einer Hormonersatztherapie. Um zu verstehen, worüber wir in diesem Kapitel sprechen – inklusive der Diskussionen über das Für und Wider einer Hormonersatztherapie vor allem in Zusammenhang mit einem erhöhten Krebsrisiko –, muss man wissen, dass es zwei verschiedene Behandlungsmöglichkeiten gibt: synthetische und bioidentische Hormone. Heute geht der Trend hin zu bioidentischen Hormonen. Schauen wir uns den Unterschied genauer an.

Synthetische und konjugierte Hormone

In den Sechzigerjahren hat man damit begonnen, Östrogene aus dem Urin trächtiger Stuten für eine Hormonersatztherapie HRT (Hormone replacement therapy) zu gewinnen oder synthetische Hormone herzustellen. Diese Hormone nennt man auch konjugierte Östrogene, d.h. sie sind ein Gemisch aus Östrogenen.

Diese hormonähnlichen Substanzen sind strukturell nicht identisch mit körpereigenen Hormonen. Sie wirken in der Regel viel stärker und länger. Die handelsübliche Dosis des synthetischen Östrogens kann im Blut zu einer bis zu sechsfach erhöhten Östrogenkonzentration führen (verglichen mit dem natürlichen Östrogenspiegel einer prämenopausalen Frau).

Synthetische Östrogene besitzen eine andere chemische Struktur als die körpereigenen Hormone und werden auch zu anderen Stoffen ab- und umgebaut. Diese haben ihrerseits andere Wirkungen auf unser System als die Stoffwechselprodukte des körpereigenen Östrogens, die wichtige Aufgaben erfüllen. Die Zwischenprodukte der synthetischen Hormone sind dagegen oftmals Störfaktoren, weil dem Körper das richtige Werkzeug, d. h. Enzymsystem, zur weiteren Verwertung oder Entsorgung fehlt. Auch wird der Rückkoppelungseffekt auf die körpereigene Hormonproduktion unterdrückt, eine Kommunikation zwischen der Hypophyse im Gehirn und den Eierstöcken findet nicht mehr statt, weil sich genug Östrogen im Körper befindet.

So in etwa kann man sich die Situation im Körper einer Frau vorstellen, wenn sie synthetische Hormone nimmt: Ein Fremder hat einen Schlüssel für Ihr Haus nachmachen lassen. Mit diesem öffnet er die Haustür und tritt ein. Weil er nicht überrascht werden will, lässt er den Schlüssel von innen stecken. Das ist gemein, denn jetzt kommen Sie nicht mehr in Ihr eigenes Haus. Währenddessen macht sich der Fremde drinnen zu schaffen. Er ist fleißig, keine Frage. Er räumt den Tisch ab, stellt die Waschmaschine an usw. Alles sehr nützlich, dann müssen Sie das nicht machen. Aber da der Fremde sich nicht in Ihren Schränken auskennt, lässt er die Bügelwäsche rumliegen. Die Teller aus der Spülmaschine stellt er irgendwohin, den Staubsauger lässt er mitten im Wohnzimmer stehen, und zwei Ihrer Lieblingsvasen sind bei der Aufräumaktion auch zu Bruch gegangen. Ach ja, kommuniziert wird auch nicht mehr, denn Sie sind abgemeldet. Sie stehen ja draußen vor der Tür.

Synthetische Hormone wirken in der Regel stärker und müssen, da sie als Tablette eingenommen werden, über den Darm und die Leber verstoffwechselt werden. Die Leber ist ganz schön gefordert, und auch die Gallenblase muss ihren Motor einen Gang höher schalten. Weil Östrogene aus Cholesterin, also Fett bestehen, braucht es mehr Gallensäure zum Fettabbau. Als Nebenprodukt des Östrogenabbaus entstehen in der Leber vermehrt Gerinnungsfaktoren. Diese erhöhen die Gefahr von Blutgerinnseln, Thrombosen und Embolien. Auch das Risiko für Gallenblasensteine und eine Erhöhung der Blutfette steigt. Zur Krebsgefahr → unten.

Synthetische progesteronähnliche Substanzen werden allgemeinhin als *Gestagene* bezeichnet. Wenn wir im Folgenden über Gestagene sprechen, dann meinen wir hier also immer den künstlichen Ersatz für das körpereigene Hormon Progesteron. Gestagene wurden erst im Labor entwickelt, als es unter der alleinigen Therapie mit synthetischen Östrogenen zu einer deutlichen Zunahme von Gebärmutterkrebs kam. Wirkstoffnamen sind *Drospirenon, Levonorgestrel* oder *Medroxyprogesteronacetat (MPA)*, die als Gegenspieler zum Östrogen einen übermäßigen Aufbau der Gebärmutterschleimhaut verhindern. Gestagene decken aber oft nur einen kleinen, sehr begrenzten Teil der Wirkung des körpereigenen Progesterons ab.

Bevor wir zu den Hormonpräparaten für die Wechseljahre kommen, möchten wir hier zunächst über ein synthetisches Hormonpräparat sprechen, das Sie alle kennen: die »Pille«.

Die Pille ist – dessen sind sich die meisten Frauen gar nicht bewusst – ein synthetisches Hormonpräparat, das massiv in die weiblichen Hormonkreisläufe eingreift. Sie macht sich den negativen Rückkopplungsmechanismus FSH-Östrogen zunutze. Man könnte auch sagen, sie führt ihn hinters Licht durch ihren hohen Gehalt an Östrogen und Gestagenen (oder auch nur Gestagenen):

»Hey Hypophyse: Genug Hormone im Blut. Das bedeutet, wir sind schwanger. FSH-Produktion drosseln.«

Die Hypophyse kann also freinehmen, zumindest muss sie kein FSH und LH mehr ausschütten, um eine Eizelle heranwachsen zu lassen. In der Folge kommt es darum auch nicht zu einem Eisprung, die Verhütung klappt perfekt. Gehirn und Eierstöcke geben hier vollständig ihre Kommunikation auf. Das geschieht in einer Lebensphase der Frau, in der die hormonellen Kreisläufe in ihrer vollen Schaffenskraft eigentlich bestens aufeinander abgestimmt sind.

Aus vielen Studien der letzten Jahre wissen wir, dass sich Rezeptoren für das körpereigene Progesteron nicht nur in der Gebärmutter, sondern in vielen Organen und Geweben im Körper inklusive des Gehirns befinden. Das ist anders als bei den synthetischen Gestagenen. Körpereigenes Progesteron beeinflusst darum den Stoffwechsel ebenso wie die Wirkung von Schilddrüsenhormonen. Auch auf unsere Stimmung wirkt das körpereigene Progesteron im Gegensatz zu Gestagenen positiv. Das körpereigene Hormon wirkt u. a. angstlösend, antidepressiv, schlaffördernd und macht uns stressresistenter. Die größte Menge an Progesteron wird in den fruchtbaren Jahren nach dem Eisprung im Gelbkörper gebildet. Wenn die Pille aber den Eisprung verhindert, fehlt die Wirkung des körpereigenen Progesterons.

Auch wenn es für junge Frauen immens wichtig ist, ihre eigene Sexualität durch die Pille ohne Sorge vor einer Schwangerschaft ausleben zu können, so wird das natürliche Körpergefühl für viele Jahre irritiert oder gestört, auch in Bezug auf die eigene Sexualität. Viele Frauen kennen unter der Pille eine gedämpfte Libido und erfahren oft erst nach dem Absetzen wieder, was richtige Lust bedeutet. Sie kann ein Gefühl sein, das einfach so aus der Tiefe des Körpers kommt und gar keine großen Stimuli wie Kerzenlicht, zärtliche Worte oder andere Romantik benötigt.

Einer der Gründe für weniger Lust unter der Pille besteht darin, dass synthetische Hormone den Geruchssinn verändern: Man kann seinen (Sex-)Partner nicht mehr so gut riechen. Auch der eigene Körpergeruch verändert sich.

Wir möchten mit unseren Ausführungen keineswegs den Sinn der *Pille* in Frage stellen, aber es gibt Untersuchungen, die zeigen, dass ein sehr hoher Prozentsatz an Frauen die Pille aus anderen Gründen als zur Empfängnisverhütung einnimmt. Auch beginnen viele Mädchen mit der Pille schon als 13- oder 14-Jährige. Neben der revolutionären Freiheit, die die Pille bedeutet, ist es darum wichtig zu wissen, dass sie in den natürlichen Hormonhaushalt tief eingreift und Nebenwirkungen haben kann wie Bluthochdruck, erhöhte Leberwerte sowie erhöhte Risiken für Thrombose, Lungenembolie, Gewichtszunahme, Wassereinlagerungen, Kopfschmerzen, Scheideninfektionen, Schmierblutungen, Stimmungsschwankungen, depressive Verstimmungen bis hin zu schweren Depressionen, Ängsten und Panikattacken.

Meist schlucken Frauen die Pille ununterbrochen über zehn, 15 oder 20 Jahre, so lange, bis sie schwanger werden wollen. Der individuelle Zyklus ist während dieser langen Zeit ausgesetzt, sodass es dauern kann, bis der Körper in seinen ursprünglichen Rhythmus zurückfindet. In manchen Fällen ist das Zusammenspiel zwischen Eierstöcken und Gehirn durch die jahrelange Einnahme so drastisch gestört, dass sich das natürliche Gleichgewicht gar nicht wieder herstellt. Der unerfüllte Kinderwunsch führt dann oft in eine Kinderwunschklinik, in der die lange ruhig gestellten Ovarien (Eierstöcke) aus ihrem Dornröschenschlaf geweckt werden müssen.

SEB: »Als wir in jungen Jahren die Pille verschrieben bekamen, haben wir nicht nach den Inhaltsstoffen gefragt und sind davon ausgegangen, dass schon alles seine Richtigkeit habe. Heute frage ich mich, warum es so lange gedauert hat, bis ich verstanden habe, was die Pille eigentlich ist und welche Auswirkungen sie auf den weiblichen Organismus hat. Dass es sich um synthetische Substanzen handelt, die massiv in den weiblichen Organismus eingreifen und die Hormonkreise blockieren, und zwar nachhaltig! Halbwegs bekannt ist wohl die wichtigste Nebenwirkung, die erhöhte Thrombosegefahr, insbesondere bei Raucherinnen. Ich erinnere mich vage daran, dass mir mein Arzt erklärte, dass die Pille eine Art künstliche Schwangerschaft im Körper erzeugt und dass dieser Vorgang die Empfängnisverhütung bewirkt. Damit habe ich mich damals begnügt.

Unverständlich und auch unverantwortlich ist die Verschreibung der Pille an junge Frauen, nur um Symptome wie Akne oder eine schmerzhafte Menstruation zu unterdrücken. Vor allem junge Mädchen ab vierzehn Jahren ohne Partner erhalten leichtfertig die Pille. Oft sehe ich dann in der Sprechstunde Schülerinnen, die plötzlich schwere Migräneanfälle bekommen, depressiv und antriebslos werden oder deutlich an Gewicht zunehmen und darunter sehr leiden – von dem schweren Thromboserisiko besonders im Zusammenhang mit Rauchen ganz abgesehen.«

Laut Daten der Techniker Krankenkasse nehmen elf Prozent der zwölf- bis 15-Jährigen die Pille, 60 Prozent sind es bei den 16- bis 20-Jährigen. Oft bekommen die jungen Mädchen die Pille verschrieben, weil sie keinen regelmäßigen Zyklus haben und weil Hautprobleme auftreten. In diesen Fällen kann ein Polyzystisches Ovarsyndrom (PCOS) die Ursache sein. Bei der PCOS besteht eine Stoffwechselstörung meist mit Insulinresistenz und Übergewicht sowie veränderten Schilddrüsenhormonen und auch aus dem Takt geratenen Androgenen. Weil PCOS durch andere Medikamente als die Pille und auch durch eine Diät gut behandelt werden kann, ist das eine Überlegung wert.

Auch gegen eine isolierte Akne gibt es andere Therapiemaßnahmen wie äußere intensive kosmetische Behandlungen oder die kurzfristige Gabe eines Antibiotikums. Oft bessert sich die Haut bereits deutlich, wenn auf Milchprodukte und Fleisch verzichtet wird. Eine Sanierung der Darmflora kann ebenfalls sinnvoll sein.

Momentan gibt es eine Welle der Pillenmüdigkeit. Frauen haben einerseits keine Lust mehr, täglich an Verhütung denken zu müssen, und möchten sich außerdem auch nicht weiter mit synthetischen Hormonen vollstopfen. Sie spüren die Nebenwirkungen und fühlen sich nicht richtig wohl in ihrem Körper: aufgeschwemmt, anders, fremd. Nach der Geburt eines Kindes lassen sich viele Frauen eine Hormonspirale einsetzen. Zur Verhütung bei jungen Frauen möchten wir hormonfreie Lösungen ansprechen: Neben Kondomen gibt es ein Kupferkettchen, das wie ein Piercing in die Gebärmutterschleimhaut eingehängt wird, oder einen Kupfer-Perlenball, der vom Gynäkologen in der Gebärmutter platziert wird. Beide setzen Kupfer-Ionen frei, die auf zweifache Weise verhütend wirken: Einerseits lähmen sie die Spermien, andererseits irritieren sie die Gebärmutterschleimhaut leicht, sodass sich ein befruchtetes Ei nicht einnisten kann. Später empfiehlt sich die Kupferspirale. Diese Alternativen wird der Frauenarzt aber individuell besprechen und abwägen.

Als reifere Frau beschäftigt einen das Thema Verhütung bis zur Menopause. Wenn man nicht schwanger werden möchte, führt kein Weg daran vorbei. Bis zur allerletzten Regel besteht eine Minichance, dass ein Ei befruchtet wird. Die Hormontherapien, die wir im Folgenden zur Behandlung der Wechseljahresbeschwerden vorstellen, sind *kein* Ersatz für die Pille, d.h., sie schützen nicht vor einer ungewollten Schwangerschaft! Besprechen Sie das Thema Verhütung mit Ihrem Frauenarzt, wenn Sie die Pille nicht mehr einnehmen möchten.

Hormonersatztherapie
(Hormone replacement therapy, HRT)

Es gibt kein Medikament ohne Nebenwirkungen. Das trifft genauso auf die *Pille* zu wie auf alle anderen Hormonbehandlungen. Weil bei der Abwägung, soll ich Hormone gegen meine Wechseljahresbeschwerden einnehmen oder nicht, vor allem die Frage nach einem erhöhten Krebsrisiko durch eine HRT im Raum steht, möchten wir auf diese Sorge als Erstes eingehen.

Beginnen wir dieses umstrittene Thema mit einem Zitat: »Die HRT ist die wirksamste Behandlungsmethode von Wechseljahresbeschwerden peri- und postmenopausaler Frauen ... Krebsrisiken sind in der Regel kein Grund, von der Therapie abzuraten.« Das sagte der Präsident der Deutschen Krebsgesellschaft Olaf Ortmann, Direktor der Klinik für Frauenheilkunde und Geburtshilfe an der Uniklinik Regensburg, auf dem Kongress der Deutschen Gesellschaft für Gynäkologie und Geburtshilfe (DGGG) im Jahr 2018.

In der Praxis ist die Skepsis bei Ärzten und Frauen, die eine HRT erwägen, aber immer noch groß. Schuld daran ist eine einzige Studie, die WHI-Studie, zu der wir gleich kommen.

Das Brustgewebe reagiert sensibel auf Östrogene und andere Hormone. Das merkt man selber jeden Monat, wenn vor dem Einsetzen der Regel die Brüste durch den erhöhten Östrogenspiegel praller sind. Nach der Menstruation, wenn der Östrogenspiegel wieder abfällt, ist man oft sogar ein bisschen enttäuscht.

Hormone lassen das Brustgewebe wachsen, das leuchtet also ein. Und gleichzeitig wissen wir, dass Brustkrebs der häufigste bösartige Tumor bei Frauen ist. Schauen wir uns aber an, wie die DGGG in ihren aktuellen Leitlinien das Krebsrisiko tatsächlich einschätzt:

- Brustkrebs: Bei einer kombinierten HRT (Östrogene und Gestagene) über fünf Jahre erkranken zwei von 10 000 Frauen mehr im Jahr an Brustkrebs. Nach Absetzen der HRT sinkt das Brustkrebsrisiko innerhalb von zwei bis drei Jahren auf das der Frauen, die keine Hormone eingenommen haben.
(Anmerkung: Hier spricht man von einem geringen Risiko. Niemand soll Krebs bekommen, und das Wort »gering« ist natürlich immer zynisch, wenn es einen selber trifft. Trotzdem wird das Risiko so eingeschätzt. Das gilt auch für:)
- Eierstockkrebs: Bei einer kombinierten HRT erkranken neun von 10 000 Frauen mehr pro Jahr.
- Gebärmutterschleimhautkrebs: Das Risiko unter einer HRT ist nur dann erhöht, wenn nicht ausreichend Gestagen/Progesteron als Schutz für die Schleimhaut eingenommen wird. Wenn das an zehn bis zwölf Tagen im Monat erfolgt, ist das Risiko *nicht* erhöht.
- Darmkrebs: Das Risiko wird nachweislich durch eine HRT um die Hälfte *gesenkt*, wenn die Frauen neun bis 14 Jahre Hormone einnehmen.
- Frauen, die an einem hormonabhängigen Krebs erkrankt sind oder waren, sollten *keine* HRT bekommen, da diese das Rückfallrisiko erhöht. Allerdings empfiehlt die DGGG auch bei Krebspatientinnen, deren Lebensqualität durch Wechseljahresbeschwerden extrem beeinträchtigt ist, in Ausnahmefällen eine HRT.

Unzweifelhaft wichtig ist der Schutz der Gebärmutterschleimhaut durch Progesteron. Da Brustkrebs bei Frauen häufig in Lebensphasen auftritt, in denen der Progesteronspiegel deutlich abgesunken ist, müssen weitere Forschungen nachweisen, ob die Einnahme von Progesteron eventuell nicht nur die Gebärmutterschleimhaut, sondern auch das Brustgewebe schützt. Progesteron vermittelt den Zellen: »Jetzt hört mal auf zu wachsen, es reicht, und genug seid ihr auch schon.« Medizinisch heißt das: Es fördert die Zellausreifung und reduziert die Zellteilung. Beides schützt gegen ausuferndes Wachstum, eine Eigenart von Krebszellen.

Hormone spielen eine Rolle bei einigen Krebsarten, aber wir wissen heute auch, dass Krebs durch sehr viele andere Faktoren initiiert wird, u. a. durch mangelnde Bewegung, Übergewicht, eine genetische Veranlagung, Rauchen, Alkohol, tierisches Protein usw.

Wir wünschen uns darum, dass die Angstmacherei hinsichtlich einer Hormonersatztherapie aufhört und die Diskussion sachlicher geführt wird. Zumal es heute neue Hormonpräparate in niedrigeren Dosierungen und mit körperidentischer Rezeptur gibt.

Wenn Frauen unter starken Wechseljahresbeschwerden leiden, nur noch ein Schatten ihrer selbst sind, ihre Leistungsfähigkeit im Keller ist und ernstzunehmende schwerwiegende körperliche Krankheiten durch diesen Zustand durchaus realistisch werden können (z. B. Osteoporose), dann ist das Schüren der Angst vor Brustkrebs nicht nur wenig hilfreich, sondern kontraproduktiv. Darum möchten wir uns hier ausdrücklich für eine engmaschig kontrollierte und individuell abgestimmte Hormontherapie mit bioidentischen Präparaten aussprechen – bei ausreichender Abwägung von Nutzen und Risiko.

Eine Studie und ihre Folgen

Die Geschichte der Hormonersatztherapie ist von Irrungen und Verwirrungen geprägt. In Verruf geraten war die HRT vor allem aufgrund erster Ergebnisse einer Studie, der WHI (Women's Health Initiative – Frauengesundheitsinitiative) aus dem Jahr 2002. In den Folgejahren ging die Verschreibungsrate für HRT-Präparate um 70 Prozent zurück. Wir möchten gleich erwähnen, dass im Jahr 2016, also 14 Jahre später, sich die Initiatoren dieser Studie für eine falsche Auswertung ihrer Daten und die damit einhergehende Verunsicherung – man könnte auch sagen:

Panikmache und Angst, in die sie Tausende Frauen und Ärzte versetzt haben – entschuldigten!

Jawohl, entschuldigten, und das kommt in der Geschichte der Wissenschaft nicht häufig vor, glauben Sie uns! Der Gynäkologieprofessor Matthias Wenderlein von der Uniklinik Ulm äußerte sich im Deutschen Ärzteblatt in 2017 dazu sehr drastisch: »Die negativen Meldungen der WHI zur Hormonsubstitution sind Geschichte.«

Was bitte war das für eine Studie? Die Ausgangsidee an sich war nicht schlecht. Man wollte wissen: Bringt eine HRT etwas? Schützt sie Frauen vor Herz-Kreislauf-Beschwerden? Geht es ihnen dadurch besser?

Wie immer, wenn man etwas schwarz auf weiß in der Medizin beweisen möchte, arbeitet man mit Vergleichsgruppen, je größer, desto besser. Man benötigt eine Gruppe, die das Präparat bekommt, und eine, die nichts bekommt bzw. nur denkt, dass sie ein Medikament einnimmt. Die Psyche ist nicht zu unterschätzen, und mit einem Placebo, also einem Scheinmedikament, kann man sie tatsächlich überlisten.

Gesagt, getan: 16 000 Frauen im Alter von 50 bis 79 Jahren (Durchschnittsalter: 63 Jahre) wurden in die WHI-Studie mit nicht festgelegter Dauer aufgenommen. Das Hauptaugenmerk wurde auf das Risiko für Brustkrebs und Herz-Kreislauf-Erkrankungen gelegt. Die Hälfte der Frauen erhielt ein aus dem Urin von Pferdestuten gewonnenes Östrogenpräparat in Kombination mit einem Gestagen, die andere Gruppe bekam Placebopillen.

Das Experiment ging zehn Jahre lang gut, bis es 2002 aus ethischen Gründen abgebrochen werden musste. Die Frauen in der HRT-Gruppe erkrankten nämlich häufiger an Brustkrebs, Herzinfarkten, Schlaganfällen und Lungenembolien als die Frauen in der Placebogruppe. Eine Katastrophe!

Man weiß heute, dass die Studienplanung von Anfang an falsch angegangen wurde, allerdings nicht absichtlich, sondern aus Unwissenheit. Die Frauen waren schon zu lange in der Menopause, d.h., die letzte Regelblutung lag zum Teil schon 20 Jahre zurück, als sie mit der HRT anfingen. Damit hatte man das *window of opportunity*, das günstige und in dem Fall frühe Zeitfenster für einen Hormonersatz bei den meisten Studienteilnehmerinnen bereits verpasst. Spätere Studien konnten zeigen, dass sich ein früher Beginn der HRT positiv auf die Gefäße auswirkt und darum vor Herz-Kreislauf-Erkrankungen schützt.

Der zweite Schwachpunkt lag in den synthetischen Hormonen selbst, denn sie haben wenig Ähnlichkeit mit der echten weiblichen Physiologie. Und der dritte Makel: Die synthetischen Hormone wurden in einer sehr hohen Dosierung verabreicht. Die Dosierungen sind im Laufe der Jahre immer wieder nach unten korrigiert worden, auch bei den synthetischen Produkten. Heute führt ein moderner Hormonersatz dem Körper bestenfalls genau die Menge zu, die ihm fehlt und die er für seine Funktionen benötigt. Die moderne HRT wird heute je nach bestehenden Beschwerden und deren Dauer individuell auf die persönliche Lebensgeschichte der Patientin abgestimmt eingesetzt.

Window of opportunity – das richtige Zeitfenster

Heute wissen wir, dass mit einer Hormontherapie, also dem *Ersatz* der Hormone, schon früh begonnen werden sollte, und zwar dann, wenn die ersten Beschwerden wie Hitzewallungen und Co. auftreten. Das kann um das 50. Lebensjahr herum sein oder auch schon mit Ende dreißig. In jedem Fall muss innerhalb von zehn Jahren nach der letzten Regel mit der HRT begonnen werden, denn nur dann lindert sie nicht nur Hitzewallungen und andere akute, frühe Beschwerden, sondern bietet einen nachgewiesenen Präventionsschutz vor langfristigen, ernsthaften, schweren Krankheiten wie Osteoporose, Herz-Kreislauf-Erkrankungen wie Herzinfarkt und Schlaganfall sowie Darmkrebs und Demenz. Denn all diesen Alterskrankheiten können Hormone vorbeugen.

Genau davon reden wir ja auch die ganze Zeit. Quälen Sie sich nicht über fünf oder zehn Jahre, ehe Sie sich doch zu einer Hormonersatztherapie entschließen. Lassen Sie sich nicht abwimmeln, sondern gehen Sie zur Not Ihrem Arzt/Ihrer Ärztin auf den Geist. Besprechen Sie mit ihm oder ihr die Risiken, die bei Ihnen gegen eine Hormontherapie sprechen können. Wenn Sie z. B. in der Vergangenheit eine Thrombose oder eine Lungenembolie hatten, an einer Gallenblasen- oder Lebererkrankung oder an östrogensensiblen Krebsarten wie Eierstock-, Brust- oder Gebärmutterkrebs leiden, dann sollten Sie *keine* Hormone einnehmen. Das gilt auch dann, wenn die Menopause schon mehr als zehn Jahre zurückliegt. In Ausnahmefällen muss die Einnahme besonders abgewägt und vor allem engmaschig kontrolliert werden.

Wenn man sich für die Einnahme von Hormonen entscheidet, ist es wichtig zu wissen, dass es zwei Arten der Hormonersatztherapie gibt:

Herkömmliche Hormonersatztherapie (HRT)

Seit Jahrzehnten wird ein synthetisches Östrogenpräparat zur Behandlung von Wechseljahresbeschwerden nach der Menopause eingesetzt, das konjugierte Östrogene enthält.

Wie wir schon oben ausgeführt haben, ist seine chemische Struktur nicht mit der des menschlichen Östrogens identisch, und darum besitzen seine Abbauprodukte ebenfalls andere chemische Strukturen. Durch diese wiederum entstehen teilweise sehr ungünstige Fremdstoffe, die durch unsere Blutbahn schwimmen. Auch die Konzentrationen und Wirkdauer sind gänzlich andere.

Bei der oralen Einnahme wird der Hirn-Eierstock-Hormonregelkreis unterdrückt. Dies hat zur Folge, dass eine eventuell vorhandene Rest-Eigenproduktion der Eierstöcke, wenn man diese

Therapie in der Perimenopause beginnt, komplett unterbunden wird.

Man nimmt das Präparat ein wie die *Pille*, das Päckchen sieht auch genauso aus. Es enthält für einen Monat 28 Tabletten, die ersten 14 Tage nimmt man konjugierte Östrogene, die letzten 14 ein Gestagen. Ganz wichtig: Sie müssen, wenn Sie noch eine Gebärmutter haben – was wir hoffen! –, in jedem Fall das Kombipräparat einnehmen. Nur dann besteht ein Schutz gegen Gebärmutterkrebs! Es existiert nämlich auch ein Produkt mit verwirrend gleichem Namen als reines Östrogenpräparat. Der Hersteller dieser synthetischen HRT gibt an, dass das Präparat nur bei postmenopausalen Frauen, deren Menopause mindestens zwölf Monate zurückliegt, eingenommen werden darf. Das ist im Durchschnitt mit 51 Jahren. Vielleicht ist das der Grund, warum selbst gewissenhafte Ärzte ihren Patientinnen eine HRT erst empfehlen, wenn diese schon bis zu zehn Jahre lang Beschwerden haben.

Die synthetischen Hormone werden über die Leber verstoffwechselt. Dies kann zu Leberveränderungen wie gutartigen Adenomen führen. Da die Leber keine Nervenbahnen besitzt, leidet sie still vor sich hin. Frauen mit Lebererkrankungen sollten hier aufpassen und gegebenenfalls eine andere Anwendungsart wählen. Kontraindikationen sind außerdem eine Thromboseneigung, hormonabhängige Tumoren und Gerinnungsstörungen wie eine vererbte Faktor-V-Leiden-Mutation. Hierbei handelt es sich um eine genetische Veränderung, die Auswirkungen auf das Gerinnungssystem hat. Das Thromboserisiko kann, je nachdem ob ein oder beide Gene betroffen sind, auf das Zehn- bis 50-Fache ansteigen. Wir erwähnen diese Besonderheit, da circa acht Prozent der Bevölkerung diese Veränderung aufweisen.

Vorsicht ist auch geboten bei Raucherinnen und längerer Immobilität wie Langstreckenflügen oder Bettlägerigkeit. Sprechen Sie mit Ihrem Arzt.

Patientengeschichte: Eine HRT-Patientin der ersten Stunde

Veronika, 74 Jahre alt, war eine der ersten Frauen, die dank der Pille eine Befreiung erleben durften. Endlich konnte sie selber entscheiden, ob und wann sie schwanger werden wollte, und in ihrem Beruf aufgehen. Die Pille hatte sie immer gut vertragen und freute sich nach der Menopause über die Option, nahtlos ein anderes Hormonpräparat zur Vorbeugung gegen Wechseljahresbeschwerden einzunehmen. Veronika war immer eine schlanke Frau gewesen, sie bewegte sich viel, lebte gesund und hat nie geraucht. Mit 66 Jahren erlitt sie eine tiefe Beinvenenthrombose sowie eine nachfolgende Lungenembolie, die glücklicherweise rechtzeitig intensivmedizinisch behandelt werden konnte. Im Krankenhaus wurden die synthetischen Hormone aufgrund der Thrombose sofort abgesetzt. Nachdem sie aus dem Krankenhaus entlassen worden war, überfielen sie eine starke Depression sowie nie gekannte Ängste, die zu einem weiteren stationären Aufenthalt in einer psychosomatischen Klinik führten. Vier Jahre später wurde bei ihr Brustkrebs diagnostiziert, der zum Glück erfolgreich behandelt werden konnte.

Das plötzliche Absetzen der synthetischen Hormonpräparate kann bei einigen Frauen einen regelrechten Hormonentzug mit starken körperlichen und psychischen Symptomen auslösen. Wenn über Jahre mit Substanzen behandelt wird, die stark wirksam und in hohen Konzentrationen eingenommen werden, kann das Absetzen fatale Folgen haben. Ob Veronikas unvermittelt aufgetretene psychische Probleme in direktem Zusammenhang mit der Beendigung der über 35 Jahre andauernden Einnahme von synthetischen Hormonen zusammenhingen, kann natürlich nicht eindeutig bewiesen werden. In Abwägung der stabilen Familiensituation und fehlender anderer Risikofaktoren sah ich aus meiner klinischen Einschätzung hier aber einen deutlichen Zusammenhang. Außerdem lagen bei dieser Patientin keine anderen Risikofaktoren (abgesehen von ihrem Alter) für einen Brusttumor vor.

Glücklicherweise werden auch synthetische Hormone mittlerweile in niedrigeren Dosierungen verabreicht, und es gibt inzwischen auch moderne Therapieoptionen, die wir nun vorstellen möchten:

Neue Hormonersatztherapie mit bioidentischen Hormonen (BHT)

Das Bedürfnis von Frauen nach einer frühen und wirkungsvollen Therapie zur Behandlung von hormonbedingten Beschwerden ist in den letzten Jahren stark gestiegen. Und sicher soll die Therapie auch sein: sicher in Bezug auf den Wunsch nach einer Behandlung, die so geringe Mengen Hormon wie nötig beinhaltet und grundsätzlich mehr in Einklang mit dem eigenen Körper steht. Vor allem möchten immer mehr Frauen in der Perimenopause ihre Beschwerden aktiv angehen. Das Bedürfnis entspricht dem gewachsenen Selbstbewusstsein von uns Frauen. Warum sollen wir bis zu 15 Jahre unseres Lebens an einen eventuell unerträglichen Zustand verschenken, wenn wir etwas dagegen unternehmen können? Warum sollen wir Nebenwirkungen in Kauf nehmen, die sich umgehen lassen? Dabei ist jede Einzelne von uns genauso einzigartig wie ihre Beschwerden, und dafür benötigt es eine personalisierte, sichere Therapie und kein Nullachtfünfzehn-Präparat.

Identische Molekülstruktur

Der Wunsch, Wirkstoffe herzustellen, die eine identische, hundertprozentige Übereinstimmung der Molekülstruktur haben, wie sie im menschlichen Körper vorkommt, ist nicht neu. Schon zu Beginn des 20. Jahrhunderts wurde versucht, Gelbkörperhormon (Progesteron) von Tieren zu gewinnen. Weil dafür eine extrem hohe Anzahl an Follikeln gebraucht wird bzw. dementsprechend viele Tiere, erwies sich das als nicht durchführbar. Ein anderer sehr kostenintensiver Versuch bestand darin, Progesteron aus seiner Vorstufe Cholesterin zu entwickeln. Anfang der Vierzigerjahre gelang es, praktikabel und kostenattraktiv bioidentisches Hormon aus einem Pflanzenrohstoff herzustellen. In den modernen Präparaten ist dies das Diosgenin aus der wilden Yamswurzel.

Man bezeichnet diese Stoffe auch als naturident, humanident oder körperident. »Ident« heißt »absolut gleich«. Diese Präparate stimmen von der chemischen Struktur und ihrer Funktion her tatsächlich mit unseren körpereigenen Hormonen zu 100 Prozent überein. Sie verhalten sich in unserem Stoffwechsel wie körpereigene Zwillinge. Aber genauso wie Zwillinge trotz ihrer Ähnlichkeit zwei verschiedene Personen sind, so ist auch der Ausgangsstoff Diosgenin nicht das körpereigene Hormon. Damit es identisch hormonell wirksam sein kann, muss es im Labor chemisch weiterverarbeitet werden. Erst so entsteht das reine bioidentische Hormon, und auch nur dadurch erhält das Produkt seine zuverlässige Qualität. Aber trotz der Weiterverarbeitung bleibt der Ausgangsstoff in seiner Struktur natürlich, und das gilt auch für die Abbauprodukte im Körper. Das ist der alles entscheidende Unterschied zu den synthetischen Hormonen.

Wir denken, es ist an der Zeit, mit den Begrifflichkeiten bezüglich des Wortes bioidentisch aufzuräumen und klar und verständlich aufzuzeigen, welche Substanzen zum Einsatz kommen und was das für Ihre Gesundheit bedeutet.

Im Internet und teils leider auch in der Literatur werden die Begriffe *bioidentisch* und *Hormonpräparat* für alles Mögliche benutzt. Homöopathisch potenzierte Mittel werden z. B. oft als bioidentische Hormone angepriesen, sind aber keine. Mit ihnen kann keine bioidentische Hormontherapie durchgeführt werden, auch wenn Homöopathika bei Wechseljahresbeschwerden unterstützend sein mögen. Es wäre fatal, wenn eine Frau glaubt, sie nimmt mit dem homöopathischen Mittel Sepia D4 ein bioidentisches Hormon ein, und steigt, weil sie keine Wirkung verspürt, auf ein synthetisches Hormonpräparat um.

Auch frei verkäuflicher Yamswurzelextrakt ist *kein* bioidentisches Hormon, sondern ein Nahrungsergänzungsmittel. Produkte aus dem Internet, die reines Diosgenin enthalten, sind weder als Creme noch unter den Joghurt gemischt ein hormonwirksames Präparat!

Bioidentische Präparate zur Hormontherapie sind verschreibungspflichtig, und die Kosten werden von den Krankenkassen, auch den gesetzlichen, übernommen. Aktuell gelten biodentische Hormone bei perimenopausalen Frauen als Therapie der Wahl.

Ein besonderer Pluspunkt ist die Verabreichungsform des bioidentischen Östrogens über die Haut als Gel (das 0,6 mg/g Östradiol enthält) oder als Pflaster. So wird der Leberkreislauf vollständig umgangen, die Leber wird geschont. Außerdem kann die Tagesdosis individuell angepasst werden. Man spricht von »Minimal effektiver Dosis«, das bedeutet, wenn Hitzewallungen und Erschöpfung sich unter z. B. zwei Hub Gel am Tag bessern, dann kann man die Dosis auf einen Hub am Tag reduzieren und schauen, wie es einem damit geht. So kann man sich individuell an eine optimale Einstellung herantasten. Treten Beschwerden auf als Zeichen für einen Östrogenmangel, dann kann man die Dosis unkompliziert wieder erhöhen. Weil gerade zu Beginn der Perimenopause die Hormonproduktion in den Eierstöcken stark schwankt und man nicht jeden Tag oder jede Woche gleich viel Östrogen ersetzen muss, ist das ein großer Vorteil.

Anwendung der bioidentischen Hormone

Hormonersatz muss nicht um jeden Preis zyklisch gegeben werden, also den natürlichen Menstruationszyklus imitieren. Wenn die Familienplanung abgeschlossen ist, geht der Trend dahin, die Ersatzhormone kontinuierlich durchzunehmen, um das Hormonsystem besser auszubalancieren. Das verhindert Schwankungen, sodass die Uterusschleimhaut nicht mehr aufgebaut wird und die Regel nicht mehr stattfindet. Auch ohne Hormonersatztherapie würde sich um das 50. Lebensjahr herum ein Hormonspiegel einstellen, der gleichmäßig ist, wenn auch kontinuierlich abgefallen. Zur HRT-Therapie mit Östrogenen strebt man Hormonwerte an, wie sie bei fruchtbaren Frauen am Beginn des Zyklus auftreten. Denn warum sollte der weibliche Körper zu Ende seiner Hormonproduktion von Schwankungen profitieren, die nur in den fruchtbaren Jahren Sinn machen? Spätestens jetzt brauchen wir Frauen Balance und keine Schwankungen in unserem Hormonhaushalt.

Wir geben Ihnen hier einige Beispiele, wie die bioidentischen Hormone individuell in den verschiedenen Hormonphasen eingesetzt werden. Wir können natürlich nur allgemeine und explizit keine individuellen Empfehlungen formulieren, die Rücksprache mit Ihrem behandelnden Arzt ist wie immer unerlässlich.

In der (frühen) Perimenopause

SEB: »Patientinnen kommen zu mir mit akuten Beschwerden wie z. B. Hitzewallungen und starken Stimmungsschwankungen oder Erschöpfung. Wenn ich alle anderen Ursachen ausgeschlossen habe und die Beschwerden auf eine Perimenopause mit Östrogenmangel zurückzuführen sind, empfehle ich zu Beginn einer HRT, die leeren Speicher aufzufüllen. Ganz praktisch sind dafür bei manchen Patientinnen am Beginn z. B. 3 x 1 Hub Östrogencreme oder -gel täglich notwendig. Creme oder Gel werden großflächig auf die Innenseiten der Arme verteilt. Nach wenigen Tagen bis circa drei Wochen sollten sich die Beschwerden bessern. Wenn man noch nie vorher Hormone substituiert hat, kann nach Rücksprache mit dem behandelnden Arzt die Östrogendosierung reduziert werden: je nach Besserung der Beschwerden auf zwei oder nur einen Hub Creme oder Gel am Tag. Sind Sie schon einige Monate in der achtsamen Beobachtung Ihres Körpers unter bioidentischen Hormonen geübt und wissen, mit welcher Dosis z. B. die Hitzewallungen verschwinden oder wann Sie die Dosis wieder erhöhen müssen, dann können Sie in Eigenregie die Dosis anpassen. Das empfehle ich aber wirklich erst dann, wenn man sich sicher ist.

Die Dosisanpassung gilt nur und ausschließlich für das Östrogen! Progesteron als Gebärmutterschleimhautschutz darf nie eigenständig reduziert oder abgesetzt werden, wenn gleichzeitig Östrogen verwendet wird! Progesteron muss immer wie verschrieben eingenommen werden. Tritt eine unerwünschte Müdigkeit unter Progesteron ein, sprechen Sie bitte mit Ihrem Arzt über eine Dosisreduktion.«

Besonders in der Perimenopause ermöglichen die bioidentischen Östrogenzubereitungen als Gel oder Creme, auf die Beschwerden unmittelbar zu reagieren und die Dosierung individuell zu handhaben. In dieser Zeit ist die Hormonproduktion in den Ovarien sehr schwankend, sie laufen sozusagen nicht mehr richtig rund: In einem Zyklus kann es zu wenig Hormon sein, im nächsten wieder die normale Menge oder sogar auch zu viel. Entsprechend kann man mit einer sogenannten individualisierten Therapie auf diese Schwankungen reagieren. Schluckt man hingegen eine (die) Pille oder Kapsel mit der täglich immer gleichen Menge Östrogen zusätzlich zu dem Östrogen, das die Eierstöcke dann vielleicht wieder ausschütten, dann besteht die Gefahr, dass man zu viel des Guten tut und sich in eine Östrogendominanz hineinmanövriert. Hingegen ist nach einer Eingewöhnungszeit die individuelle Dosierung mit Östrogencreme oder -gel gut zu handhaben, wenn Sie auf Ihre innere Ärztin hören. Brustspannen und Wassereinlagerung sind Zeichen einer Überdosierung. Hitzewallungen, »leeres BH-Körbchen«, Scheidentrockenheit und schwankende Stimmungen wie Weinerlichkeit, Dünnhäutigkeit oder Gereiztheit können Zeichen eines Hormonmangels sein.

Übrigens führt auch ein Progesteronmangel zu Hitzewallungen. Zu Beginn der Perimenopause ist das oft die Ursache, wenn das Östrogen noch ausreichend vorhanden ist.

Findet die Periode noch statt, wenn auch vielleicht schon unregelmäßig, kann bei ausreichendem Östrogenspiegel die alleinige Gabe eines naturidentischen Progesterons sinnvoll sein. Wir empfehlen die Einnahme von 2 x 1 Kapsel 100 mg Progesteron abends. Progesteron nimmt man in der Regel von der Mitte des Zyklus an zwei Wochen lang ein, also vom 14. bis 28. Zyklustag. Nach Beendigung setzt ein paar Tage später die Regel ein.

Anwendung in der Perimenopause

Kommt die Periode noch mehr oder weniger regelmäßig, liegen aber bereits Symptome des Östrogenmangels vor wie trockene Schleimhäute, Libidoverlust, ein dünnes Nervenkostüm usw., dann wird Östrogengel drei Wochen lang täglich angewendet. Im Anschluss folgen sieben behandlungsfreie Tage. Diese Anwendung wird als zyklische Anwendung bezeichnet.

Wir empfehlen besonders unter Hormonersatztherapie – egal, ob mit synthetischen oder bioidentischen Hormonen –, dass Sie alle gynäkologischen Vorsorgeuntersuchungen regelmäßig wahrnehmen, inklusive sonografischer Kontrolle der Gebärmutterschleimhaut.

So könnte ein Behandlungsplan aussehen

Die Behandlungsdauer beträgt 21 Tage bis zum Beginn der behandlungsfreien Woche, in der die Regel einsetzt. Bei einem Zyklus von 28 Tagen beginnt man aber nicht an Tag 1 zu zählen, sondern an Tag 5. Die ersten vier Tage, d. h. Tag 1 bis 4, zählen noch zur Periode, darum wird mit der Hormontherapie mit Östrogen am fünften Tag begonnen. Dieses wird vom fünften bis 25. Tag verwendet. Ganz wichtig für den Schutz der Gebärmutter ist die zusätzliche Einnahme von Progesteron ab dem 14. bis zum 25. Tag, um einem (östrogeninduzierten) übermäßigen Wachstum vorzubeugen! Bitte keinen Tag auslassen und auch die Dosis nicht reduzieren! Ein ausreichender Schutz besteht bei 200 mg Progesteron am Tag über zwölf bis 14 Tage! Am 26. bis 28. Tag wird die Therapie dann unterbrochen, zusammen mit dem ersten bis vierten Tag kommen Sie so auf insgesamt sieben Tage Pause, in denen Sie Ihre Regel bekommen.

Werden die Zyklen zunehmend unregelmäßiger, immer seltener oder findet gar kein Eisprung mehr statt, kann auf 100 mg Progesteron oral täglich über 24 bis 25 Tage umgestellt werden. Anschließend wird für vier bis fünf Tage pausiert. In dieser Zeit kann noch, muss aber keine Menstruationsblutung mehr eintreten. Es ist üblich, nach der Menopause die Hormone ununterbrochen durchzunehmen, also ohne die siebentägige Pause.

Therapie nach der Menopause

Liegt die letzte Regelblutung ein Jahr zurück, dann geht man von einer zyklischen oder sequentiellen Therapie in eine Dauertherapie über. Aus den Eierstöcken ist keine Unterstützung mehr zu erwarten, darum muss nun voller Ersatz her (wenn man sich für diese Option entscheidet). Um wirksam die Gebärmutterschleimhaut zu schützen, muss mindestens an 24 bis 25 Tagen 100 mg Progesteron täglich als Kapsel eingenommen werden.

Verschiedene Zubereitungen der bioidentischen Hormone

Wie die verschiedenen Präparate der bioidentischen Hormone angewandt werden, ist abhängig vom Hersteller sowie von den eigenen Bedürfnissen und Vorlieben. Wir möchten Sie einladen, mit dem Arzt oder der Ärztin Ihres Vertrauens die verschiedenen Behandlungsoptionen zu diskutieren und gemeinsam das für Sie optimale Präparat zu finden. In die Entscheidung für oder gegen eine Hormonersatztherapie und dann in der Folge für ein entsprechendes Präparat fließen natürlich Ihr Gesundheitszustand, Vorerkrankungen, evtl. bestehende chronische Krankheiten, Kinderwunsch, allgemeine Lebensumstände, die Familiengeschichte inklusive genetischer Dispositionen, Medikamente und Allergien ein. Natürlich spielen Ihre Beschwerden eine Hauptrolle und damit verbunden Ihre Wünsche, Erwartungen und Ziele, die Sie mit einer HRT verbinden.

Es gibt mittlerweile bioidentische Hormone als Fertigpräparate: Östrogen als Creme oder Gel, das individuell dosiert werden kann, und Progesteron als Kapseln. Daneben gibt es Präparate, die nach einer besonderen Methode für die Patientin nach vorheriger Bestimmung des Hormonstatus in speziellen Apotheken (Compounding-Apotheken) extra angemischt werden. Mittels Hormonspiegelbestimmung wird die Dosierung angepasst, d. h. eventuell Östrogen und Progesteron erhöht oder reduziert. Diese Präparate werden für gewöhnlich als Ölkapseln geschluckt. Aber schauen wir uns die beiden Hormone als Präparate getrennt an:

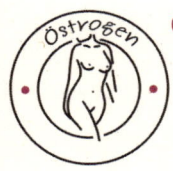

Östrogen

Es gibt bioidentisches Östrogen in fettgefüllten Kapseln, sogenannten Lozenges. Diese legt man in den Mund in die Backentasche, wo sie rasch über die Mundschleimhaut aufgenommen werden. Es gibt auch Vaginaltabletten, bei denen das Östrogen über die Vaginalschleimhaut aufgenommen wird. Bei beiden Anwendungsarten wird der Leberkreislauf umgangen. Das ist auch der Fall bei der häufigsten Anwendungsart, dem Auftragen auf die Haut als Gel, Creme oder Pflaster.

Einige Gele müssen sehr großflächig aufgetragen werden, hier bietet sich die dünne Haut des Unterarms an. Andere Präparate benötigen nur eine kleine Fläche, die eingecremt wird. Der Unterschied ist wichtig für den Effekt und wird oft verkannt. Lesen Sie darum den Beipackzettel Ihres Präparates, und besprechen Sie die Einnahme mit Ihrem behandelnden Arzt. Nur bei circa fünf Prozent der Patientinnen kommt es aufgrund einer dickeren Hautqualität nicht zu einer ausreichenden Aufnahme des Gels. In dem Fall kann ein Östrogenpflaster oder eine andere Darreichungsform versucht werden. Auch empfiehlt sich eine Hormonspiegelbestimmung, um sicherzugehen, dass das Präparat auch wirkt.

Manche Frauen haben das Gefühl, im Bereich der Oberarme vermehrt Cellulite zu bekommen, wenn sie das Gel an dieser Stelle über sehr lange Zeit auftragen. Leider neigen unsere Oberarme mit zunehmendem Alter dazu, mehr Fettgewebe einzulagern und an Elastizität einzubüßen. Wie es bei Ihnen aussieht, wissen wir natürlich nicht. Wenn Sie sich Sorgen machen, das Gel könnte wabbelige Oberarme verstärken, können Sie auch im Wechsel die Innenseite der Oberschenkel wählen oder andere Körperstellen wie die Schultern. Nicht den Brustbereich wählen und nicht zu kleine Flächen wie den Hals! Generell sollten Stellen bevorzugt werden, an denen die Haut dünner ist, weil dort der Wirkstoff besser aufgenommen wird.

Wenn Hitzewallungen nachts auftreten und Sie vor lauter Schlafmangel schon auf dem Zahnfleisch gehen, kann eine Anwendung am Abend sinnvoll sein. Für viele Frauen ist diese Zeit außerdem praktisch, weil sie das Progesteron, das schlaffördernd wirkt, sowieso abends einnehmen.

Beachten Sie bitte, dass Sie mit Ihrer frisch eingecremten oder gegelten Hautstelle keine anderen Personen (und übrigens, nicht lachen, auch keine Haustiere!) berühren. Sonst besteht die Gefahr, dass Sie abends beim Kuscheln mit der Familie Östrogen auf andere Familienmitglieder übertragen. Es macht natürlich auch keinen Sinn, erst Hormone zu cremen und dann unter die Dusche zu steigen oder sich abzutrocknen. *Sie* benötigen die Hormone, nicht Ihr Handtuch oder Ihre Bluse.

Patientengeschichte: Hormone sind Antreiber!

Bei Miriam, 46 Jahre, Fotografin, waren psychische Symptome der Hauptgrund, warum sie sich über eine Hormontherapie informierte. Sie hatte sich immer als kreative Powerfrau gesehen, deren Job es ihr ermöglichte, die ganze Welt zu bereisen und viele interessante Menschen kennenzulernen. Seit einiger Zeit war sie aber zunehmend ruhebedürftig, das Reisen fiel ihr schwerer, und Gespräche mit Fremden wurden zu einer Belastung. Teilweise litt sie unter Beklemmungsgefühlen in größeren Gesellschaften und hatte immer öfter das Bedürfnis, sich zurückzuziehen. Sie beschrieb ihren Zustand als: »Bei mir ist die Luft raus, ich habe keine Lust mehr, die Fotografie geht mir nur noch auf den Geist.« Sie hätte sich am liebsten für die nächsten Jahre auf einer einsamen Insel verkrochen. Nach Abklärung anderer Ursachen war klar, dass sie sich mitten in der Perimenopause befand, wie ihre kaum noch nachweisbaren Hormonspiegel bestätigten. Sie hatte schon von ihrer Gynäkologin Östrogengel verschrieben bekommen und dies auf eine kleine Stelle auf die Innenseite der Unterarme verteilt, leider ohne großen Effekt. Dies ist ein häufig zu beobachtendes Phänomen. Gerade am Anfang der Therapie ist es sinnvoll, die Tagesdosis schnell zu steigern. Miriam z. B. benötigte mehrere Wochen lang täglich drei Hübe Östrogengel, bis sich die Antriebslosigkeit und ihre depressive Verstimmung deutlich besserten. Auch nahmen die Unruhe und die diffusen Ängste deutlich ab.

Diese Patientengeschichte zeigt, wie wichtig die individuelle und »richtige« Anwendung der bioidentischen Hormone ist. Wochenlanges Herumprobieren, ohne dass sich die Beschwerden bessern, sollte hellhörig machen.

Progesteron

Superwichtig: Östrogen muss unbedingt zusammen mit einer ausreichenden Menge Progesteron eingenommen werden. Nur so wird verhindert, dass Gebärmutterschleimhautzellen wachsen und zu Krebs entarten können. Der Schutz besteht ab 5 ng/ml Progesteron im Blut, das wird durch ein bis zwei Kapseln Progesteron am Tag erreicht. Den Einnahmemodus, wenn Sie noch Ihre Periode bekommen, haben wir oben erklärt.

Achtung: Progesteron darf wie erwähnt nicht selbstständig abgesetzt werden, wenn Sie Östrogene einnehmen, sonst besteht kein ausreichender Schutz der Gebärmutterschleimhaut. Spezielle Progesteronkapseln können auch vaginal eingeführt werden. Dadurch wird die Leber zwar geschont, aber auch auf die angstlösenden und beruhigenden Wirkungen des Progesterons verzichtet. Wenn Sie nicht unter diesen Beschwerden leiden, dann kann der vaginale Einnahmemodus andere Vorteile haben: Die Kapseln helfen lokal bei vaginaler Trockenheit wegen der öligen Konsistenz, und man verhindert eine (allerdings seltene) Nebenwirkung: den Hangover am nächsten Morgen.

Immer wieder taucht unter Anwenderinnen und in den Medien die Frage auf, ob Progesteron auch als Gel oder Creme auf die Haut aufgetragen werden kann.

SEB: »Ich habe die Erfahrung gemacht, dass Frauen mit starkem PMS sowie Frauen zu Beginn der Perimenopause von der Verabreichung über die Haut profitieren können. Dies bezieht sich aber ausschließlich auf Patientinnen, bei denen die Östrogenwerte noch im Normbereich liegen und *kein* Östrogen von außen zugefügt wird. Bei dieser Anwendung stabilisiert das bioidentische Progesteron die körpereigenen Progesteronwerte.«

Sollten Sie Progesteron cremen, sind regelmäßige Ultraschalluntersuchungen zur Kontrolle der Gebärmutterschleimhaut zu empfehlen. Die Datenlage für einen sicheren Gebärmutterschleimhautschutz durch Progesteron über die Haut ist noch nicht eindeutig, denn die Menge, die über die Haut tatsächlich aufgenommen wird, kann je nach Hautdicke variieren. Klar ist nur, dass es wesentlich schlechter über die Haut aufgenommen wird als Östrogen.

Darum sollten Sie bitte Progesteroncremes nur dann benutzen, wenn Sie *kein* Östrogen einnehmen. Das kann bei Östrogendominanz zu Beginn der Perimenopause sein, wenn die Eigenproduktion von Östrogen noch ausreicht, oder bei fülligen Frauen, bei denen das Fettgewebe ausreichend Östrogen bildet. Aber nur dann!

Progesteron ist, wie wir in Kapitel 2 beschrieben haben, ein Nervenbalsam und ein Hansdampf in allen Gassen, d. h., es wirkt an vielen Stellen im Körper. Durch die Verstoffwechselung entstehen Stoffe mit positiven Wirkungen auf das Gehirn und die Nerven. Dieser beruhigende Effekt bei Einschlafproblemen und wiederholtem Aufwachen ist nicht zu unterschätzen. Immerhin sind diese bei rund der Hälfte aller Frauen in den Wechseljahren an der Tages- oder besser »Nacht«-Ordnung.

Mit Progesteron schläft man also schneller ein und vor allem in der ersten Nachthälfte auch tiefer. Gerade für einen besseren Schlaf ist es sinnvoll, Progesteron abends einzunehmen. So kann man die müde machende Nebenwirkung des Progesterons nutzen. Eine andere Ursache für schlechten Schlaf ist die periphere Durchblutungsstörung. Da die kleinen Blutgefäße nachts nicht ausreichend erweitert werden, sinkt die Körpertemperatur in den

Füßen. Darum wacht man auf, wenn man nicht mit Wärmflasche schläft oder Wollsocken im Bett trägt. Auch gegen diese Durchblutungsstörungen hilft Progesteron.

Die beruhigende und angstlösende Wirkung wird hauptsächlich über das Progesteron-Stoffwechselprodukt Allopregnanolon vermittelt. Dieser Nervenbotenstoff scheint antidepressiv und gegen andere psychische Verstimmungen zu wirken.

Damit dieser Effekt greifen kann, muss Progesteron aber als Kapsel oder Tablette geschluckt werden. Im Gegensatz zu Östrogen ist der Abbau über die Leber beim Progesteron willkommen, weil erst auf diese Weise die Progesteron-Stoffwechselprodukte entstehen, die die Blut-Hirn-Schranke passieren können. Wer unter starken Angststörungen leidet, kann nach Absprache mit seinem Arzt einen Versuch mit Progesteron tagsüber machen. Viele Patientinnen profitieren hier von dem Angst mindernden und beruhigenden Effekt.

> Stoffwechselprodukte des Progesterons docken auch an Nikotinrezeptoren an. Unter Progesterongabe wurde in kleineren amerikanischen Studien ein reduziertes Verlangen nach Nikotin beobachtet. Möglicherweise könnte Progesteron darum die Schmacht auf die Zigarette mildern.

Die Forschung untersucht momentan Neurosteroide, die sich vom Progesteron ableiten, für die Behandlung von Depressionen, Angststörungen und anderen psychiatrischen Erkrankungen. Denn die beruhigende und angstlösende Wirkung von Progesteron auf das Zentralnervensystem wird wahrscheinlich über dieselben Rezeptoren gesteuert, an denen auch Beruhigungsmittel wie Diazepam andocken. Wichtig ist in diesem Zusammenhang, dass Progesteron anders als die Substanzgruppe der Benzodiazepine (zu denen auch Diazepam gehört) nicht abhängig macht!

Wenn Frauen aufgrund der sinkenden Hormonspiegel in den Wechseljahren unter depressiven Verstimmungen leiden, kann sich ein Versuch mit bioidentischem Progesteron statt eines Antidepressivums lohnen. Voraussetzung ist aber immer, dass eine echte Depression oder andere psychiatrische Erkrankung durch einen Facharzt vorher ausgeschlossen wird.

Wie lange soll ich Hormone einnehmen?

Über die Dauer einer Hormonersatztherapie gibt es unterschiedliche Ansichten. Einige Experten gehen davon aus, dass eine sichere Hormonersatztherapie nach aktuellem Wissensstand über circa zehn Jahre besteht. Da heute Hormone nach der Devise »so wenig wie möglich und so viel wie nötig« verschrieben werden, ist man damit gut aufgestellt. Auch wir empfehlen diese Vorgehensweise mit der niedrigst wirksamen Dosierung, wie wir oben ausgeführt haben. Seitens der Präventivmedizin wird heute auch ein anderer Ansatz verfolgt. Hier geht man davon aus, dass sich die langfristigen Folgen niedriger Hormonwerte erst im späteren Lebensalter zeigen und es darum sinnvoll ist, klassischen Alterserkrankungen wie z. B. Demenz, Osteoporose, Darmkrebs etc. mittels einer Hormonsubstitution vorzubeugen. Die Befürworter der langfristigen Hormoneinnahme vertreten die Ansicht, dass besonders die Gewebe wie Gefäße durch Hormongaben bis ins hohe Lebensalter geschützt werden. Hier allerdings nur, wie oben ausgeführt, wenn das »window of opportunity« berücksichtigt wird, also früh genug mit der Hormonersatztherapie begonnen wird. Die These der Präventivmediziner erscheint einleuchtend, weitere Studien müssen hier noch mehr Aufschluss geben. Besprechen Sie die Einnahmedauer regelmäßig mit Ihrem behandelnden Arzt.

Patientenbeispiel: Eine ältere Patientin mit Gelenkschmerzen und Rheuma

SEB: »Die Geschichte von Yolanda, 65 Jahre, beschreibt eindringlich, wie individuell eine Hormontherapie auf jede einzelne Frau abgestimmt werden muss. Ihre Erlebnisse haben mich wirklich berührt und aus medizinischer Sicht auch überrascht. Hatte ich viele Jahre meines Berufslebens den hormonellen Aspekt der Beschwerden älterer Frauen ohne nachgewiesene Osteoporose unterschätzt? Ich kannte Yolanda schon lange, da sie über viele Jahre ihren chronisch kranken Ehemann in die Sprechstunde begleitete. Die hochgewachsene schlanke Frau war sehr attraktiv, immer akkurat gekleidet und gut frisiert. Ihr Alter sah man ihr nicht an.

Seit Jahren war sie in rheumatologischer Behandlung, da sie hartnäckige, sehr quälende Gelenkschmerzen plagten, die immer wieder zu Phasen der kompletten Immobilität führten. Ihre Muskulatur war stark verhärtet, besonders morgens war das Aufstehen kaum möglich. Obwohl keine eindeutigen Beweise einer rheumatischen Erkrankung im Blutbild und auf Röntgenaufnahmen zu finden waren, wurde sie wie eine Rheumapatientin therapiert. Nur mit starken Schmerzmitteln überstand sie ihren Tag. Zeitweilig wurde sogar ein Versuch mit einem sehr starken Rheumamittel gemacht, aufgrund dessen wir regelmäßig ihre Leber und Nierenwerte überprüfen mussten.

Jetzt wollten wir einer anderen Spur nachgehen, da sich Yolandas Beschwerden trotz regelmäßiger Besuche bei diversen Fachärzten, Physiotherapeuten und selbst nach einer Kur nicht deutlich besserten. Altersentsprechend waren ihre Hormonwerte abgefallen, Entzündungszeichen fehlten, alle anderen Blutwerte lagen im Normbereich. Obwohl Yolanda außerhalb des therapeutischen Zeitfensters für eine HRT lag, entschieden wir uns gemeinsam für einen Versuch mit bioidentischen Hormonen. Der Erfolg überraschte uns beide, denn schon beim nächsten Praxisbesuch hatte sie so gut wie keine Schmerzen mehr.

Erst kürzlich habe ich Yolanda zufällig gesehen. Schnellen Schrittes steuerte sie auf mich zu, um mir zu sagen, dass sie es immer noch nicht fassen konnte, nahezu schmerzfrei zu leben, gänzlich ohne Tabletten auszukommen und wieder gut zu schlafen.

Natürlich muss Yolanda regelmäßig zur Vorsorgeuntersuchung, und es gibt auch keine hundertprozentige Sicherheit, dass die langfristige Anwendung von Hormonen in ihrem Alter sicher ist. Wir haben darüber im Vorfeld eingehend gesprochen. Für Yolanda bedeutet die Möglichkeit, ohne Schmerzen den Tag zu überstehen, eine immense Verbesserung ihrer Lebensqualität. Sie ist mobiler, bewegt sich viel mehr, ist insgesamt wieder aktiver, fröhlicher und lebensbejahender geworden. Darüber hinaus achtet sie auf ihren Vitamin-D-Wert, nimmt Calcium und macht in regelmäßigen Abständen eine Knochendichtemessung. Ganz wichtig sind regelmäßige Herz-Kreislauf-Check-ups sowie alle Krebsvorsorgeuntersuchungen (Brust, Darm, Gebärmutter).

Gerade bei sehr schlanken Frauen fehlt die ergänzende Östrogenproduktion aus dem Fettgewebe. Beschwerden des Bewegungsapparates kommen sehr häufig vor, wenn die Hormonspiegel absinken. Medizinisches Handeln bedeutet immer auch Abwägung. Soll aufgrund von möglichen Risiken in der Zukunft auf eine Linderung starker Beschwerden, wie sie in diesem Fall vorlagen, verzichtet werden? Eine Therapie kann nur unter Abklärung und Berücksichtigung aller vorliegenden Befunde, des körperlichen und seelischen Zustands der Patientin, ihres Leidensdrucks und nach Aufzeigen aller Risikofaktoren und deren Abwägung zusammen mit der Patientin beschlossen werden.«

Langfristig gesehen bedeutet der jeweils altersgerechte und individualisierte Ausgleich des Hormonmangels Prävention. Und nur durch gute Prävention ist es möglich, den Alterungsprozess zu verlangsamen, nicht nur als Beautytreatment, sondern um für eine bestmögliche Gesundheit und Lebensqualität (vorzu)sorgen!

Phytoöstrogene und andere Maßnahmen

Gegen jede Beschwerde ist ein Kraut gewachsen. Das gilt insbesondere für die Wechseljahre. Wenn Sie Hormone einnehmen, fragen Sie Ihren Arzt, welche Phytoöstrogene zusätzlich Sinn machen. Einige der Stoffe aus der Natur sind inzwischen evidenzbasiert, haben also auf die durch Erfahrung längst bewiesene Heilkraft noch das Gütesiegel der Schulmedizin on top erhalten. Wir möchten Ihnen hier die wichtigsten pflanzlichen Helfer vorstellen. Wenn wir im Folgenden eine Mengenangabe empfehlen, dann ist dies nur ein ungefährer Anhaltswert, da wir natürlich nicht wissen können, wie stark Ihre individuellen Beschwerden ausgeprägt sind. Besprechen Sie die für Sie sinnvolle Dosis am besten mit einem erfahrenen Therapeuten.

Bei Östrogendominanz zu Beginn der Perimenopause

Diindolylmethan (DIM)
Viel hilft viel, in diesem Fall grünes Gemüse. Es schützt gegen Krebs. Insbesondere Kohlgemüse wie Brokkoli, Rosenkohl und Blumenkohl beinhalten den krebshemmenden Pflanzenfarbstoff Chlorophyll und Diindolylmethan (DIM).

DIM ist ein Antioxidans, das bei Verdauung eines Senföls (Indol-3-Carbinol) entsteht. Bereits im Jahr 2004 bestätigte eine amerikanische Brustkrebsstudie, dass der Wirkstoff DIM gegen hormonabhängige Krebsarten schützt, indem er den Östrogenhaushalt reguliert. Es kann ungünstige Östrogene in günstige umwandeln und einer Östrogendominanz entgegenwirken. Das gilt auch für Umweltöstrogene im Körper.

Um von der Wirkung über die Nahrung zu profitieren, muss das Kohlgemüse roh gegessen werden. Gekocht sinkt der Gehalt des hitzeempfindlichen Senföls um etwa die Hälfte und dementsprechend auch die Menge des DIMs.

SEB: »Ich habe gute Erfahrungen mit der Verordnung mit DIM auch schon bei jungen Frauen gemacht, die unter Anzeichen einer Östrogendominanz (Schwellung um die Augen oder allgemeines aufgedunsenes Gefühl durch vermehrte Flüssigkeitseinlagerung) litten.«

Was zusätzlich hilft:
- Reduzieren Sie Alkohol. Muss sich die Leber um den Alkohol kümmern, dann hat sie weniger Kapazität für den Abbau von Östrogen. Oder anders gesagt: Alkohol behindert die Leber in ihrer Entgiftungsfunktion.
- Essen Sie ballaststoffreich, circa 30 bis 40 Gramm am Tag, langsam steigern, sonst rumpelt es zu stark im Bauch. Ballaststoffreich sind Gemüse und Obst oder vollwertiges Getreide, auch Leinsamen. Von Ballaststoffen ernähren sich die Darmbakterien, die beim Abbau des Östrogens helfen.
- Meiden Sie Fremdöstrogene aus der Umwelt. Mikroplastik gelangt über die Nahrungskette in unseren Körper. Ein guter Anfang ist es, auf Getränke in Plastikflaschen zu verzichten und unverpackte, nicht eingeschweißte Lebensmittel zu kaufen. Am besten bio, regional, saisonal, unverpackt.
- Essen Sie so wenig tierisches Protein wie möglich. Bevorzugen Sie Biofleisch und Milchprodukte aus artgerechter Haltung. Tiere in der Massentierhaltung erhalten Hormone, um pro Tier mehr Fleisch zu gewinnen, d. h., sie werden gemästet. Die Hormone landen bei dem, der das Fleisch verzehrt. Außerdem sind Antibiotika in der Massentierhaltung gang und gäbe, diese gelangen ins Fleisch, und wir essen sie mit. Das führt zu Resistenzen. Wenn wir selbst einmal ein Antibiotikum brauchen, schlägt es eventuell nicht mehr an. Auch schädigen Antibiotika

aus Fleisch die Darmflora, denn diese besteht ja gerade aus Bakterien. Nicht zuletzt schonen Sie die Umwelt durch eine bessere CO_2-Bilanz, wenn Sie weniger oder kein Fleisch essen.

- Rücken Sie überflüssigen Pfunden zu Leibe, denn in den Fettzellen wird Östrogen produziert. Bewegen Sie sich zusätzlich regelmäßig, mindestens eine halbe Stunde oder 5000 Schritte am Tag, dann schmelzen die Fettpölsterchen schneller, und Herz und Kreislauf werden angeregt.
- Melatonin senkt den Östrogenspiegel, als Präparat mit 0,3 bis 1,3 mg abends macht es zudem müde.

Bei Östrogenmangel in der Perimenopause und Menopause

Es gibt Pflanzeninhaltsstoffe, die östrogenähnliche Wirkungen besitzen, z. B. Isoflavone und Lignane. Sie weisen eine strukturelle Ähnlichkeit mit Östrogen auf. Studien zeigen, dass Phytoöstrogene signifikant Hitzewallungen reduzieren können. Allerdings braucht es dafür eine gesunde Darmflora, denn nur dann können die pflanzlichen Inhaltsstoffe im Körper ihre östrogenähnliche Wirkung entfalten. Alles hängt wieder einmal mit allem zusammen.

Soja

Bereits in den Achtzigerjahren beobachteten Wissenschaftler aus Europa, dass nicht nur bestimmte Krebserkrankungen, sondern auch chronische Alterserkrankungen in Asien seltener auftraten. Die köstliche, leicht verdauliche asiatische Küche geriet schnell in den Mittelpunkt der Untersuchungen. Vor allem der tägliche Genuss von Soja und Sojaprodukten in Asien animierte die Forscher, sich das Soja-Protein näher anzuschauen. Mittlerweile weiß man, dass sich die in Soja enthaltenen Phytoöstrogene, die Isoflavone, an Östrogenrezeptoren binden und Zellen vor übermäßigem Wachstum schützen. Der Isoflavonabkömmling Genistein reduziert außerdem die Stoffe im Körper, die Entzündungen verursachen können.

Soja-Isoflavone wirken auch Gefäßveränderungen entgegen. 80 bis 100 mg Isoflavone, abends eingenommen, verbessern den Schlaf und zusätzlich die Durchblutung im Gehirn.

Es spricht also vieles für Soja. In den aktuellen Leitlinien der DGGG zur Therapie der Wechseljahre werden Präparate aus Soja empfohlen, vor allem gegen Hitzewallungen. Leider reicht es aber nicht aus, ab und zu einen Sojajoghurt oder ein Tofuwürstchen zu naschen, sondern wenn schon, dann reichlich. Achtung: Es werden viele Sojaprodukte aus gentechnisch veränderten oder durch Pestizide belasteten Pflanzen angeboten. Bevorzugen Sie darum Bio-Sojaprodukte.

Der Körper benötigt mindestens 30 bis 60 mg Isoflavone am Tag. Es gibt Nahrungsergänzungsmittel, die konzentrierten Sojaextrakt mit mehr als 30 mg Isoflavone pro Tag enthalten.

Roter Ginseng

Dieses Kraut ist in China, Sibirien und Korea heimisch. Medizinisch von Nutzen ist die Wurzel, die mit heißem Wasserdampf behandelt und dann getrocknet wird. Mit Rotem Ginseng verbinden die Asiaten Langlebigkeit und Gesundheit. Ein alter Name ist »Allheilwurz«. In der Tat hilft er bei vielen Beschwerden, in den Wechseljahren bei Hitzewallungen, Müdigkeit, Schlafstörungen und depressiven Verstimmungen. Bei uns ist der Rote Ginseng, zu stolzen Preisen, in Kapselform erhältlich.

Hopfen

Regelmäßiger Bierkonsum macht nicht nur einen Bierbauch, sondern bei Männern auch eine Bierbrust. Kein Wunder, denn Hopfen ist ein Phytoöstrogen. Neben der Nahrhaftigkeit war dies ein

Grund, warum Bier früher traditionell in Klöstern gebraut wurde: Durch den hohen Östrogenspiegel verging den Mönchen die »fleischliche Lust«.

Hopfen in Kapselform hilft bei Schlafstörungen, Rastlosigkeit und Ängstlichkeit. Bei Frauen kräftigt Hopfen die Haare und wirkt gegen trockene Schleimhäute. Allerdings müssen Sie Geduld haben, die systemische Wirkung setzt erst nach ein bis zwei Monaten ein.

Baldrian

Baldrian wird seit Jahrhunderten bei Angstzuständen, Unruhe und Schlaflosigkeit verabreicht. Treten diese Symptome bei Östrogenmangel auf, empfiehlt sich Baldrian zur Nacht. Nicht am Morgen oder tagsüber einnehmen, denn es kann das Reaktionsvermögen beeinträchtigen. Auch kann Baldrian als Nebenwirkung Kopfschmerzen und Magen-Darm-Beschwerden auslösen. Baldrian nimmt man als Kapseln oder in Form von Tee ein.

Mönchspfeffer

Mönchspfeffer ist ein Laubbaum aus dem südlichen Mittelmeerraum und ein seit Jahrtausenden angewandtes Mittel für Frauenleiden. Er wirkt stimulierend auf die Hypophyse und auf die Dopaminrezeptoren. Die Ausschüttung von LH wird angeregt und fördert die Progesteronproduktion. Mönchspfeffer kann den weiblichen Zyklus regulieren und PMS-Symptome mildern. Er wirkt schlaffördernd und appetitzügelnd.

Da Mönchspfeffer einem Progesteronmangel entgegenwirkt, empfiehlt sich die Einnahme besonders zu Beginn der Perimenopause. Besonders geeignet ist der Mönchspfeffer bei schwachen bis mittelstarken Wechseljahressymptomen. Bei sehr empfindlichen Frauen kann ein Hautausschlag auftreten. Auch mit diesem Mittel müssen Sie geduldig sein, die ausgleichende Wirkung von Mönchspfeffer setzt erst nach Wochen bis Monaten ein.

Silberkerze

Die Silberkerze ist eine Staude mit weißen, länglichen Blüten, die besonders von Bienen und Schmetterlingen geliebt wird. Als Heilmittel gegen Wechseljahresbeschwerden kann sie Hitzewallungen und Stimmungsschwankungen abmildern und bei trockenen Schleimhäuten, besonders im Vaginalbereich, helfen.

Einige Frauen nehmen ausschließlich Silberkerzenpräparate zur Behandlung ihrer Beschwerden, bei anderen zeigt es keine Wirkung. Der Weg durch diese Lebensphase ist wirklich sehr individuell.

Johanniskraut

Bei milden Depressionen ist eine stimmungsaufhellende Wirkung von Johanniskraut durch Studien gut dokumentiert. Bei Verdacht auf eine schwere Depression muss aber unbedingt eine fachärztliche Abklärung erfolgen. Da reicht Johanniskraut auf keinen Fall aus! Ebenso sollte Johanniskraut nicht zusätzlich zu pharmakologischen Antidepressiva eingenommen werden. Lassen Sie auch regelmäßig Ihre Leberwerte kontrollieren.

Maca

In den letzten Jahren hat dieses Kraut aus Südamerika als Superfood auf sich aufmerksam gemacht. In Peru gilt es als Aphrodisiakum. Es steigert die Libido, allgemein die Energie und wirkt stressreduzierend. Maca kann hilfreich sein bei Konzentrations- und Schlafstörungen sowie Hitzewallungen.

Leinsamen

Leinsamen enthält die Phytoöstrogene Lignane. Außerdem ist Leinsamen ein wunderbarer Ballaststoff. Sie können Leinsamen schroten und in Ihren Smoothie oder Joghurt geben.

Vitamin D: der Undercover-Agent

SEB: »Schon seit vielen Jahren beschäftige ich mich intensiv mit Vitamin D. In den letzten Jahren ist es glücklicherweise zunehmend aus seinem Dornröschenschlaf geweckt worden. Ohne Substitution, also Aufnahme als Kapsel oder Tropfen, habe ich in den letzten Jahren kaum einen Patienten in unseren Breitengraden gesehen, der keinen – zum Teil massiven – Vitamin-D-Mangel aufwies. Die Einflüsse, die Vitamin D auf unseren Körper hat, sind zahlreich und die damit verbundenen Symptome und Krankheitsbilder vielschichtig. Den meisten meiner Patienten empfehle ich, das ganze Jahr über Vitamin D einzunehmen.«

Vitamin D moduliert das Immunsystem, indem es auf über 200 Gene einwirkt, die dieses beeinflussen. Es ist erwiesen, dass bei Menschen mit chronischem Vitamin-D-Mangel das Risiko für Autoimmunerkrankungen, andere chronische Erkrankungen und für einige Krebsarten wie z. B. Darmkrebs (kolorektales Karzinom) steigt. Studien konnten auch zeigen, dass Vitamin-D-Mangel die Entstehung eines Diabetes Typ 2 begünstigt. Zudem können Haare ausfallen, und die Laune sinkt auf den Tiefpunkt: Das nennt sich Winterdepression (SAD – Seasonal affective disorders).

Ohne Vitamin D sehen auch unsere Knochen ganz schön alt aus. Das Prohormon steuert den Calciumstoffwechsel und fördert die Knochendichte. Besonders bei sinkenden Hormonspiegeln, die eine Entmineralisierung der Knochen begünstigen, ist ein ausreichend hoher Vitamin-D-Spiegel das A und O.

Eine positive Wirkung auf die Blutzuckerwerte haben Forscher der Medizinischen Universität Graz in einer vom Wissenschaftsfonds FWF geförderten Studie 2019 erkannt. Bei Frauen mit PCOS, die häufig auch unter einer Insulinresistenz leiden, hatte Vitamin D schon nach kurzer Einnahmezeit einen positiven Effekt auf die Blutzuckerwerte.

Ab in die Sonne

Vitamin D als Prohormon kann der Körper selbst nur bei ausreichender Sonnenexposition der Haut zu 80 bis 90 Prozent herstellen. Das bedeutet, die Vorstufe von Vitamin D wird im Körper gebildet. Das Problem ist, dass in unseren Breitengraden – das ändert sich erst ab Rom – im Winter der Einfallswinkel der Sonnenstrahlen zu flach ist und wir am ganzen Körper zu dick angezogen sind, um über die Haut ausreichend mit Vitamin D versorgt zu werden. Bei uns würde es allerdings auch nichts nützen, wenn wir im Winter nackt rumliefen.

Es heißt oft, Vitamin D werde in ausreichenden Mengen für die Wintermonate gespeichert. Damit aber etwas gespeichert werden kann, muss man es logischerweise in ausreichenden Mengen aufnehmen. Aufgrund der Hautkrebsprophylaxe und als Schutz vor Falten geht man aber heute nicht mehr ohne hohen Lichtschutzfaktor (mindestens LSF 30 auch in fast allen Make-ups und vielen Tagescremes) auf die Straße. Selbst (oder gerade) Kinder werden extrem dick eingecremt oder/und nicht mehr ohne Ganzkörperschutzanzug an den Strand oder ins Wasser geschickt. Auch verbringen viele, selbst im Sommer, wenig Zeit im Freien. Es wird in geschlossenen, klimatisierten Räumen gearbeitet, Wege im Auto oder mit öffentlichen Verkehrsmitteln zurückgelegt, und dann geht es ab in die eigenen vier Wände. Menschen, die aus religiösen Gründen ihren Körper verschleiern, und dunkelhäutige Menschen benötigen höhere Dosen Vitamin D. Darum kommen die wenigsten bei uns ohne Vitamin-D-Substitution gut über den Winter.

Aber wie war das früher, als es Vitamin D noch nicht als Präparat gab? In Zeiten vor Playstation und Gedaddel oder Arbeiten vorm Computer haben sich Kinder und Erwachsene mehrere Stunden täglich im Freien aufgehalten. In den Wintermonaten gab es Lebertran, der sehr viel Vitamin D enthält. Heutzutage fällt im Winter ohne ausreichende Sonnenexposition, Lebertran oder mehrmals in der Woche fetthaltigem Seefisch auf der Speisekarte der Vitamin-D-Spiegel durchschnittlich um 35 Prozent ab.

Wir möchten darum einiges zugunsten dieses wichtigen Vitamins klarstellen: Die bis vor Kurzem empfohlene Menge von 400 I.E. (internationale Einheiten) Vitamin D pro Tag als Ersatz wurde unlängst in den nördlichen Breitengraden verdoppelt. Die Deutsche Gesellschaft für Ernährung, DGE, empfiehlt 800 I.E. am Tag, die eingenommen werden müssen, aber diese Menge reicht nur, damit sich ein bestehender Mangel nicht weiter verschlechtert. Wenn keine Kontraindikationen wie eine Niereninsuffizienz bestehen, gelten als sichere Obergrenze 4000 I.E. pro Tag für Heranwachsende und Erwachsene.

SEB: »Ich empfehle meinen Patienten in den Herbst- und Wintermonaten die tägliche Einnahme von 2000 bis 3000 I.E., weil sich dann bei den meisten Menschen hierzulande die Speicher erschöpft haben und mit nur 800 I.E. ein Mangel nicht ausgeglichen werden kann. Wichtig ist, dass ein Ausgangswert bestimmt wird, wenn eine hochdosierte Aufsättigung einer Mangelsituation erfolgt, und natürlich, den Blutwert regelmäßig zu kontrollieren. In den letzten 15 Jahren, in denen ich in meiner Praxis intensiv mit der Bestimmung und dem Ausgleich von Vitamin-D-Mangelzuständen gearbeitet habe, ist mir kein Fall bekannt, in denen eine Überdosierung erfolgt oder es zu unerwünschten Nebenwirkungen gekommen ist. Im Gegenteil: Viele Patienten sind sehr erstaunt und erfreut über die schnelle Verbesserung ihrer Symptome: wie diffuse Knochen- und Muskelschmerzen, Müdigkeit, depressive Verstimmung, ein geschwächtes Immunsystem mit erhöhter Infektneigung.«

Der schützende Effekt von Vitamin D auf Osteoporose ist eindeutig bewiesen. Viel Beachtung finden momentan Studien, die seine

Wirkung auf Autoimmunerkrankungen und zur Prävention von Krebs betrachten. In den USA und Kanada wird der Milch Vitamin D zugefügt, in Großbritannien, Australien und Irland steckt das Vitamin D im Müsli und in Margarine (die wir allerdings wegen der Transfette nicht empfehlen).

Wichtig: Wir warnen eindringlich davor, sich eigenständig hochdosierte Vitamin-D-Präparate im Internet zu bestellen. Häufig kommt es zu Schwierigkeiten mit unterschiedlichen Dosierungen, dem Umrechnungsfaktor und der Nomenklatur, d. h., welches Vitamin D und dessen Vorstufen eigentlich eingenommen werden. In Deutschland sind Vitamin-D-Präparate über 1000 I.E. am Tag verschreibungspflichtig! Diese Angaben beziehen sich auf Gesunde. Bei Nierenschädigung und anderen Erkrankungen ist Vorsicht geboten.

SEB: »Bei Menschen in Ländern mit ganzjähriger Sonneneinstrahlung liegen die Vitamin-D-Werte bei über 60 ng/ml. Also lassen Sie sich nicht verunsichern, wenn vorschnell von einer Überdosierung die Rede ist. Wenn wir uns einen Überblick über verschiedene Messungen und Diskussionen verschaffen und eigene klinische Erfahrungen mit in diese Überlegungen einbeziehen, scheint ein Vitamin-D-Spiegel von 35 bis 55 ng/ml gesundheitsförderlich und krankheitspräventiv zu wirken.«

Wann ist eine Hormonspiegel-Messung sinnvoll?

Immer wieder taucht die Frage auf, ob und wann es sinnvoll ist, seine Östrogen- und Progesteronspiegel messen zu lassen. Offiziell ist dies eine Leistung, die nur bei einer medizinischen Indikation, also von der Beurteilung Ihrer Beschwerden durch den Arzt/die Ärztin, von den Krankenkassen bezahlt wird. Werfen wir einen Blick darauf, wann eine Hormonspiegel-Messung durchaus angebracht sein kann und wann nicht.

SEB: »Als ich mit Anfang vierzig das Sprechzimmer meiner Gynäkologin mit meinem Laborbefund verließ, vergoss ich im Auto erst einmal ein paar Tränen vor Schreck. Mein Östrogenwert war im Keller, und der Laborarzt hatte mir aufgrund des niedrigen Wertes den *Beginn der Menopause* attestiert. Da stand es schwarz auf weiß, und ich war am Boden zerstört. Als der Hormonspiegel zu einem späteren Zeitpunkt noch einmal gemessen wurde, lag der Wert circa 100 Mal höher. Wie konnte das sein?

Ich lernte, dass dies ein ganz typisches Beispiel für die schwankenden Hormonwerte in diesen Jahren ist. Ob die niedrigen Werte bei mir durch eine sehr stressige Phase bedingt waren oder ob ich mich aufgrund der abgesunkenen Östrogenwerte so erschöpft fühlte, kann ich im Nachhinein gar nicht sagen. Wahrscheinlich hat sich beides wechselseitig bedingt. Trotz bestehendem Zyklus fing der ovarielle Regelkreis an zu stottern. Dies geschieht sehr häufig ab Mitte dreißig und zeigt, dass sich gerade zu Beginn der Perimenopause die Hormonwerte auch wieder stabilisieren und die Eierstöcke ihre Funktion wieder aufnehmen.

Für mich selbst war es sehr hilfreich, diese schwankenden Werte auf dem Papier zu lesen, passten sie doch gut zu meinen wechselnden Stimmungen. Immer wieder hören Patientinnen, dass es keinen Sinn machen würde, die Hormonwerte im Labor bestimmen zu lassen, da zu viele Faktoren wie Tageszeit, Stress, unterschiedliche Phasen im weiblichen Zyklus oder auch bestimmte Nahrungsmittel zu ständig schwankenden Ergebnissen führen würden. Dieser pauschalen Aussage möchte ich mich nicht anschließen.«

Jahrzehntelang wurde allein aufgrund von Symptomen die Diagnose Wechseljahre gestellt und in der Folge mit Substanzen therapiert, die physiologisch nicht im Körper vorkommen und im Routinelabor nicht bestimmt wurden. Leitsymptome können selbstverständlich *Hinweise* auf die zugrundeliegenden Ursachen geben, liefern aber keine eindeutigen *Beweise* einer hormonellen Beteiligung.

Heute gibt es einen anderen Ansatz, Beschwerden individuell zu behandeln. Die Bestimmung der Hormonwerte setzt sich zunehmend durch. Ein wichtiges Argument für die Hormonbestimmung ist der Ausschluss anderer Erkrankungen, die ähnliche Symptome verursachen, wie beispielsweise eine Schilddrüsenunterfunktion. Nächtliches Schwitzen kann z. B. auf eine Entzündung oder eine chronische Erkrankung hinweisen. Die Abklärung ist essenziell; vielleicht sind ganz andere therapeutische Maßnahmen erforderlich.

Gerade bei Frauen mit Kinderwunsch ist es wichtig, sinkende Sexualhormone zu diagnostizieren. Denn wenn Beschwerden bestehen und die Hormonspiegel sehr niedrig sind, sollte unbedingt immer abgeklärt werden, ob entweder die Eierstöcke oder aber die Hypophyse als übergeordnete Hormondrüse als Auslöser in Frage kommen.

Grundsätzlich kann der behandelnde Arzt aus den Hormonwerten ablesen, in welcher Phase der Hormonumstellung man sich befindet und wie die Beschwerden am besten zu behandeln sind. Gerade, wenn die ersten Beschwerden frühzeitig mit Anfang vierzig oder sogar schon mit Ende dreißig einsetzen, kann eine Bestimmung des Hormonspiegels sinnvoll sein. So hat man einen Ausgangswert, bevor man mit einer Therapie beginnt, und ist auf der sicheren Seite. Will heißen, man nimmt dann kein Östrogen on top, wenn man schon in der Östrogendominanz ist, oder therapiert ausschließlich mit Progesteron, wenn es sehr wohl schon der Östrogene bedarf. Ständige Wiederholungen von Hormonbestimmungen sind allerdings genauso wenig zielführend wie eine grundsätzliche Ablehnung.

In den folgenden Abschnitten zeigen wir auf, mit welchen zusätzlichen Maßnahmen Sie körperlich, geistig und seelisch wieder in Balance kommen können. Unsere Darmflora, das Mikrobiom, ist dafür ebenso entscheidend wie eine gesunde Ernährung, Bewegung, eine gut eingestellte Schilddrüse und vor allem ein guter Umgang mit Stress.

Hormone regulieren über Darm und Ernährung

In unserem Körper geht es zu wie in einer Wechselstube. Die Währung heißt Nahrung, und diese wird in Kohlenhydrate, Fette und Eiweiße gewechselt. Unser Essen wird in diese drei Einheiten zerlegt und steht dann als Energie zur Verfügung. Da wir alle Shoppingqueens sind, geben wir die Energie von unserem Energiekonto pausenlos wieder aus, sei es für Abläufe in unseren Zellen, für den Sprint zur U-Bahn, für das Aufräumen der Wohnung oder für das Ringen um eine Ausrede, warum wir nicht mit der Schwiegermutter zu Mittag essen wollen. In diesem Sinne benötigen wir für sämtliche Angelegenheiten, mit denen wir den lieben langen Tag beschäftigt sind, Energie, die wir sofort mobilisieren können. Dafür steht uns der Speicherzucker Glykogen aus Leber und Muskeln zur Verfügung. Wobei der Begriff *Speicherzucker* hier ein bisschen missverständlich ist, denn das Glykogen wird ja ständig aufgebraucht.

Der *wirkliche* Speicherzucker ist die andere Währung, das Hüftgold, das wir für schlechte Zeiten anlegen. Wir sind glücklich, wenn wir shoppen gehen können, aber wir sorgen natürlich auch für einen Notgroschen. Das Sicherheitsbedürfnis haben wir in unseren Genen: ein bisschen beiseitelegen, man kann ja nie wissen. Darum wird jede Kalorie, die wir nicht verbrauchen, als Fett an Bauch und Hüften für schlechte Zeiten gespeichert. Sich den Magen vollschlagen, wenn der Apfel am Baum reif oder ein Tier erlegt ist, um tage- oder wochenlang davon zu zehren, war über Jahrtausende schließlich gang und gäbe. Das Hüftgold war also im wahrsten Sinne des Wortes das Pfund in der Hand. Schlanke Menschen überlebten nicht lange in Zeiten von Dürreperioden oder Missernten. In den westlichen Ländern ist es heute umgekehrt:

Nahrung ist jederzeit verfügbar, die meisten Menschen greifen da gerne und ständig zu und verbrauchen weniger Kalorien, als sie zu sich nehmen. Als Folge tragen sie ihr immer dicker werdendes Sparkonto am Bauch mit sich rum.

Das ist nicht ganz ungefährlich. Bluthochdruck, Diabetes und Arteriosklerose heißen die Übeltäter, die mit dem Sparkonto, also den überflüssigen Pfunden, ihr Unheil treiben.

Im Gegensatz zu Zucker und Fett mag der Körper Eiweiß (Protein) nicht speichern. Proteine sind u. a. Bestandteile von Zellmembranen und Enzymen. Essen wir übermäßig viel Eiweiß, vor allem Protein tierischen Ursprungs, besteht ein erhöhtes Darmkrebsrisiko. Das Prinzip der Stoffwechselsteuerung lautet also entweder »Jungs, Energie her, Baustoff XY fehlt!«, um Glykogen, Fett oder eine andere Reserve zu mobilisieren. Oder: »Schon wieder eine Lieferung, was soll das denn? Können wir momentan nicht gebrauchen, ab in die Vorratskammer.« In dem Fall wird überflüssige Energie wie gesagt als Fett gespeichert oder für eine Entzündung oder (Zell-)Wachstum missbraucht. Das ist in jedem Fall also immer die schlechtere Variante.

Was können wir tun? Wir können dem Stoffwechsel im wahrsten Sinne des Wortes Beine machen nach dem Motto »Sich regen bringt Segen« (→ Seite 184). Oder wir können den Darm zu unserem Verbündeten machen, indem wir ihn mit ballaststoffreicher, frischer und gesunder Ernährung unterstützen. Wir können des Weiteren auf die Zuckerzufuhr achten und das Hormon Insulin im Zaum halten. Es ist neben den Schilddrüsenhormonen das Hormon, das am stärksten in den Kohlenhydrat- und Fettstoffwechsel eingreift. Ein niedriger Insulinspiegel ist ein Zeichen dafür, dass der Blutzucker stabil ist. Erst dann werden die Körperfett-Reserven angegriffen, vorausgesetzt allerdings, wir lassen uns dann nicht vom Hunger terrorisieren. Der ist schnell zur Stelle, wenn die Glykogenspeicher sich leeren. Die erste Reaktion auf

Hunger ist natürlich der Griff zum Snack. Keine gute Idee, denn dauerhaftes Essen und damit Kohlenhydratzufuhr führt zur Insulinresistenz. Mit der Fettverbrennung wird das dann nichts, wie wir schon in Kapitel 2 erklärt haben. Außer Insulin beteiligen sich noch weitere Steuermoleküle wie IGF-1 und mTOR und Regelkreisläufe am Stoffwechsel.

Essen in Maßen ist unsere Empfehlung für einen gesunden Stoffwechsel und damit die beste Voraussetzung für eine gute Hormonproduktion. In diesem Sinne befürworten wir gegen überflüssige Pfunde durch eine Östrogendominanz oder eine Schilddrüsenunterfunktion eher eine langfristige Ernährungsumstellung als eine Crashdiät. Auf diese Weise ist man gegen einen Jojo-Effekt gefeit, und man muss sich nicht mit der Frage stressen, wie es nach dem Verzicht weitergeht. Dem Darm tut man auch noch Gutes. Der ist nämlich neben der Haut nicht nur unser größtes Organ, sondern auch die größte Hormondrüse.

Hormonregulation über den Darm

Im Darm werden mehr als 20 Hormone produziert, darunter die Sättigungshormone GLP-1, PYY und Cholecystokinin, das Schilddrüsenhormon T3, die Stresshormone Adrenalin und Noradrenalin sowie das Schlafhormon Melatonin.

Verschiedene Hormone stimmen auch die Verdauungsprozesse über die sieben bis acht Meter lange Darmpassage aufeinander ab, koordinieren Stoffwechselprozesse und steuern die Bauchspeicheldrüse. Einige dieser Hormone beeinflussen unser Verhalten sogar ganz direkt.

Neue Studien weisen darauf hin, dass die Darmflora über das Enzym β-Glucoronidase den Östrogenspiegel reguliert. Deshalb geht man davon aus, dass nicht nur das Risiko für hormonell be-

dingte Erkrankungen, sondern auch die Hormonbalancen möglicherweise über den Darm gesteuert werden. Und nicht nur das:
Wenn wir grübeln, wütend sind oder gestresst, grummelt nicht
umsonst der Bauch. Er ist an diesen Gefühlen aktiv beteiligt. Wir
können uns also tatsächlich auf unser Bauchgefühl verlassen.

Darm an Hirn

Unser Bauch irrt sich selten, der Darm »weiß« mehr über unser
Wohlbefinden als jedes andere Organ, sogar mehr als das Herz
oder die Haut. Darm und Gehirn stehen über die Darm-Hirn-
Achse, über Nervenbahnen, Stoffwechselprodukte und Hormone
in permanentem Austausch. Allein im Verdauungstrakt befinden
sich 100 Millionen Nervenzellen. Wie groß die Menge an Speisen
im Darm ist, wie lange es braucht, um sie zu verdauen, was an der
Darmwand passiert, ob die Darmmuskulatur entspannt ist oder
nicht – wie auf einem Instagram-Account werden alle News ständig gepostet. Das Gehirn weiß Bescheid und kann auswerten, was
davon wichtig ist oder was mit einem Schulterzucken ignoriert
werden kann. Der Darm selbst reagiert dabei nicht nur auf das,
was in seinen unzähligen Windungen los ist oder bei den Nachbarn abgeht, z. B. den Nieren, sondern er registriert und meldet
unbewusst auch jeden Reiz aus der Umgebung. Auch diese Informationen sausen in die Schaltzentrale Gehirn und beeinflussen
unser Denken, Fühlen und Handeln. Den Telekommunikations-
dienst übernimmt vor allem der 10. Hirnnerv, der Vagusnerv. Er
steuert die inneren Organe und funktioniert wie eine Datenauto-
bahn in beide Richtungen. Gedanken an den Liebsten sorgen darum für »Schmetterlinge im Bauch«, die Erinnerung an den letzten Streit mit der Freundin schlägt als Ärger »auf den Magen«.

Allerdings hat der Darm auch seinen eigenen Kopf. Die in der
Darmwand liegenden Nervenzellen sind identisch mit den Ge-
hirnnervenzellen. Sie sind nicht nur anatomisch gleich aufgebaut,

sondern sie verwenden auch die gleichen Botenstoffe (Neurotransmitter) zur Kommunikation. Wahrscheinlich spüren wir darum schon ein Grummeln im Bauch, wenn der Verstand noch dabei ist, Für und Wider abzuwägen. Neurowissenschaftler sprechen mittlerweile vom *Bauchhirn*.

Billionen Sternchen im Bauch

Beschäftigt man sich mit dem Bauchhirn, kommt man an den kleinen Bewohnern des Darms nicht vorbei. Seit Jahren stehen die Darmbakterien, als Masse auch Darmflora, Mikrobiom oder Mikrobiota genannt, im Fokus der internationalen Wissenschaft. Ohne die 100 Billionen Bakterien, Hefen und Pilze wären wir nicht lebensfähig. Das sind mehr kleine Lebewesen, als es Sterne in unserer Milchstraße gibt. »Eigentlich bestehen wir zu 90 Prozent aus Bakterien und nur zu zehn Prozent aus Mensch«, scherzte Andreas Stallmach, Direktor der Klinik für Innere Medizin des Universitätsklinikums Jena und einer der führenden Mikrobiomforscher hierzulande, auf der Pressekonferenz der Deutschen Gesellschaft für Verdauungs- und Stoffwechselkrankheiten (DGVS) in Berlin 2019.

In der Tat haben unsere Untermieter ganz schön viel im Griff, ohne dass wir es mitbekommen: Sie bekämpfen Giftstoffe, spalten Zuckermoleküle, produzieren Fettsäuren, Vitamine (B1, B2, B6, B12, K2, H) und Aminosäuren. Sie sorgen für einen sauren pH-Wert im Darm und verhindern dadurch die Ansiedlung von Durchfallerregern wie Salmonellen. Sie regulieren das Herz-Kreislauf-System, unser Gewicht, die Hormonregelkreise und vor allem die Immunabwehr.

Ein gesundes Mikrobiom schützt vor chronischen Krankheiten wie Diabetes, Fettstoffwechselstörungen oder Krebs, und aufgrund einiger neuer Studien ist die Hoffnung groß, dass dies auch für Parkinson und Alzheimer gilt. Forscher der McMaster-Universität in Hamilton, Ontario, USA, sind sogar überzeugt davon, dass auch unsere Persönlichkeit vom Mikrobiom beeinflusst wird. Sie übertrugen das Mikrobiom von mutigen auf scheue Mäuse und siehe da: die trauten sich dann mehr.

Nicht nur über den Vagusnerv, sondern auch über Botenstoffe, die die Darmbakterien selbst produzieren, kann das Stresshormonlevel aktiv gesenkt werden. Die Darmbakterien sind also auch ein Gradmesser für Stress. Ist im Darm alles im grünen Bereich, keiner in Panik und verläuft alles schön relaxt, dann informieren die Darmbakterien die Nebennieren, dass die Cortisolproduktion gedrosselt werden kann.

Französische Forscher konnten zeigen, dass eine vierwöchige Einnahme spezieller Darmbakteriensorten (*Bifidobakterium Longum* und *Lactobacillus Helveticus*) eine Depression abmildert. Die Patienten fühlten sich weniger niedergeschlagen, weniger wütend, und auch körperliche Beschwerden wurden als moderater empfunden. In einer anderen Forschergruppe verbesserte *Lactobacillus casei* nach dreiwöchiger Einnahme die Stimmung.

Die Darmflora kann aber noch mehr. In unserem Darm existieren Bakterienspezies, die appetitanregend wirken. Diese Bakterien stellen die für den Körper lebenswichtigen Aminosäuren Tyrosin und Tryptophan her, die unter anderem für den Muskelaufbau, erholsamen Schlaf und eine ausgeglichene Stimmung wichtig sind. In einer Studie konnte gezeigt werden, dass ein Tryptophan- und kohlenhydratreiches Essen bei Frauen mit PMS die Gemütsverfassung und auch körperliche Symptome am darauffolgenden Tag bessern konnte. Leider wird über Tryptophan im Gehirn aber auch das Belohnungszentrum stimuliert nach dem Motto *Essen macht Lust*. Das ist natürlich kein erwünschter Effekt. Der Trick: Achten Sie darauf, Tryptophan in ballaststoffreichen Nahrungsmitteln wie Hirse, Haferflocken oder Kleie zu essen. Dann erhält das glückliche Gehirn gleichzeitig die Info: »Danke, ich bin satt.«

Doch unser Mikrobiom ist auch ein Sensibelchen und braucht Ruhe. Selbst wenn es nachts nicht wirklich schläft, so haben Forscher vom Weizmann-Institut Israel 2016 herausgefunden, dass das Mikrobiom tagsüber mit anderen Dingen beschäftigt ist als nachts. Dieser Tag-Nacht-Rhythmus wird durch die Mahlzeiten bestimmt.

Bei Schichtarbeit, Jetlag, unregelmäßiger Nahrungsaufnahme, aber auch durch ungesunde Ernährung mit zu wenig Ballaststoffen, durch Stress oder Medikamente gerät die Darmflora aus dem Lot. Die gesundheitlichen Folgen hatten wir eingangs erwähnt. Hier noch zwei weitere spannende News:

Ein Ungleichgewicht der Bakterienstämme oder ein großer Verlust der Gesamtmenge wie durch eine Darmspülung oder Antibiotikatherapie kann eine Unter- oder Überversorgung mit freiem Östrogen bewirken. Und ein sich im Alter veränderndes Mikrobiom kann auch die Gefäße schädigen. Bislang wusste man nur, dass die Gefäße im Alter starrer werden. Eine neue amerikanische Studie lässt vermuten, dass die Darmbakterien im Alter Moleküle wie TMAO produzieren, die Arteriosklerose fördern.

Leaky Gut Syndrom – Löcher in der Darmwand

Bei einer aus dem Lot geratenen Darmflora können sich unverdaute größere Partikel an der Darmwand anlagern und Entzündungen hervorrufen, die die Darmwand schädigen und ein Leaky Gut Syndrom verursachen. Hier weist die Darmschleimhaut vor allem im Dünndarmbereich Lücken auf. Ausgelöst werden kann das Leaky Gut Syndrom u. a. durch Medikamente, eine einseitige Ernährung, Stress, Nikotin, Pestizide und auch Alkohol. Dichtet die Darmschleimhaut nicht richtig ab, besteht die Gefahr für lokale und für chronische Entzündungen im ganzen Körper sowie für Übergewicht. Die erhöhte Durchlässigkeit der Darmwand beeinflusst sogar die Insulinsensitivität der Zellen negativ, d. h., es wird vermehrt Insulin benötigt mit der Gefahr eines Diabetes.

Weil die Darmwand in ihrer Schleimhaut über 80 Prozent aller Immunzellen des Körpers beherbergt, hier noch ein paar Worte zu dieser wichtigen natürlichen Körperbarriere. Bakterien und Viren, die über die Nahrung in den Körper kommen, werden hier abgefangen, bevor sie in Blut- und Lymphbahnen geraten können. Das ist natürlich genial. Diese immunologische Abwehr ist unspezifisch, also gegen alles gerichtet. Es gibt auch eine spezifische, also gezielte Abwehr durch Immunabwehrzellen (Antikörper IgA), die in größeren Häufchen, den sogenannten Peyer-Plaques, in der Schleimhaut liegen. Hat schon einmal ein Eindringling im Körper Stress gemacht, erkennt das Immunsystem diesen bei erneutem Kontakt sofort und schießt die IgAs ab. Eine intakte Schleimhaut ist also immens wichtig für das Immunsystem und auch für das hormonelle Gleichgewicht.

Nicht zuletzt darum, weil bei durchlässiger Darmwand auch die Menge an bioverfügbaren anderen Hormonen im Blut erhöht ist. Dadurch kann das hormonelle Gleichgewicht aus dem Lot geraten. Neben dem veränderten Mikrobiom wurden auch erhöhte Werte des Entzündungsparameters Zonulin nachgewiesen, der nicht nur als Marker für die Durchlässigkeit der Darmwand gilt, sondern auch mit der verminderten bakteriellen Vielfalt im Darm bei PCOS-Patientinnen zusammenhängt.

Es gibt also eine faszinierende Interaktion zwischen Mikrobiom und Sexualhormonen, Immunsystem und Energiestoffwechsel. Schützen Sie darum Ihre Darmschleimhaut durch eine ballaststoffreiche Ernährung, Stressreduktion und indem Sie Medikamente (u. a. schleimlösende Mittel wie Hustensäfte) nicht zu häufig anwenden.

Multikulti ist erwünscht

Entscheidend für unsere Gesundheit (und auch das Gewicht) ist ein artenreiches Mikrobiom. Will heißen: Je mehr Bakteriensorten sich im Darm tummeln, desto gesünder und schlanker ist der

Mensch, und desto besser schlagen auch Diäten an. Unser Darm liebt einfach die Abwechslung!

Das zeigen alle Studien der letzten Jahre. Betrachtet man im Rückblick so manche Krankheitsgeschichte wie z. B. bei einer Neurodermitis oder einem Diabetes, dann wird klar, dass sich die Zusammensetzung des Mikrobioms bei diesen Patienten bereits Wochen oder auch Jahre vorher schon verändert haben muss: die Artenvielfalt ist geringer und auch die Anzahl schützender Bakterienstämme.

Wissenschaftler sind sich heute sicher, dass viele Entzündungen im Körper ihren Ursprung im Darm haben. Ist das Mikrobiom im Ungleichgewicht, werden einerseits die Immunzellen nicht ausreichend trainiert, andererseits kommt es an der Darmschleimhaut zu Barrierestörungen. Dadurch gelangen Bakterienbestandteile und andere toxische Stoffe in die Blut- und Lymphbahnen und werden im Körper verteilt. In den Organen können sie Entzündungen auslösen, die vermutlich für verschiedene Krebsarten, vor allem im Verdauungstrakt (Leber, Galle, Bauchspeicheldrüse, Darm), verantwortlich sind.

Lebende Darmbakterien, Probiotika, werden schon lange zur Linderung der Beschwerden bei chronisch entzündlichen Darmerkrankungen wie Morbus Crohn und Colitis ulcerosa eingesetzt. Nun erobern sie auch andere Bereiche: Philip Strandwitz von der Northeastern University, Boston, USA, fand 2016 heraus, dass eine Bakterienart im Darm nur bei Anwesenheit des Gehirnbotenstoffes GABA überlebt. Aktuell laufen Studien zu Therapiemöglichkeiten mit diesen speziellen Darmbakterien gegen Depression, Stimmungsschwankungen und Angst. Aletta Kraneveld und ihr Team von der Universität Utrecht, Niederlande, zeigten 2018 den Zusammenhang zwischen psychischen Erkrankungen und einem unausgewogenen Mikrobiom.

Eine Kombi aus *Lactobacillus acidophilus* und *Bifidobakterium bifidum* verbesserte in einer Studie die Symptome bei Depression. Gegen diese Krankheit helfen bei ausreichend hohen Vitamin-D-Spiegeln zusätzlich *Lactobacillus helveticus* und *Bifidobakterium longum*. Demnächst stellt sich vielleicht die Frage: Probiotika oder Antidepressivum? Wir dürfen gespannt sein.

Hormonregulation durch die Ernährung

Nicht nur das Mikrobiom liebt Ballaststoffe, Vollkornprodukte, grünes Gemüse und überhaupt frische und abwechslungsreiche Nahrungsmittel, sondern unser ganzer Organismus. Das gilt für alle Lebensphasen, aber insbesondere in der Perimenopause beugt eine ballaststoffreiche Ernährung einer Verstopfung vor, die sich durch den Östrogenmangel verstärken kann. Es ist auch sinnvoll, in dieser Zeit den Fokus vermehrt auf Lebensmittel mit antioxidativen Eigenschaften zu setzen. Sie schützen die Zellen vor Entartung und damit vor Krebs.

Ein echtes Superfood sind fermentierte Lebensmittel. Sie enthalten lebende Bakterien und unterstützen dadurch den Bakterienpool. Außerdem machen sie schlank. Der Erste, der das nachwies, war der chinesische Mikrobiomforscher Liping Zhao. Nachdem er für einen Forschungsauftrag in die USA gegangen war und vermehrt Fast Food gegessen hatte, kehrte er mit einem Übergewicht von 30 Kilo und schlechten Blutwerten nach China zurück. Daraufhin setzte er traditionelle chinesische Hausrezepte gegen Übergewicht auf seinen Speiseplan, vor allem fermentierte Bittermelone und chinesische Yamswurzel. Dadurch verlor er in zwei Jahren 20 Kilo, und auch seine Blutfette gelangten wieder in den Normbereich. Durch die fermentierten Lebensmittel hatte sich die Zusammensetzung seiner Darmflora verändert. In Studien an Mäusen bestätigte er später seine Beobachtung.

Wir stellen Ihnen hier fermentierte und weitere wichtige Lebensmittel vor, die in der Perimenopause den Körper schützen und das Gewicht regulieren.

Sauerteig im Trend

Sauerteigbrot und -brötchen sind in. Das ist eine gute Nachricht für unseren Darm und in der Folge für eine optimale Hormonproduktion durch die Darmbakterien. Sauerteig gehört wie u. a. Essig, Sauerkraut, Rohmilchkäse, Kefir, Tofu, Salami, Matjes-Hering und veredelte Teesorten, Whisky, Bier und Wein zu den fermentierten Lebensmitteln. Der Begriff *Fermentation,* der den Prozess der Nahrungsmittelveränderung durch Bakterien-, Pilz- oder Zellkulturen beschreibt, ist lateinisch und heißt *Sauerteig.* Schon im alten Ägypten und in Babylonien wurden Hefepilze zur Herstellung von Bier und Brot verwendet, und jahrhundertelang wurden auch Gemüse und Fleisch fermentiert. Das war eine gesunde Möglichkeit, ohne Kühlschrank Nahrungsmittel haltbar zu machen.

Weil bei der Fermentation die Ausgangsprodukte nicht erhitzt werden müssen, bleiben alle Vitamine und andere wichtige Inhaltsstoffe in diesen Produkten enthalten. Zusätzlich entstehen Probiotika, also lebende Bakterien zur Unterstützung der Darmflora. Dazu gehören u. a. Lactobazillen, die das Immunsystem stärken und zur Bildung von essenziellen Vitaminen wie Vitamin C und B12 beitragen. Auch in der Herstellung von Medikamenten wie Insulin, Hyaluronsäure, Streptokinase und Penicillin wird das Verfahren der Fermentation angewandt.

Einige Lebensmittel fermentieren sich selber, beispielsweise schwarzer Tee. Durch das enge Zusammenrollen unter feuchten Umständen werden die Pflanzenzellen in den Blättern gequetscht. Dadurch gelangen Enzyme, Phenole und andere Inhaltsstoffe an die Luft und reagieren mit Sauerstoff. Anderen Ausgangsstoffen wie Hopfen (Bier) oder Milch (Joghurt) werden Bakterien oder Pilze zugesetzt.

Fermentierte Lebensmittel wirken antioxidativ, antientzündlich und entgiftend. Sie senken den Cholesterinspiegel, fördern die Aufnahme von Eisen aus der Nahrung, beugen Thrombose vor, machen satt, regen die Verdauung an und verhindern Blähungen. Es gibt also viele gute Gründe, sie regelmäßig auf die Speisekarte zu setzen.

Fermentierte Lebensmittel, die wir u. a. empfehlen, sind: Soja- und Joghurtprodukte, Kombucha, Kefir, Sauerkraut, Joghurt und Kimchi. Kombucha ist ein kohlensäurehaltiger, fermentierter Grün- oder Schwarztee, der neben gesunden Bakterien auch Nährstoffe wie Folsäure und Eisen enthält. Kefir ist eiweißreich und sättigt gut. Damit die Bakterien im guten alten Sauerkraut ihre Kraft entfalten können, muss es roh gegessen werden. Sauerkraut ist außerdem reich an Vitamin C, Eisen, Folsäure, Ballaststoffen und Milchsäurebakterien. Joghurt mit Milchsäurebakterien essen Sie am besten als Naturjoghurt aus dem Glas; Früchtejoghurt kann zu viel Zucker und Zusatzstoffe enthalten. Bei Lactoseunverträglichkeit geht Kokos-, Lupinen- oder Sojajoghurt.

Die asiatische Küche ist reich an Fermentiertem: Kimchi ist ein traditionelles koreanisches Gericht aus fermentiertem Chinakohl, Ingwer, Knoblauch, Rettich und anderen Gemüsesorten. Es enthält Ballaststoffe, Vitamin A, B, C, Protein, Aminosäuren und Mineralien. Tempeh wird aus fermentierten Sojabohnen in Rollen- oder Würfelform hergestellt und schmeckt leicht nussig. Es enthält alle essenziellen Aminosäuren, Protein, Magnesium, Eisen, Phosphor und Kalium. Miso ist eine Paste aus fermentierten Sojabohnen, aus der unter anderem Miso-Suppe hergestellt wird. Tofu aus geronnener Sojamilch ist reich an Eisen, Vitamin B6, Calcium und Folsäure. Und er enthält wie alle Sojaprodukte Phytoöstrogene.

Mit Ballaststoffen leichter werden

Der Name ist eigentlich irreführend, denn Ballaststoffe sind das Gegenteil von Ballast. Sie liegen überhaupt nicht schwer im Magen und Darm, allerdings werden sie erst im Dickdarm verdaut. Und das ist klasse, denn sie sind die wichtigste Nahrung der guten Darmbakterien. Werden diese ausreichend mit Ballaststoffen gefüttert, bedanken sie sich auf ihre Art: Sie verhindern Verstopfung. Die kann in der Perimenopause zu einem großen Thema werden, denn Östrogenmangel verlangsamt die Stoffwechselprozesse im Darm. Die Nahrung braucht dann länger, bis sie verarbeitet und ausgeschieden wird. Es kommt allerdings darauf an, was Sie essen. Je weniger Weißmehl und je mehr Ballaststoffe, desto geringer ist die Gefahr, an Verstopfung zu leiden. Auch den Konsum von tierischem Protein wie in Milchprodukten und Fleisch kann man überdenken, denn sie müssen aufwändiger verdaut werden und bleiben entsprechend länger im Darm. Ballaststoffe helfen auch, überflüssiges Östrogen abzubauen und aus dem Körper auszuschleusen.

Sehr ballaststoffreich sind Hülsenfrüchte, Leinsamen, Dinkel, Hafer, Beeren, Trockenfrüchte, Nüsse und Gemüse, hier vor allem Kohlsorten und grünes Gemüse.

Gegen Obstipation hilft auch regelmäßige Bewegung, zwei bis drei Liter täglich trinken und pflanzliche Öle sowie Magnesium. Wir empfehlen einen Esslöffel Olivenöl zum Frühstück. Aus dem Ayurveda stammt die Empfehlung, morgens auf nüchternen Magen ein Glas warmes Wasser oder Ingwertee zu trinken. Das weckt die Lebensgeister des Darms.

SKB: »Im Rahmen eines Buchprojektes über das Mikrobiom habe ich in meiner Ernährung zwei, drei Dinge geändert: Ich schäume mir jetzt morgens Hafermilch auf für meinen Kaffee. Damit habe ich schon gleich eine gute Portion Ballaststoffe zu mir genommen. Abends gibt es keine Rohkost mehr, keinen Salat etc., denn die liegt über Nacht schwer im Darm. Ich knabbere nicht einmal mehr an einer Möhre. Da mir aufgefallen war, dass ich sowohl nach Rohkost als auch nach einer schweren Mahlzeit, beispielsweise einem Teller Pasta mit Sahnesauce, in letzter Zeit schlecht geschlafen habe – unruhig und oberflächlich –, gibt es jetzt abends eine Suppe oder ein Mozzarellabrot. Tatsächlich schlafe ich besser. Hinsichtlich meiner Suppenküche bin ich sehr erfindungsreich geworden. Das geht erstaunlicherweise schnell: alle Zutaten in den Topf, mit Wasser oder Brühe aufgießen, würzen, pürieren, fertig. Süßigkeiten – ich liebe Torten jeglicher Art – gibt es nach traditioneller Manier nur noch am Wochenende. Früher brauchte ich am Nachmittag unbedingt etwas Süßes, ich dachte, ich könnte sonst überhaupt nicht mehr klar denken. Das war vielleicht auch so, aber wenn man es seinem Körper erst einmal abgewöhnt hat, ist der Heißhunger auf Zucker nicht mehr so groß. Das kommt natürlich meinem veränderten Kalorienbedarf ab vierzig zugute. Überhaupt kommen heute Lebensmittel auf den Tisch, die ich früher nicht mochte, wie Oliven oder Honig.«

Tomaten und ungesättigte Fette gegen Krebs

Laut Adventist Health Study schützen Tomaten vor Eierstock- und Prostatakrebs. Ungesättigte Fette, wie sie in Oliven-, Raps-, Walnuss- oder Leinsamenöl zu finden sind, schützen vor Brustkrebs und anderen Krebsarten, vor Herzinfarkt, Schlaganfall und Diabetes. Essen Sie reichlich davon und verzichten Sie auf Butter oder Margarine. Letztere enthält Transfette (gehärtete Fette), die aus flüssigen Ölen lebensmitteltechnisch verändert werden. Dadurch bleibt die Margarine zwar streichzart, Transfette erhöhen aber die Spiegel von LDL-Cholesterin und Triglyceride, fördern Entzündungsprozesse im Körper, bewirken eine Insulinresistenz und besitzen ein erhöhtes Risiko für Herz- und Gefäßerkrankungen sowie bestimmte Krebsarten. In den USA sind Transfette darum bereits verboten, in Deutschland gelten Obergrenzen.

Wundergewürz Kurkuma

Würzen Sie mit Kurkuma. Sein Wirkstoff Curcumin verhindert Entzündungen und wirkt darum bei Gelenkentzündungen und chronisch entzündlichen Darmerkrankungen und hemmt möglicherweise das Wachstum von Krebszellen, vor allem im Darm und in der Prostata. Allerdings muss es dafür in großen Mengen (zwei Gramm täglich) gegessen werden. Wir empfehlen einen Teelöffel Kurkumapulver mit einer Prise Pfeffer, dieser fördert die Aufnahme.

SEB: »Ich hatte mir zunächst frisches Kurkuma bei unserem Gemüsehändler bestellt. Leider hat es mir überhaupt nicht geschmeckt und mir darüber hinaus eine Woche lang gelb verfärbte Finger beschert. Seitdem trinke ich täglich ein Glas warmes Wasser mit einem Teelöffel Kurkumapulver zusammen mit Ingwer, einer Prise schwarzem Pfeffer und dem Saft einer halben Zitrone. Im Winter gebe ich Sternanis dazu.«

Besser ohne tierisches Eiweiß

Milchkühe werden künstlich besamt, also trächtig, um ständig Milch geben zu können. Da sie fortwährend gemolken werden, gelangen die Schwangerschaftshormone von der Kuh in die Milch, ob aus normaler Produktion, aus Bio- oder Weideherstellung. Auch Schaf- oder Ziegenmilch enthält Hormone, allerdings oft in geringeren Mengen, da die Produktion hierzulande nicht in solchen riesigen Mengen vorangetrieben wird.

Alkohol macht nicht nur lustig

Einer geht noch? Lieber nicht! Galt das Glas Rotwein am Abend lange als gesundheitsfördernd, lassen neueste Daten nämlich vermuten, dass schon wenig Alkohol möglicherweise an der Entstehung einiger Krebsarten beteiligt ist.

Alkohol schützt tatsächlich leicht vor Herz-Kreislauf-Erkrankungen, da Traubenschalen das Antioxidanz Resveratrol enthalten. Das ist logischerweise auch in Trauben zu finden. Außerdem ist Alkohol eine echte Kalorienbombe, er wird besonders gerne zu Fett abgebaut. Und wir möchten hier noch einmal wiederholen: Alkohol fördert die Östrogendominanz und ist ein Zellgift, das u. a. die Schilddrüsenzellen schädigt. Unsere Empfehlung: Trinken Sie Alkohol in kleinen Mengen, bewusst und mit Genuss, essen Sie rote Weintrauben oder/und nehmen Resveratrol als Kapseln 400 mg einmal täglich.

Gönnen Sie sich eine Pause

Natürlich muss der Mensch essen. Aber nicht pausenlos. Mindestens vier Stunden Zeit sollte man dem Körper gönnen, ehe er sich mit dem nächsten Snack oder der nächsten größeren Mahlzeit beschäftigen muss. Ununterbrochenes Naschen führt zu Insulinspitzen, d. h. immer wieder sehr hohen Insulinspiegeln im Blut, und man schlittert einem Diabetes entgegen. So wie die Muskelmasse mit zunehmendem Alter abnimmt, so steigt der Blutzuckernüchternspiegel im Allgemeinen an. Die Höhe ist natürlich von den Ernährungsgewohnheiten, regelmäßiger Bewegung und dem Lifestyle (Stress, Schlaf) abhängig.

Essen Sie lieber drei große Mahlzeiten statt zehn kleine. Und vor allem, essen Sie regelmäßig, denn auch das Mikrobiom besitzt einen Biorhythmus. Wenn Frühstück oder Abendessen immer wieder ausfallen, bekommt es schlechte Laune. Erst recht, wenn das zu Heißhungerattacken mitten in der Nacht führt, denn da hat es eigentlich anderes zu tun. Auch berufs- oder freizeitbedingte Verschiebungen der Nahrungsaufnahme wie bei Schichtarbeit oder durch einen Jetlag sind beim Mikrobiom nicht beliebt. Das bringt die Stoffwechselvorgänge durcheinander und macht sich auf den Hüften bemerkbar.

Wir möchten hier zwei Arten des Fastens ansprechen, das Heilfasten und das intermittierende Fasten. Beim Heilfasten wird der Stoffwechsel langsamer, der Grundumsatz sinkt. Der Körper leert seine Reserven (Glykogen und Fett), weil die wichtigsten Körperfunktionen wie Herz-, Kreislauf- und Gehirnvorgänge usw. aufrechterhalten werden müssen. Zell- und DNA-Reparaturmechanismen springen an. Durch Fasten erholen sich die Hormonregelkreise, weil vor allem auch das Fett, das um die Bauchorgane herum angelegt ist, schmilzt und als Produktionsstätte z. B. von zu viel Östrogen wegfällt. Heilfasten über längere Zeit sollte aber unbedingt unter therapeutischer Aufsicht erfolgen. Die Gewichtsabnahme steht beim Heilfasten nicht im Vordergrund, sondern eindeutig der gesundheitliche Aspekt. Oft sind die zwei, drei Kilos, die verloren werden, nach wenigen Wochen wieder zugenommen.

Intermittierendes Fasten, auch als Intervallfasten bezeichnet, ist eine gesunde Art, sein Gewicht zu halten, und vor allem verschafft es den Körperzellen die nötige Zeit für Reparaturvorgänge. Das permanente Wegräumen von Stoffwechselprodukten aus der Nahrung ist nämlich für die Zellen purer Stress, und der kostet im Zweifel ein paar Lebensjahre. Darum gilt Intervallfasten als lebensverlängernd.

Beim Intervallfasten hat man tagsüber acht Stunden Zeit zum Essen und macht dann eine Pause von 16 Stunden. Das schafft man, indem die Zeiten für Abendessen oder Frühstück verschoben werden. Zum Beispiel isst man abends das letzte Mal um 18 Uhr und frühstückt erst wieder um zehn Uhr. Ein Kaffee morgens um sieben Uhr ist erlaubt.

Gewicht balancieren

Nun nähern wir uns einem für Frauen immens wichtigen Thema. Besonders mit Beginn der Perimenopause fragen sich mindestens zwei Drittel aller Frauen, wo die zusätzlichen Kilos eigentlich hergekommen sind. Viele Frauen stellen fest, dass der Zeiger der

Waage unmissverständlich darauf hinweist, dass die Figur sich verändert oder regelrecht aus den Fugen gerät. Die Frauen, die das ärgert, versuchen dann, nicht mehr zu essen als sonst oder sogar weniger, bewegen sich gleichermaßen oder mehr und nehmen trotzdem kein einziges Gramm ab. Das ist ziemlich frustrierend und ehrlich gesagt auch total ungerecht.

Die gutgemeinten Ratschläge von Freundinnen, Ärzten oder Diätratgebern: »Dann iss halt einfach weniger und beweg dich mehr«, sind nicht hilfreich. Na klar, ganz einfach, wäre ich von selbst nicht darauf gekommen, habe ich auch noch nicht versucht, denkt man wütend. Ganz so einfach ist es nämlich *definitiv* nicht. Eine Zwei-Wochen-Diät, nach der wir mit Mitte zwanzig wieder tipptopp in Form waren nach dem Austauschjahr in Spanien oder nachdem wir mit der Einnahme der Pille angefangen hatten, bringt heute meistens nur ein paar Alibi-Gramm weniger, also nix.

Was ist die Ursache für Übergewicht in der Perimenopause?

Dafür gibt es unterschiedliche Gründe: Zum einen benötigt der Körper Energie für das monatliche Wachsen der Eizelle, den Eisprung sowie die Umwandlung des Follikels zum Gelbkörper. Ab dem 35. Lebensjahr kommt es vermehrt zu anovulatorischen Zyklen, in denen kein Eisprung mehr stattfindet. Das Progesteron ist mit dafür verantwortlich, dass die Körpertemperatur um circa 0,5 Grad in der zweiten Zyklushälfte ansteigt, wenn ein Eisprung erfolgt ist. Fällt dieser Temperaturanstieg aus, wird die Energie, die sonst zur Wärmeproduktion benötigt wird, nicht verbraucht. Auch wenn viele Frauen den fehlenden Eisprung nicht bemerken, ist der Energieverbrauch trotzdem jetzt niedriger. Der Körper heizt sich in der zweiten Zyklushälfte um sieben Grad weniger auf, entsprechend weniger Kalorien werden verbraucht. Nach der Menopause verbrauchen Frauen circa 300 Kalorien am Tag weniger.

Zum anderen bewegen sich 70 Prozent der über 40-Jährigen nicht mehr so viel wie früher. Absinkende DHEA-Werte bremsen den Muskelaufbau, und das ist blöd, denn Muskeln sind der beste Fatburner.

Oft kommt es in diesem Alter auch zu einer Leptinresistenz: Die Zellen sprechen auf das Sättigungshormon Leptin nicht mehr an. Hunger wird zu einem ständigen Begleiter. Hier ist körperliche Aktivität das beste Mittel, um die Rezeptoren wieder ansprechbar zu machen und damit das Hungergefühl rechtzeitig zu dämpfen. Bewegung und achtsames Essen helfen, das Sättigungsgefühl wieder zu aktivieren.

Wie schon beschrieben, führt die Östrogendominanz zu Wassereinlagerungen und einer Fettumverteilung in Richtung Bauchfett. Fehlendes Progesteron hat Auswirkungen auf die Schilddrüsenfunktion und kann das Östrogen nicht mehr im Zaum halten.

Auch Stress führt bei vielen Menschen zu Übergewicht, das sieht man immer wieder an der gefürchteten Nebenwirkung, wenn Kortisonpräparate über lange Zeit eingenommen werden müssen. Zucker in Fertigprodukten, der gesellschaftlich akzeptierte Alkoholgenuss, Umweltgifte, eine vorwiegend sitzende Tätigkeit, zu wenig Bewegung – vieles kann sich über die letzten Jahre eingeschlichen haben und maßgeblich daran beteiligt sein, wenn es um das Thema Gewichtszunahme geht.

Neben der hormonellen Frage, ob eine Östrogendominanz vorliegt (eventuell durch einen Test klären lassen), sollte man auch überprüfen, ob eventuell eine Schilddrüsenunterfunktion, ein PCO-Syndrom, eine Insulinresistenz oder ein Diabetes vorliegt. Ist Ihr Mikrobiom gesund? Denn nach einer Antibiotikatherapie kann eine angeschlagene Darmflora alle Abnehmversuche boykottieren. Neueste Forschungen sehen auch in den Giftstoffen aus der Umwelt und im Mikroplastik Schuldige für tiefgreifende Störungen unseres Hormonsystems. Diese endokrinen Disruptoren irritieren die Sättigungshormone, die Speicherung und den Abbau von Fettzellen. Auch darum greift bei der modernen Frau die zweiwöchige Diät möglicherweise nicht mehr so ohne Weiteres.

Was bestimmt das Gewicht?

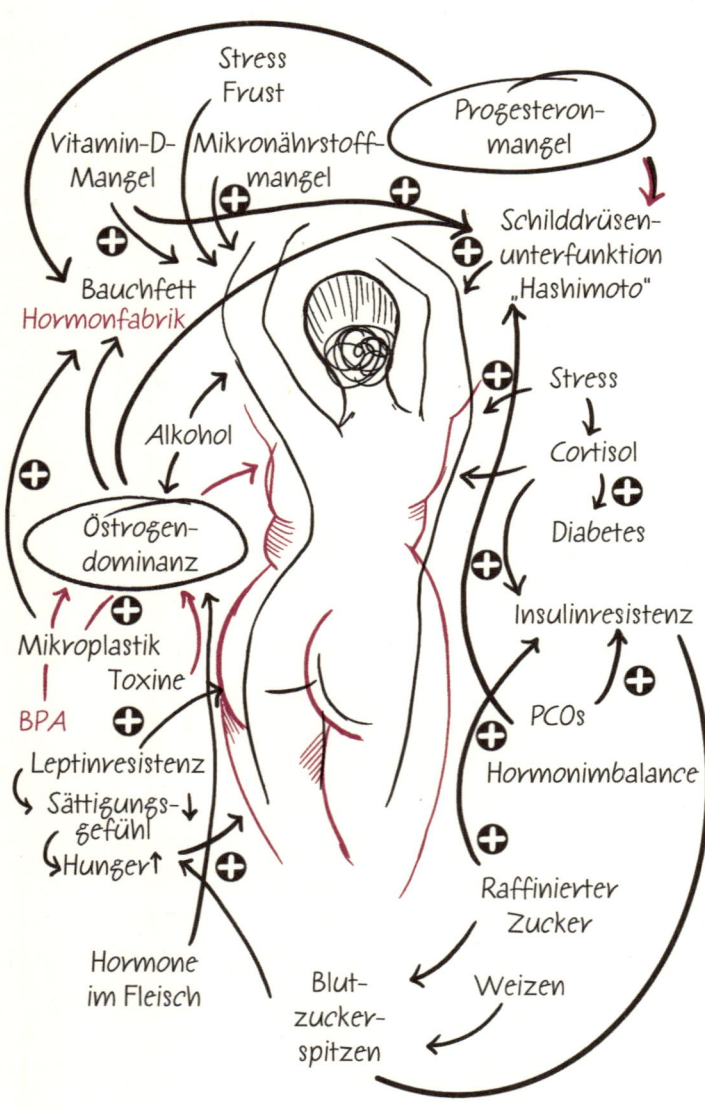

Stress
Frust

Vitamin-D-
Mangel

Mikronährstoff-
mangel

Progesteron-
mangel

Schilddrüsen-
unterfunktion
„Hashimoto"

Bauchfett
Hormonfabrik

Alkohol

Östrogen-
dominanz

Mikroplastik
Toxine

BPA

Leptinresistenz
Sättigungs-↓
gefühl
Hunger↑

Stress
Cortisol
Diabetes

Insulinresistenz

PCOs

Hormonimbalance

Raffinierter
Zucker

Hormone
im Fleisch

Blut-
zucker-
spitzen

Weizen

Die gute Nachricht lautet: Zu 80 Prozent kann das Gewicht durch die Lebensführung beeinflusst werden. Glücklicherweise hat sich ja schon die verheerende Anzahl der Zuckerstücke in Ketchup, Fruchtjoghurt und anderen Fertiggerichten herumgesprochen.

SEB: »Obwohl ich mittlerweile viel achtsamer geworden bin in Bezug auf Lebensmittel, staune ich immer wieder darüber, dass z. B. mein Lieblingsfeigensenf zu 89 Prozent aus Zucker besteht. Da gilt es also weiterhin, auf der Hut zu sein und sich nicht auf die gesetzlichen Vorgaben und Pläne der staatlichen Regulierung zum Wohle der Bevölkerung zu verlassen.«

Abnehmen ohne Stress

Wir empfehlen bewusst keine Diät, sondern plädieren für eine langfristige Ernährungsumstellung, in der hauptsächlich viel frisches Gemüse, Ballaststoffe und kalorienfreie Getränke wie Wasser und Tee auf dem Speiseplan stehen. Alles ist in Maßen erlaubt, auch die Currywurst rotweiß, wenn's mal sein muss, oder der Riegel Schokolade. Aber halt nicht jeden Tag. Es lohnt sich, Gewichtsprobleme ganzheitlich anzugehen: entgiften, Stress reduzieren, die Ernährung umstellen, sich regelmäßig bewegen, gut und ausreichend lange schlafen sowie hormonelle Dysbalancen angehen und therapieren. Außerdem ist es hilfreich, auch hier gnädig mit sich selbst zu sein. Bitte kein Bodyshaming! Seien Sie nicht so unbarmherzig zu sich, hängen Sie die Messlatte nicht zu hoch. In den Vierzigern muss man nicht mehr aussehen wie auf der Interrailreise vor 25 Jahren oder wie die eigene 15-jährige Tochter.

Wer abnehmen möchte, sollte sich als Erstes die Frage stellen, warum er isst. Okay, wir müssen essen, logisch, sonst kollabiert das System. Aber wer zu viele Kilos auf die Waage bringt, hat mehr Kalorien gegessen, als er verbraucht. Das ist leider eine unumstößliche Tatsache, da kann man rechnen, wie man will, und sich selbst die fünfte Scheibe Weißbrot schönreden hilft leider nichts.

Warum die Kalorien nicht verbraucht werden, ist eine ganz andere Frage. Ist dies einer Krankheit geschuldet wie bei einer Unterfunktion der Schilddrüse oder der Gewohnheit, seit Jahrzehnten täglich die gleiche Kalorienmenge zu essen, obwohl der Körper mit vierzig nicht mehr so viele Kalorien verbrennen kann, weil er weniger Muskelmasse besitzt? Verbraucht man vielleicht weniger Kalorien, weil man sich durch den neuen Job viel weniger bewegt? Ist der Stoffwechsel langsamer geworden, weil man in der Menopause ist? Das sind alles begründete Fragen. Der Körper lässt sich nicht in eine vorgefertigte Form pressen und reagiert daher nicht auf Knopfdruck und auch nicht auf dieselbe Weise wie der Körper der Nachbarin. Jede Frau ist anders, darum sind auch die Ursachen für Übergewicht individuell.

Eine falsche oder zu üppige Ernährung sowie Bewegungsmangel gehören natürlich dazu. Die Gene spielen aber ebenso eine Rolle wie der Hormonstatus, das Alter, Stress, eine Übersäuerung, eine mögliche Toxinbelastung und Nährstoff- oder Vitaminmangel. Apropos: In letzter Zeit haben gleich mehrere Studien darauf hingewiesen, dass ein Vitamin-D-Mangel zu Übergewicht beitragen kann.

Aber noch einmal zurück zur Eingangsfrage: Warum essen Sie?

Essen kann Sehnsucht sein: Der Geruch eines Sonntagsbratens erinnert an die glückliche Kindheit, der Duft von Calamari an die Ruhe im Sommerurlaub in Italien, die Crème brulée an die große Liebe in Paris. Essen kann Geselligkeit sein: Der Kartoffelsalat erinnert an Freunde in Ausbildungs- oder Studententagen, das Fünf-Gänge-Menü an die feierliche und ausgelassene Stimmung auf der eigenen Hochzeit. Essen kann Belohnung sein: Eine Käseplatte mit einem Glas Rotwein steht für die Stimmung beim Abendessen in der Familie nach einem anstrengenden Arbeitstag:

ankommen, abschalten, sich zurücklehnen. Essen kann Zuneigung sein: Der Partner überrascht einen mit dem Lieblingsgericht. Essen kann trösten: Die Tüte Chips oder der Becher Schokoladeneis helfen gegen Liebeskummer oder Einsamkeit.

Essens-Tagebuch

Wie soll ich wissen, warum ich esse, und warum ist das wichtig? Probieren Sie's aus! Führen Sie ein Essens-Tagebuch über zwei Wochen. Es ist sehr spannend, was dabei herauskommt. Vor allem deckt so ein Essens-Tagebuch Ursache und Wirkung auf und hilft, bewusster zu essen oder es eben auch mal zu lassen. Sie werden das Schema erkennen, wann Sie immer wieder zu Ungesundem greifen oder wie viele Kalorien Sie zwischendurch zu sich nehmen.

Wobei werden Sie schwach? Für was steht Essen stellvertretend? Wie ist Ihre Stimmung in der Situation, wenn Sie essen? Notieren Sie zu dem Gericht oder dem Snack Ihre Gefühle: Wie viele Kalorien braucht es, damit Sie sich satt fühlen, sich nicht mehr gestresst fühlen, wütend oder einsam? Wie oft haben Sie ein schlechtes Gewissen, wann spüren Sie Lust beim Essen? Essen Sie nur allein und in Gesellschaft halten Sie sich zurück (damit niemand denkt, Sie wären zügellos) oder umgekehrt?

Ein Eintrag könnte lauten: *Heute keine Zeit zum Mittagessen, Besprechung fing später an und dauerte länger, Schuld des Chefs. Der hatte eine Laune! Um 15 Uhr dann Kantine schon geschlossen. Ich total frustriert und fast Kreislaufzusammenbruch, so unterzuckert. In der Cafeteria wie immer nur belegte Brötchen mit Salami und Schokoriegel. Zwei Brötchen und drei Schokoriegel zum Kaffee, das hatte ich mir verdient nach dieser Zumutung.*

Wenn Sie die Fallen aufspüren, sind Sie für die nächste Stresssituation gewappnet, indem Sie eine Dose mit Rohkost oder ein Vollkornbrötchen dabeihaben, anstatt auf Fast Food oder Schokoriegel zurückgreifen zu müssen. Wenn Sie Ihr Schema F durchschauen, dann können Sie Ihrem Körper beibringen, dass jetzt nicht das Aufputschmittel *Cappuccino mit zwei Teelöffel Zucker* auf dem Programm stehen muss, sondern viel eher die Entspannungsnummer *Tasse grüner Tee*. Sie haben die Chance, Ihr Gehirn umzuprogrammieren.

Noch ein Eintrag: *Heute Frühschicht. Wieder Stau auf der A 40, wusste, dass ich es nicht rechtzeitig schaffe. Total gestresst. Daraufhin schon um sieben Uhr mein Mittagessen aus der Tupperdose verputzt. Dafür am Mittag in die Kantine, Gulasch mit Kartoffelpüree und Pommes extra. Was sollte ich tun?*

Motivation ist alles

Warum möchten Sie abnehmen? Wozu auf die leckere Pasta am Abend und das Glas Rotwein verzichten? Das ist nicht nur eine gute Frage, es ist die alles entscheidende Frage, um eine Diät durchzuhalten. Denn ganz ehrlich, warum sollte ich mich kasteien, wenn ich keinen wichtigen Grund habe?

Warum möchten Sie Gewicht verlieren? Weil dadurch Ihr Blutdruck sinkt und Sie keinen Schwindel mehr haben werden? Weil sich Ihr Blutzucker normalisiert und Sie auf das Blutzuckermedikament verzichten oder die Dosis reduzieren können? Weil eine Feier bevorsteht, für die Sie unbedingt wieder in Ihr Lieblingskleid passen möchten? Weil Sie sich selbst schlank wohler fühlen/ schöner finden? Weil Sie dann mit Ihrem Sohn oder Ihrer Tochter/ Ihrem Mann wieder joggen gehen/Tennis spielen können, ohne aus der Puste zu geraten?

Finden Sie den allerbesten Grund! Schreiben Sie ihn auf ein Post-it und heften ihn an den Badezimmerspiegel oder an den Kühlschrank. Motivation ist alles!

Viele Studien belegen, dass soziale Kontrolle die Chancen erhöht, dass Sie Ihr Wunschgewicht nach einer Diät langfristig halten. Spannen Sie Freunde und Familie ein und erlauben Sie diesen, Ihnen auf die Finger zu klopfen, wenn Sie aus Gewohnheit oder Lust zu Cola, Limonade, Schokolade, Croissant, der Flasche Rotwein oder dem zweiten Teller Pasta greifen wollen.

Der Weg ist das Ziel

Seien Sie nicht zu ungeduldig und nicht zu ehrgeizig, wenn Sie abnehmen. Sicher kann man ein paar Pfunde noch schnell vor dem Sommerurlaub verlieren, damit man sich im Bikini wohler fühlt und Platz ist fürs Schlemmen.

Ein wissenschaftlich nachgewiesener realistischer Erfolg – mit hoher Wahrscheinlichkeit ohne langfristigen Jojo-Effekt – sind zehn Kilo weniger in einem Jahr. Das ist vor allem gesund, messbar an deutlich erniedrigten Blutzucker-, Blutfett- und Blutdruckwerten z. B. bei einem Gewichtsverlust von 100 auf 90 Kilogramm. Eine Studie der University of Massachusetts konnte nachweisen, dass Diäten mit weniger als 1000 Kalorien am Tag schlechte Laune, Konzentrationsstörungen und Hungerattacken hervorrufen und darum vermehrt zu Diätabbrüchen führen. Kasteien Sie sich also nicht unnötig.

Essen Sie regelmäßig, am besten immer zu den gleichen Uhrzeiten – auch am Wochenende. Dann vertraut der Körper darauf, dass es immer wieder Nahrung gibt und er nicht für schlechte Zeiten auf Vorrat essen muss oder im Nachhinein über die Stränge schlägt. Das entspannt Ihr Gehirn; Essen ist dann kein Stress, sondern Fürsorge.

Verzichten Sie darum auch nicht auf eine ganze Mahlzeit. Damit geht das Abnehmen eventuell kurzfristig schneller, aber nicht langfristig. Die schnell verlorenen Kilos holt sich der Körper zurück.

Einige künstliche Zusatzstoffe in Lebensmitteln führen zu leichten Gewichtszunahmen, einem Anstieg des Körperfetts und erhöhten Blutzuckerwerten. Essen Sie darum lieber alles frisch zubereitet.

Vitamin D als Abnehm-Booster

Im American Journal of Clinical Nutrition (AJCN) wurde eine Studie veröffentlicht, in der Frauen, die während einer Diät zur Gewichtsabnahme unterstützend Vitamin-D-Präparate bekamen, mehr Gewicht verloren als die Frauen, die kein Vitamin D einnahmen.

Ein niedrigerer Blutdruck, ein reduzierter Blutzucker- und Insulinspiegel sowie ein niedriger Blutfettspiegel waren bei den Studienteilnehmern ausgeprägter, die während ihrer Diät Calcium und Vitamin D eingenommen hatten. Man stellte auch fest, dass Menschen aus Asien deutlich mehr zu Übergewicht und Insulinresistenz neigen, wenn sie an einem Vitamin-D-Mangel leiden.

Wissenschaftler vermuten, dass das Vitamin D Signale zur Fettverbrennung aussendet, indem es über spezielle Vitamin-D-Rezeptoren an den Fettzellen steuert, ob das Fett zu Energie verbrannt wird oder nicht. Im letzteren Fall wird es dann für schlechte Zeiten auf den Hüften gehortet. Wir raten dazu, dass Sie Ihren Vitamin-D-Spiegel vor Beginn der Diät bestimmen lassen und gegebenenfalls einen Mangel ausgleichen.

Sternchen für die Traumfigur

Eine berühmte amerikanische Studie bewies als erste die Bedeutung der Darmflora für das Körpergewicht: Normalgewichtige Mäuse, denen man die Darmflora übergewichtiger Mäuse transplantiert hatte, wurden trotz Diät dick. Schwedische Wissenschaftler erbrachten den Nachweis, dass übergewichtige Menschen zum einen eine weniger variantenreiche Darmflora besitzen. Zum anderen leben in ihrem Darm vermehrt Bakterienarten, die spezielle Kohlenhydrate verstoffwechseln, die ihrerseits an Körperfettzellen weitergegeben werden.

Inzwischen ist man noch einen Schritt weiter: Man weiß, dass eine einzige Darmbakterienart das Gewicht beeinflussen kann. Übergewichtige Menschen haben weniger Bakterien des Stammes

Bacteroidetes und mehr *Firmicutes*. Umgekehrt schützt *Akkermansia muciniphila* vor Fettleibigkeit. Bei einem normalgewichtigen Menschen kommt dieses Bakterium zu drei bis fünf Prozent in der Darmflora vor, bei Übergewichtigen seltener.

Die gute Nachricht lautet: Die Zusammensetzung der Darmflora können wir über die Nahrung aktiv steuern. Fermentierte Lebensmittel, Probiotika und Präbiotika wie die schon erwähnten Ballaststoffe sorgen für ein ausgeglichenes Mikrobiom. Die Bakterien stellen bei dieser guten Ernährung selbst Stoffwechselprodukte her, u. a. kurzkettige Fettsäuren mit antientzündlichen Eigenschaften, entzündungshemmende Zuckerverbindungen und Stoffe, die das Darmgewebe stabilisieren. Das alles reguliert zusätzlich das Gewicht.

Außerdem sind komplexe Zuckermoleküle, sogenannte Lipopolysaccharide, Bestandteil der Zellwand von gramnegativen Bakterien. Bei einer zuckerreichen Ernährung vermehren sich diese Bakterien im Darm und bewirken, dass Zucker in Fettzellen gespeichert wird statt verbrannt. Eine sehr fettreiche Ernährung verändert die Zusammensetzung des Mikrobioms, die Darmschleimhaut wird durchlässiger. Toxine gelangen ins Blut und können Entzündungsreaktionen auslösen.

Französische Wissenschaftler des MICALIS-Instituts bei Paris untersuchten Mäuse mit einem Gendefekt für das Hormon Leptin. Das reguliert den Appetit, indem es die Information weitergibt: »Fettspeicher ausreichend gefüllt.« Man beobachtet auch bei übergewichtigen Menschen, dass diese Rückkoppelung nicht ausreichend funktioniert. Diese Menschen haben einfach permanent Hunger. Studien bestätigen den Verdacht, dass eine andere Darmflora-Zusammensetzung womöglich zu einer besseren Nahrungsverwertung beiträgt und die Nährstoffe darüber hinaus auch leichter als Fett abgespeichert werden.

Warum Sport jetzt unverhandelbar ist

Bewegung jeder Art unterstützt den Stoffwechsel und hält vor allem den Insulinspiegel auf einem gleichmäßigen Niveau. Der Stoffwechsel verlangsamt sich ab dem vierzigsten Lebensjahr vor allem darum, weil die Muskelmasse natürlicherweise abnimmt. Damit verliert der Körper seinen besten Kunden für den direkten Verbrauch von Kohlenhydraten. Wahrscheinlich haben Sie sich schon gewundert, warum Sie im Gegensatz zu früher die Erdbeertorte mit Sahne nicht mehr in einer Stunde Workout wegtrainiert bekommen, sondern nun zwei oder mehr Stunden dafür benötigen. Weniger Muskelmasse ist der Grund. Neben Ausdauersportarten wie Joggen oder Radfahren empfehlen wir darum ein gemäßigtes Muskelaufbautraining zwei bis drei Mal in der Woche. Achten Sie auf ausreichend hohe Gewichte in Absprache mit dem Fitnesstrainer.

Zwischendurch gesündigt? Weitermachen, als wäre nichts gewesen!

Erstens: Wenn es sein muss, den Muffin essen oder das Eis. Zweitens: Trotzdem nicht aufgeben, sondern nach dem Frustanfall stur mit dem Abnehmen weitermachen, so lange, bis das Traumziel erreicht ist.

Drittens: Es hilft, sich ein Wohlfühl-Limit zu setzen. Ab welcher Gewichtszunahme beginnen Sie, sich unwohl zu fühlen oder auch ärgerlich zu sein, oder sagen aus gesundheitlichen Gründen: Stopp. Das bedeutet nicht, dass Sie schwach sind oder versagt haben. Allen anderen Menschen ergeht es auch so. Streichen Sie ein Abendessen, verordnen Sie sich selbst einen oder zwei Diät-Tage oder beginnen Sie, wieder regelmäßig mehr Sport zu treiben. Sie werden sehen, dass die Pfunde dann ganz rasch wieder ins Lot kommen.

Hunger, Appetit oder nur zu wenig getrunken?

Fragen Sie sich auch, wenn Sie Appetit haben, ob das stimmt. Hunger wird nämlich oft mit Durst verwechselt. Viele Menschen essen darum zu viel und trinken zu wenig. Trinken sie ein Glas Wasser, wenn Sie meinen, Sie müssten außer der Reihe etwas naschen. Immer noch Hunger?

Wenn Sie hungrig sind, gehen Sie *nicht* einkaufen. Ein Uralt-Trick, der aber immer wieder funktioniert: Wenn Sie hungrig einkaufen gehen, landet nicht nur das, was auf dem Einkaufszettel steht, im Einkaufskorb, sondern noch viel mehr (Süßes, Salziges, Ungesundes, Leckeres), wetten?

Und: Wenn es Ihre Zeit erlaubt, dann lieber die Lebensmittel jeden Tag frisch einkaufen. So besteht keine Gefahr, dass Sie bei Heißhunger eventuelle Vorräte verputzen. Die sind dann nämlich schlicht und einfach nicht vorhanden.

Kanadische Forscher fanden heraus, dass acht Stunden Schlaf für das Idealgewicht, nun ja, ideal sind. Viel weniger oder mehr kann zu Übergewicht führen. Bei wem der Schlaf über Jahre zu kurz kommt, der hat ein fast 30 Prozent höheres Risiko, in sechs Jahren fünf Kilo zuzunehmen. Bei Schlafmangel fehlt das Hormon Leptin, das sättigt, und gleichzeitig wird zu viel appetitanregendes Ghrelin gebildet. Wer kennt das nicht nach einer durchfeierten Nacht: Da isst man gerne die doppelte Portion Bratkartoffeln mit Spiegelei.

Early birds verbrauchen mehr Kalorien. In der Tat essen Langschläfer durchschnittlich 250 Kalorien mehr als Frühaufsteher. Außerdem essen sie mehr Fast Food, später am Abend und haben weniger Zeit für Sport.

Die Waage scheint kaputt zu sein? Das täuscht!

Auf der Waage tut sich seit Tagen nichts mehr oder Sie haben sogar wieder zugenommen? Der erste Gewichtsverlust von ein paar Kilo ist meist nur ausgeschwemmte Flüssigkeit aus dem

Gewebe, denn die Kohlenhydratspeicher in Leber und Muskeln binden sehr viel Flüssigkeit. Diese werden bei Essenskarenz als Erste angegriffen. Auch wenn die Pfunde später langsamer purzeln oder gar nicht mehr: Scheren Sie sich nicht um die Zahl auf der Waage, die täuscht. Vor allem, wenn Sie abnehmen und Sport treiben, wird Fett in Muskeln umgebaut, und die wiegen schwerer. Ihr Gewicht unterliegt außerdem aufgrund von Hormonausschüttungen, Stoffwechselvorgängen usw. normalen Schwankungen. Experten raten darum vom täglichen Wiegen ab, einmal wöchentlich reicht.

Ich bin eingeladen – da kann ich nicht Nein sagen

Bereiten Sie sich mental auf Diät-Fallen wie Familienfeste, Partys oder Geburtstagsfeiern, Betriebsausflüge oder berufliche Essenseinladungen vor. Die Gefahren: Fondue-Saucen, Schokoladenbrunnen, All-you-can-eat-Brunch, Dessertbuffet, Beilagen. Unser Tipp: Tricksen Sie Ihr Gehirn aus, nehmen Sie einen kleinen Teller, der sieht gefüllter aus. Verzichten Sie auf fette Saucen, wählen Sie Obst statt Dessert oder Käse, trinken Sie maximal ein Glas Alkohol. Wenn das alles nichts hilft, lassen Sie fünfe gerade sein und machen Sie am Tag nach dem Fest weiter mit Ihrer Diät.

Ein Tipp für Exraucherinnen

Bis zu sieben Kilo nehmen circa 80 Prozent der Exraucher an Gewicht zu. Wahrscheinlich erholen sich gewisse Darmbakterien durch das ausbleibende Gift und verwerten die Nahrung wieder besser. Die Bakterien, die sich da erholen, heißen *Proteobacteria* und *Bacteroidetes* und auch *Firmicutes* und *Actinobacteria*, also die Arten, die bei übergewichtigen Menschen reichlich vorhanden sind. Essen Sie, wenn Sie mit dem Rauchen aufhören und eine große Gewichtszunahme vermeiden wollen, vermehrt präbiotische Lebensmittel und Ballaststoffe.

Und zum Schluss noch die Lösung eines Rätsels

Eine Banane enthält genauso viele Kalorien wie ein Riegel Vollmilchschokolade, trotzdem machen fünf Bananen eher nicht dick. Warum? Die Kohlenhydrate bzw. pflanzlichen Fettsäuren der Banane verputzen unsere Darmbakterien für ihren Eigenbedarf, die tierischen Fette in der Schokolade gelangen in die Körper- und Fettzellen.

Hormone regulieren über Bewegung

Da bekanntermaßen Bewegung eine Diät sinnvoll unterstützt, aber auch für alle anderen Wechseljahresbeschwerden ein Wundermittel ist, wollen wir uns nun diesem Thema widmen. Keine Angst, wir erwarten nicht von Ihnen, dass Sie sich für den nächsten Marathon anmelden sollen.

Wir möchten dieses Kapitel mit der Geschichte von Alexandra beginnen, denn dieser Aha-Moment kam uns bekannt vor:

Patientengeschichte: Das veränderte Körpergefühl

Alexandra, 40 Jahre alt, Verkäuferin, suchte den Umkleidebereich eines schwedischen Bekleidungsherstellers auf. Über eine ganze Wand erstreckte sich der obligatorische Spiegel. Wie eitel unsere Gesellschaft geworden ist, dachte Alexandra beim Vorübergehen. Als wäre die Selfie-Manie noch nicht genug. Doch Moment mal, wer war diese Frau? Sie schaute sich um, da war niemand außer ihr. Lag es am Licht? In jedem Fall konnte sie es kaum fassen, dass sie diese Person da im Spiegel sein sollte. Sie bekam einen Schreck, weil das Bild der Frau, die sie anstarrte, so gar nichts mit der Erinnerung an ihren eigenen Körper zu tun hatte. Okay, ihr war schon seit einiger Zeit klar, dass sie nicht mehr den Body einer 30-Jährigen hatte, und schließlich war sie auch kein Supermodel. Aber wann hatte sich ihr Körper so enorm verändert? Der Busen war größer geworden, die Hüften ausladender. Sie konnte es sich nicht verkneifen, die Haut an den Oberschenkeln zusammenzudrücken. Das war früher gar nicht gegangen. Oje. Frustriert und enttäuscht drehte sie dem Spiegel den Rücken zu. Merkwürdig: Die Waage hatte doch vor nicht allzu langer Zeit gar nicht so viel mehr angezeigt ...«

Viele Frauen haben in ihren Vierzigern so viel um die Ohren, dass sie ihren Körper über lange Jahre im wahrsten Sinne des Wortes aus den Augen verloren haben. Die Veränderungen registrieren sie dann »plötzlich«, so als hätte sich der Körper über Nacht verwandelt. Was natürlich so nicht stimmt, die Veränderungen nehmen sich ihre Zeit.

Mit weniger Bewegung fängt es meistens an. Als Erstes wird der Sport gestrichen. Sich aufraffen, die Tasche packen, zu welchem Sportkurs oder Fitnessstudio auch immer hinfahren müssen, das nimmt Zeit in Anspruch. Danach duschen, zurückfahren müssen – die Stunde oder zwei, die das kostet, spart man sich lieber. Man ist gestresst genug, erschöpft auch, die Energie lässt zu wünschen übrig. Und irgendwann steht man dann »plötzlich« vor einem Ganzkörperspiegel, den man zu Hause ja nicht unbedingt hat, und wundert sich. Mehr Fett hat sich angesetzt, die Muskeln und das Gewebe sind einfach schlaffer geworden.

Und das hat nicht nur Auswirkungen aufs Erscheinungsbild. Besonders das Bauchfett wird rasch zur schädlichen Hormonfabrik, fördert Entzündungen und wirbelt unsere Hormonbalance durcheinander. Schwache Muskeln bedeuten frühere Ermüdung und weniger Reserven. Man kommt schneller aus der Puste und hat immer weniger Lust, sich zu fordern. Es ist ja eh schon alles anstrengend genug.

Von den 30- bis 59-jährigen Deutschen treiben mehr als die Hälfte gar keinen Sport, bei den über 40-jährigen Frauen sind es sogar mehr als 70 Prozent. Dabei wäre es in dem Alter das Sinnvollste, die Joggingschuhe oder den Badeanzug schnellstmöglich aus dem Schrank zu holen. Bewegung hilft nachgewiesenermaßen gegen fast alle Beschwerden, die mit einem Östrogenmangel in der Perimenopause zusammenhängen. Regelmäßiger Sport (oder auch nur eine Stunde tägliches Spazierengehen) reduziert das Risiko u. a. für Hitzewallungen, diffuse Muskelschmerzen, Schlafstörungen, Gewichtszunahme, ist ein Anreiz für den Knochenaufbau und verhindert darum Osteoporose, schützt vor Herz-Kreislauf-Beschwerden und vor fast allen Krebsarten! Gerade für uns Frauen gilt: Brustkrebsschutz ist sportlich, regelmäßige Bewegung senkt die Brustkrebsrate. Interessant sind auch die neuesten Untersuchungen in Bezug auf unser Sättigungshormon Leptin. Bei Übergewicht ist das Hormon aus den Fugen geraten; Sport kann die Wirkung von Leptin im positiven Sinne wieder geraderücken und normalisiert darum das Hungergefühl und hilft beim Abnehmen.

Bewegung, Ausdauer und Kraft sicherten von Beginn an das Überleben unserer Spezies. Der Urmensch legte am Tag mehr als 20 Kilometer zurück. Wer vor dem Säbelzahntiger nicht schnell genug weglaufen und auf einen Baum klettern konnte, wurde aufgefressen, noch bevor er Nachwuchs zeugen konnte. Blöd gelaufen oder eben nicht schnell genug gelaufen. Unser Körper schreit darum genetisch geradezu nach Bewegung, denn dadurch werden alle Stoffwechselprozesse optimal angeregt und jede Zelle mit Sauerstoff versorgt. Sport baut Muskeln auf, und diese sind neben dem Gehirn der wichtigste Kalorienvernichter.

Die weibliche Muskulatur ist der männlichen unterlegen oder sagen wir mal, wir sind schmaler gebaut. Das muskelaufbauende und -erhaltende Testosteron sinkt bei den meisten Männern im Alter sehr langsam ab, darum formen die Muskeln länger deren Körpersilhouette, außer, der Mann entscheidet sich für den Bierbauch.

SEB: »Ein befreundeter, überaus drahtiger Orthopäde, der mit 55 Jahren mehrmals im Jahr noch Marathon läuft, erzählte mir, dass er so viel Sport machen würde, weil er in seinen langen Berufsjahren gesehen hat, dass der Bewegungsapparat zum einschränkenden Faktor für die Lebensqualität wird.«

Viele Menschen können sich aufgrund von Rückenschmerzen und Arthrose nicht mehr bewegen. Ihre Schmerzen behindern dann die Beweglichkeit und schränken sie ein, so wie früher Frauen in ein Korsett gezwängt wurden. Menschen mit guter Rumpfstabilität haben weniger Rückenschmerzen, an denen laut DAK-Gesundheitsreport (2017) jeder dritte Erwachsene öfter oder ständig leidet. Frauen in den Wechseljahren gehören eindeutig dazu, oft treten diffuse Rückenschmerzen durch Östrogenmangel bei ihnen überhaupt das erste Mal im Leben auf.

SKB: »Mit Anfang vierzig hatte ich drei Jahre hintereinander jedes Mal im Frühjahr eine Rückenschmerzepisode. Das war nicht lustig, dauerten die Schmerzen doch trotz Physiotherapie immer mehrere Wochen. Kaum hatte ich einen Blumentopf im Garten verschoben, mich am Rücken verkühlt, zu lange gesessen oder manchmal auch nur eine unglückliche Bewegung gemacht, ging es wieder los. Leider bin ich eine faule Socke, aber ich kam nicht drum herum, mich auf die Yogamatte fallen zu lassen und nach grummeligen fünf Minuten Toter-Mann-Spielen doch die Rückenübungen, die mir der Physiotherapeut gezeigt hatte, durchzuführen. Dafür lag ich auf dem Bauch und musste abwechselnd den rechten ausgestreckten Arm und das linke ausgestreckte Bein mehrere Zentimeter über dem Boden halten, mindestens zehn Sekunden lang, besser noch 30. Dann die Gegenseite, zehn Durchgänge. Danach war die Bauchmuskulatur dran, denn ohne Gegenspieler hat die Rückenmuskulatur keinen Halt. Das war anfangs eine Quälerei! Aber kleinlaut muss ich zugeben, es hat sich gelohnt.«

Wer über einen guten Muskeltonus verfügt, hat auch ein anderes Körpergefühl und Wohlbefinden. Das bedeutet im Falle der mangelnden Aktivität: »Wozu brauche ich Muskeln, wenn ich im Bett liege oder den lieben langen Tag auf einem Stuhl am Schreibtisch sitze? Die Energie, die die Muskeln verbrauchen, kann ich anders anlegen, also weg mit ihnen.« Eine Studie der Medizinischen Universität Kopenhagen – allerdings an Männern – zeigte, dass schon nach zwei Wochen körperlichem Nichtstun die Muskelmasse bei jüngeren Männern bis 30 Jahren um ein Drittel schrumpfte, bei Männern ab 60 Jahren um ein Viertel. Um die verlorenen Muskeln wieder aufzubauen, reichten sechs Wochen nicht aus.

Nach einer Woche ohne Sport hat man sich bestimmt schon einmal gewundert, dass die Jeans an den Oberschenkeln lockerer sitzt. Das ist meistens nicht auf einen Gewichtsverlust zurückzuführen, sondern tatsächlich auf Muskelabbau. Die Muskelmasse verringert sich kontinuierlich ab dem 30. Lebensjahr um fünf Prozent alle zehn Jahre. Mit fünfzig hat man also zehn Prozent weniger Muskeln als mit dreißig. Das ist zum Teil biologisch begründet, aber eben nur zum Teil. Und damit wären wir wieder bei der mangelnden Bewegung.

Die schadet nicht nur den Muskeln, sondern auch dem Stoffwechsel und dem Herz- und Kreislaufsystem sowie vielen Organen. Vor allem fährt das Immunsystem auf Sparflamme, Infektionen und Fettzellen nehmen zu. Der Teufelskreis heißt: Je mehr Gewicht, desto weniger Muskeln. Jedes Kilo aber, das man mit sich trägt, erschwert das Spazierengehen oder das Hinterherjagen nach dem Tennisball. Gewicht drückt auf die Gelenke, mangelnde Bewegung sorgt für Knochenabbau. Da will man sich gleich schon gar nicht mehr von seinem Stuhl erheben, auf dem man sowieso mindestens acht Stunden im Büro sitzt. Nicht umsonst spricht man heute davon, dass Sitzen das neue Rauchen ist. So dramatisch gesundheitsgefährlich wird Bewegungsmangel inzwischen von Experten eingeschätzt.

Hier die tolle Positivliste, denn mit kaum etwas anderem kann man so viel auf einmal im wahrsten Sinne des Wortes »bewegen«:
- Bewegung senkt das Risiko für Herz-Kreislauf-Erkrankungen, Bluthochdruck, hohe Cholesterinwerte, erhöhte Blutzuckerspiegel, Arteriosklerose, Schlaganfall. Sport schützt vor Diabe-

tes, weil der Zucker aus dem Blut in die Muskelzellen gebracht und dort verbrannt wird. Das normalisiert den Insulinhaushalt und beugt einer Insulinresistenz vor.

- Logischerweise werden durch Bewegung Kalorien verbrannt und bei ausreichender Bewegung auch die in Form von Körperfettreserven gespeicherte Energie: ein schöner Abnehmeffekt. Der positive Effekt der Bewegung macht sich bis auf Zellebene bemerkbar.

- Bewegung ist ein Reiz für den Knochenaufbau. Optimal sind Ausdauer- und Krafttraining, dadurch bleibt die Knochendichte erhalten, und man beugt einer Osteoporose wirkungsvoll vor. Da die Muskeln an der Wirbelsäule gestärkt werden, leiden Frauen, die regelmäßig Sport treiben, weniger unter Rückenschmerzen. Der wichtigste Stabilisator für den Rücken sind die Bauchmuskeln. Je besser diese trainiert sind, desto mehr Halt haben auch die Rückenmuskeln. Das kann man sich vorstellen wie zwei Gewichte, die sich gegenseitig stützen. Nehme ich eins weg, plumpst das andere um.

- In unseren Gelenken befindet sich Gelenkschmiere, die verhindert, dass die Gelenkenden aneinander reiben. Diese Schmiere ist wie dickflüssiges Öl. Steht das zu lange, dann verhärtet es sich. Also auch für Knie, Schulter, Hüfte und Co lohnt es sich, regelmäßig spazieren zu gehen oder Rad zu fahren.

- Es ist erwiesen, dass regelmäßige Bewegung das Risiko für Darm- und Brustkrebs senkt. Selbst bei bereits an Krebs erkrankten Patienten verbessert Bewegung die Lebensqualität und auch die Überlebensrate um bis zu 50 Prozent.

- Das Gehirn verbraucht mehr Zucker als jeder andere Muskel im Körper, und für eine Extraportion Sauerstoff ist es immer dankbar. Unter Bewegung bessern sich Konzentrations- und Merkfähigkeit sowie das Erinnerungsvermögen und Denken. Bei Frauen in der Perimenopause kann sich der berühmte brain fog lichten, also das neblige Gefühl im Gehirn.

- Bewegung kann Entzündungsprozesse stoppen und sogar umkehren: durch Botenstoffe, deren Konzentration sich während des körperlichen Trainings erhöht. Diese regen mit weiteren Eiweißstoffen u. a. die Bildung der kleinen Kraftwerke, der Mitochondrien, in den Zellen an, ebenso wie viele Reparatur- und Wachstumsprozesse.
- Wer regelmäßig Sport treibt, bei dem greift der Körper auf die Fettspeicher zurück und beginnt sie abzubauen. Muskeln bilden sich, das Gewebe festigt sich. Die Waage zeigt nicht unbedingt weniger Gewicht an, weil Muskeln mehr wiegen als Fett. Wie wir im Kapitel Gewicht balancieren schon erwähnt haben: Lassen Sie sich davon nicht irritieren.
- Für regelmäßige Bewegung in den Wechseljahren spricht auch die vermehrte Ausschüttung von Glückshormonen. Man ist ausgeglichener, zufriedener, kommt morgens leichter aus dem Bett. Und: Bewegung normalisiert das Sättigungsgefühl.
- Nicht zuletzt hält Bewegung nachweislich jung bzw. verzögert den Alterungsprozess. Man weiß heute, dass Entzündungsparameter und Zellabbau durch körperliches Training verzögert werden. Das ist doch eine tolle Vorstellung: Einmal um den See joggen und eine Falte weniger …

Hormonyoga

Körper, Geist, Seele und Atem in Gleichklang bringen – wenn man die Beschreibung dieser alten indischen Philosophie-Lehre liest, geht es einem doch schon besser. In den Westen gelangte Yoga zu Beginn des 20. Jahrhunderts und wird hier vor allem als körperliche Entspannungsübung praktiziert. Dabei ist Yoga viel mehr: Es bringt den Menschen in Einklang mit sich selbst und seiner Umwelt. Die Konzentration auf den eigenen Atem sowie meditative Übungen führen zu mehr Gelassenheit und Ausgeglichenheit.

Der Nutzen von Yoga für die Gesundheit ist schon lange erwiesen: Unter anderem stärkt Yoga das Herz-Kreislauf-System, senkt den Blutdruck, aktiviert das Immunsystem, erhöht die Konzentrationsfähigkeit und harmonisiert Stimmungsschwankungen. Körperhaltungen (Asanas), Atemübungen (Pranayama), Konzentration (Meditation), Entspannung und Regeneration sind die Zutaten einer Yogasitzung.

Hormonyoga für Frauen wurde 1992 von der Brasilianerin Dinah Rodrigues entwickelt. Die Übungen sind eine Mischung aus dem klassischen Yoga (Hatha Yoga und Kundalini Yoga), tibetischen Energetisierungstechniken und kraftvollen Atemübungen. Diese Kombination aktiviert gezielt die weiblichen Hormondrüsen sowie die Schilddrüse und eignet sich für Frauen mit PMS, Kinderwunsch und bei Hormonumstellungen. In Deutschland wurde die Technik durch die Yogalehrerin Lalleshvari Turske weiterentwickelt.

Durch die spezielle Kombination, bei der gezielt in den Bauch geatmet und durch die Übungen die Beckenorgane massiert und durchblutet werden, unterscheidet sich das Hormonyoga von den anderen Yogaarten. Im Vordergrund stehen auch hier wie bei den klassischen Yogaformen der ganzheitliche Ansatz und die Stressreduktion. Denn wie wir noch zeigen werden, unterdrückt Stress die Hormonproduktion.

Durch Hormonyoga wird der Fokus vom Kopf oder den Gedanken, die oftmals den größten Stressfaktor darstellen, weggenommen. Darum ist einer der Grundpfeiler des Hormonyogas die gezielte Entspannung. Mit ihrer Hilfe wird in der Perimenopause zu starken Schwankungen in der Hormonproduktion vorgebeugt.

Man muss allerdings dranbleiben und mindestens an vier bis fünf Tagen oder am besten täglich die Übungen praktizieren, um die volle Wirkung zu erzielen. Für die eigentlichen Übungen braucht man circa 30 Minuten, sinnvoll sind die Morgenstunden. Hormonyoga darf bei hormonbedingten Erkrankungen, Brustkrebs, Schilddrüsenüberfunktion und in der Schwangerschaft nicht ohne vorherige Absprache mit Ihrem Arzt durchgeführt werden.

Vier Schritte

Unserer Erfahrung nach sollte man sich für das richtige Erlernen dieser speziellen Yogaübungen zu einem Kurs anmelden. Auch wenn man schon Yoga praktiziert, ist das Hormonyoga doch noch einmal – im positiven Sinne – sehr speziell. Darum hier nur eine kurze Übersicht:

Pranayama: Die Atemtechniken *Bhastrika* (Blasebalg) und *Ujjayi*. Für *Bhastrika* wird der Bauch bei der Einatmung wie ein Blasebalg nach vorn gewölbt. Am Anfang kommt man da ganz schön durcheinander. Kleiner Tipp: Es hilft, eine Hand auf den Bauch zu legen und gegen die Hand einzuatmen. Beim Ausatmen darf man ruhig wie ein Elefant tröten, dann spürt man den eigenen Atem am besten. Vor jeder Übung mindestens fünf bis zehn Mal durchführen, das massiert die Eierstöcke.

Für die Stimmritzenatmung *Ujjayi* atmet man bei geschlossenem Mund durch die Nase ein und aus. Das Besondere bei dieser Atmung ist, dass die Luft mit leichtem Druck durch die Kehle rauschen soll. Das fühlt sich an, als würde man gegen einen Spiegel hauchen – nur mit geschlossenen Lippen. Diese Atemübung massiert die Schilddrüse.

Verschlussübungen: Die Verschlussübungen *Bandhas* steuern die Energie und halten sie im Köper. Bei der Übung *Mula Bandha* verschließt man bewusst das untere Becken, indem man wie bei einer Beckenbodenübung den Damm zusammenzieht und diese Kontraktion für einige Sekunden bewahrt. Gleichzeitig hält man den Atem an und berührt mit der Zungenspitze den oberen Gaumen. Das hört sich nach Verrenkung an, gelingt aber sehr schnell. Es handelt sich um eine Übung aus der tibetischen Energielenkung: Man hält die Energie so im Körper. Dann konzentriert man sich gedanklich auf Eierstöcke und Schilddrüse und atmet langsam und bewusst sozusagen in diese beiden Organe aus.

Aufwärmübungen: Bevor man mit den eigentlichen Hormonyogaübungen beginnt, ist es wichtig, den Körper aufzuwärmen und zu dehnen. Zeitgleich kann man hier schon die Atemübungen einsetzen.

Hormonyogaübungen: Eine Übungsreihe besteht z. B. aus *Adho Mukha Svanasana*, dem herabschauenden Hund, *Utkatasana*, der Dehnung von Po- und Hüftmuskulatur, *Setu Bandha Sarvangasana*, der Schulterbrücke, und *Matsyasana*, dem Fisch, bei der der Kopf im Liegen überstreckt wird. Die ersten beiden *Asanas* aktivieren die Eierstöcke, die Schulterbrücke ist gut für Schilddrüse und Beckenboden, und die letzte Übung regt die Schilddrüse an.

Sex

Ob Sie sich für einen Tantrakurs anmelden, um zu lernen, was Ihnen am meisten Lust bereitet, mit Ihrem Partner endlich offen darüber reden, wie Sie zu einem echten Orgasmus kommen, oder Ihren Körper selbst als erotischen Freund betrachten: Lassen Sie Ihrer Phantasie freien Lauf, es gibt viele Möglichkeiten, wieder mehr Spaß zu haben. Und den verdienen Sie!

Wir möchten Sie animieren, sich auf den Weg zu machen, denn Sex und vor allem der weibliche Orgasmus sind in vielerlei Hinsicht die beste Medizin im Leben einer Frau, egal, welchen Alters.

Bei der Stimulation der Haut, Brüste, Vagina usw. werden Glückshormone freigesetzt, das Gewebe durchblutet, Stress abgebaut.

Haben Sie schon einmal bemerkt, wie glatt und rosig Ihr Teint nach einem Orgasmus strahlt, wie gelassen Sie »danach« die endlos lange Schlange vor dem Postschalter ertragen, wie glücklich

Sie Ihrer Schwiegermutter am Telefon zuhören? Es gibt viele gute Gründe, das Thema nicht aus den Augen zu verlieren.

Viele Frauen berichten, dass sie in ihren Vierzigern und Fünfzigern den besten Sex aller Zeiten haben. Inzwischen kennt man seinen Körper, man weiß, was man will und was man nicht mehr braucht. Man hat gelernt, dass man ohne schweres Gepäck durchs Leben gehen kann, dass also Sex ohne Liebe durchaus auch eine Option ist. Bestenfalls äußert man seine Wünsche, ohne vor Scham im Boden zu versinken. Man druckst nicht mehr rum. Auch wenn die Sexualisierung im Internet sehr viele schlimme Schattenseiten hat und junge Mädchen heute durch die mit Photoshop geschönten Fotos ein Zerrbild des weiblichen Körpers vorgelebt bekommen, so hat das 21. Jahrhundert der weiblichen sexuellen Eigenbestimmung noch einmal einen befreienden Schub gegeben. Nutzen wir ihn auch im Interesse der eigenen Gesundheit.

Sexualmediziner aus Wien konnten nachweisen, dass sich bei einem Orgasmus der Spiegel des Bindungshormons Oxytocin erhöht. Dieses sorgt für die Beckenbodenkontraktion und triggert den Eisprung. Wenn das mit Ende vierzig keine Option mehr ist, dann steht die Bindung zum Partner im Vordergrund. Darum wird Oxytocin, wie wir in Kapitel 2 schon gezeigt haben, auch als Kuschelhormon bezeichnet.

Was aber bringt einem das, wenn man Single ist? Eine ganze Menge, denn bei einem Orgasmus wird auch das Glückshormon Dopamin ausgeschüttet. Das kommt einer Droge gleich, aktiviert das Endorphinsystem und betäubt Schmerzen. Außerdem wird vermehrt das Hormon Prolaktin ausgeschüttet. Es sorgt für das befriedigende Gefühl und lässt zudem Nerven im Gehirn wachsen.

Wir haben nicht vergessen, dass die Libido, also die Lust auf Sex, durch das absinkende Östrogen in den Wechseljahren bei vielen Frauen vermindert ist. Sex ist für viele das Allerletzte, worauf sie jetzt Lust haben. Oft stehen auch körperliche Probleme, wie eine trockene Vagina, der Lust im Weg. Dagegen gibt es allerdings viele sehr gute Lubricants, also Gleitmittel, die in die Vagina eingeführt werden und diese geschmeidig machen. Dafür muss man nicht in einen Sexshop gehen, die Cremes gibt es in Apotheken und Drogeriemärkten. Wir empfehlen eine östriolhaltige Creme, sprechen Sie Ihren Frauenarzt darauf an.

Allerdings verbinden viele Frauen den Gedanken an Lust mit ihrem Partner. Das ist in der Tat ein Problem, auf das wir in Kapitel 4 näher eingehen.

Ein Orgasmus für körperliches Wohlbefinden kann aber auch losgelöst vom Partner stattfinden. Sich in diesem Sinne erst einmal wieder seinem eigenen Körper zu widmen, ihn wieder zu entdecken oder vielleicht auch neu kennenzulernen kann ein erster Schritt sein. Wie gesagt, alles ist erlaubt, was Spaß und Lust macht.

Hormone regulieren über die Schilddrüse

Nicht nur die Eierstöcke möchten irgendwann keine fleißigen Hormonproduzenten mehr sein. Als hätten sich die beiden abgesprochen, so entscheidet sich auch die Schilddrüse bei vielen Frauen genau jetzt für eine Auszeit. Nicht gerade ein optimales Timing. In Anlehnung an das lateinische Wort für Schilddrüse (Thyroidea) spricht man darum analog zur Menopause von der Thyreopause.

Wenn bei Ihnen Symptome der Perimenopause oder der Menopause wie nächtliches Schwitzen und trockene Schleimhäute vorherrschen, sollten einmal die Hormonspiegel für Östrogen und Progesteron bestimmt werden. Ein Progesteronmangel beeinflusst den Schilddrüsenstoffwechsel negativ, und schon haben wir ein ernsthaftes Problem. In vielen Fällen sind die Symptome von Perimenopause und Schilddrüse nämlich vergleichbar und werden darum oft verwechselt: In der Perimenopause besteht bei bis zu 25 Prozent aller Frauen auch eine Schilddrüsenunterfunktion.

Wird hier alles in einen Topf geworfen, können die Beschwerden nicht eindeutig zugeordnet, im schlimmsten Fall sogar falsch gedeutet werden. Kümmert man sich nur um die Östrogen- oder Progesteronschieflage und vernachlässigt die Schilddrüsenhormone, dann versäumt man die rechtzeitige Therapie einer Schilddrüsenunterfunktion. Umgekehrt benötigen die durch die Perimenopause hervorgerufenen Beschwerden eben nicht nur Schilddrüsenhormone.

Schilddrüsenerkrankungen sind häufig genetisch bedingt, es existieren regelrechte Schilddrüsenfamilien. Fragen Sie gegebenenfalls Ihre Mutter, Schwester, Tante oder Großmutter, ob Probleme mit der Schilddrüse bestehen. Bei einer chronischen Erkrankung summieren sich oft einzelne Faktoren, wie z. B. Stress, hormonelle Schwankungen, Infektionen, und bewirken dann bei einer entsprechenden genetischen Veranlagung den Ausbruch der Krankheit.

Eine Schilddrüsenerkrankung ist keine Befindlichkeitsstörung! Sie hat im Gegenteil Auswirkungen auf viele Organe. Insbesondere Darm und Schilddrüse sind miteinander verbandelt. Schilddrüsenfehlfunktionen und Darmschleimhautschädigungen hängen zusammen. Bei einem Leaky Gut Syndrom, einer anderen Darmwandbarrierestörung oder auch einem gestörten Mikrobiom werden zu wenig Vitamine wie Vitamin B12 oder Spurenelemente wie Zink und Selen aus der Nahrung resorbiert und fehlen dann der Schilddrüse. Eine aktuelle Studie weist ausdrücklich darauf hin, dass bei unklaren Symptomen und einer schwach verlaufenden Unter- oder Überfunktion der Schilddrüse eine verstärkte und kontinuierliche Darmkrebsvorsorge sinnvoll sein kann, da sowohl die Schilddrüsenunterfunktion als auch die -überfunktion mit einem moderat erhöhten Risiko für Kolonkarzinome (Dickdarmkrebs) assoziiert zu sein scheinen. Da Schilddrüsenunterfunktionen zunehmen, wäre dieser Zusammenhang, wenn er sich tatsächlich bestätigt, von enormer Bedeutung.

Lassen Sie Ihre Schilddrüsenwerte darum spätestens bei Ihrer nächsten Gesundheitsuntersuchung überprüfen. Gesetzlich Versicherte können einen Schilddrüsencheck ab dem 35. Lebensjahr alle drei Jahre in Anspruch nehmen, Privatpatienten in der Regel einmal im Jahr.

T3, T4: Unsere Antreiber

Schilddrüsenhormone wandeln die aufgenommene Nahrung im Körper in Energie um und machen dadurch dem Stoffwechsel Beine. Die wichtigsten Antreiber sind T3 (Trijodthyronin) und T4

(Thyroxin). T4 ist die inaktive Speicherform, die in verschiedenen Organen wie Leber und Darm in die aktive T3-Form umgewandelt wird. T4 ist quasi der Hormon-Rohstoff, den die Schilddrüsenzellen zu 90 Prozent bilden. T3 gilt als biologisch wirksames Schilddrüsenhormon. Es erhöht den Energieverbrauch, fördert die Bildung der Kraftwerke in unseren Zellen, der Mitochondrien, und steigert die Muskelmasse. Es unterstützt auch die Bildung anderer Hormone, darunter die Glückshormone Dopamin und Serotonin sowie Östrogene, Testosteron und Progesteron. Da sieht man einmal wieder, wie alles mit allem zusammenhängt.

Das Spurenelement Jod ist fundamental für die Produktion aller Schilddrüsenhormone. Es wird im Körper nicht selbst hergestellt, muss also mit der Nahrung oder über jodhaltige Luft zugeführt werden. In den Bergen, in denen die Luft nicht so jodhaltig ist wie am Meer, kann ein Kropf (Struma), also eine vergrößerte Schilddrüse, aufgrund von Jodmangel gigantische Ausmaße annehmen. Durch den Jodmangel werden Wachstumsfaktoren freigesetzt, das Schilddrüsengewebe versucht also krampfhaft, Masse statt Klasse durchzusetzen mit der Idee, dass durch mehr Gewebe mehr Hormon produziert werden kann. Früher war auch bei uns Flachlandtirolern eine Struma häufig zu sehen. Heutzutage sind wir aber durch jodiertes Speisesalz gut davor geschützt.

Jedes Schilddrüsenhormon besteht aus der Aminosäure Tyrosin und einem oder mehreren Jodmolekülen. Entsprechend der Anzahl der Jodmoleküle hat man die Schilddrüsenhormone einfach durchnummeriert: T3 enthält drei und T4 vier Jodmoleküle. Der Ordnung halber gibt es auch T1 und T2, zu diesen gleich mehr. Damit aus T4 das aktive T3 wird, muss also ein Jodmolekül weggenommen werden. Dafür ist ein Enzym notwendig, das auf Zink und Selen angewiesen ist. Das ist für die Therapie wichtig.

T3 wird zu circa 60 Prozent in der Leber umgewandelt und zu 20 Prozent im Darm, der Rest in der Schilddrüse. Das ist ein weiterer Grund, warum wir unser Mikrobiom gut behandeln sollten.

Schilddrüse
Wo werden die Hormone aktiviert?

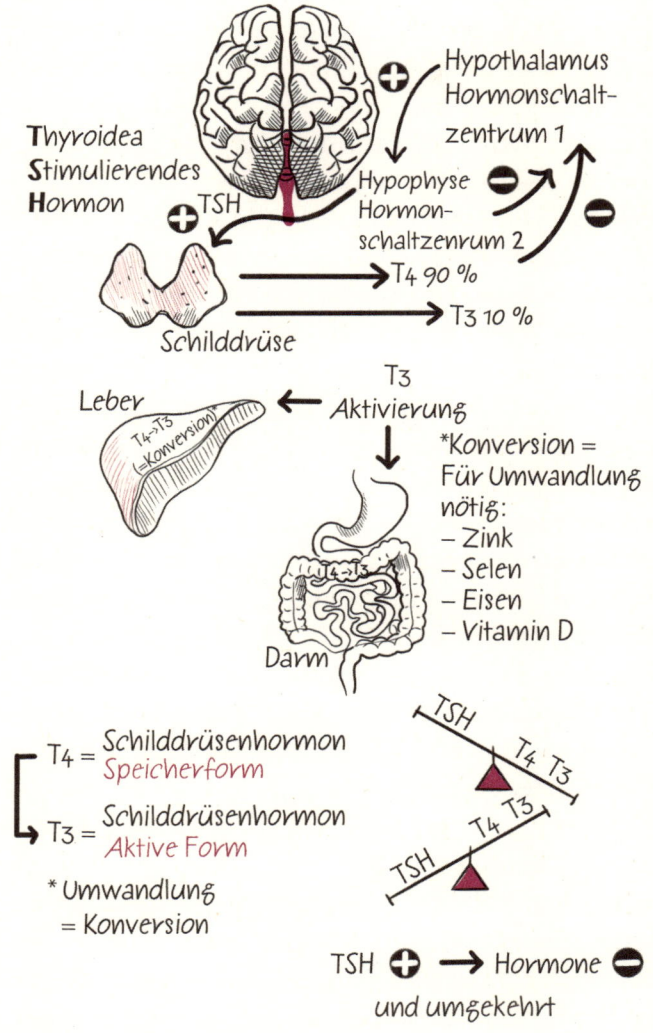

Hypothalamus
Hormonschalt-
zentrum 1

Thyroidea
Stimulierendes
Hormon

TSH

Hypophyse
Hormon-
schaltzentrum 2

T4 90 %

T3 10 %

Schilddrüse

Leber

T4→T3
(=Konversion)

T3
Aktivierung

*Konversion =
Für Umwandlung
nötig:
– Zink
– Selen
– Eisen
– Vitamin D

T4→T3

Darm

T4 = Schilddrüsenhormon
Speicherform

T3 = Schilddrüsenhormon
Aktive Form

* Umwandlung
= Konversion

TSH   T4 T3

TSH   T4 T3

TSH ⊕ → Hormone ⊖
und umgekehrt

Achten Sie darum auf die Ernährung. Alkohol und ein Vitamin- und Nährstoffmangel können die Umwandlung von T4 in T3 verhindern. Weitere Hemmschuhe sind Stress, Fasten, Übergewicht, Medikamente, eine Nieren- oder Lebererkrankung, Pestizide, Schwermetallbelastung, ein Progesteronmangel in den Wechseljahren und leider das Alter an sich.

T1 und T2, Calcitonin, Parathormon

Neben T3 und T4 werden in der Schilddrüse auch die weitgehend unbekannten und von der bisherigen klassischen Pharmakotherapie vernachlässigten Hormone T1 und T2 gebildet. T2 rückt aber in letzter Zeit zunehmend in den Fokus der Wissenschaft. Eine Studie von 2015 konnte nachweisen, dass T2 Stoffwechsel, Kälte- und Wärmehaushalt und Gewicht beeinflusst. Weitere Forschungen zum genauen Stellenwert, auch in Bezug auf die Gewichtsabnahme, die bei Schilddrüsenpatienten ein hartnäckiges Thema darstellt, werden hoffentlich mehr Klarheit bringen.

Außerdem werden in speziellen Zellen das Hormon Calcitonin, das eine wichtige Wirkung im Calciumstoffwechsel hat, und in den Nebenschilddrüsen sein Gegenspieler, das Parathormon, produziert. Beide sind unverzichtbar beim Knochenstoffwechsel. Calcitonin sorgt für starke Knochen. Es senkt den Calciumspiegel im Blut, indem es Calcium in die Knochenzellen bringt, und fördert die Calciumausscheidung über die Nieren.

Wenn die Schilddrüse die Notbremse zieht

Sie sehen, die Schilddrüse mischt sich ganz schön ein, indem sie bei zahlreichen Körperfunktionen ein Wörtchen mitredet und auf jede einzelne Körperzelle wirkt.

Ursache einer Schilddrüsenunterfunktion ist in circa 90 Prozent der Fälle eine Autoimmunerkrankung, die zu einer chronischen Entzündung führt, durch welche die Schilddrüsenzellen zerstört werden. Aus den desolaten Zellen entweichen die Hormone ins Blut. Sie können Symptome einer Überfunktion auslösen wie Herzrasen, Unruhe bis hin zu Panikattacken, Schwitzen, Zittern der Hände und Gewichtsverlust. Bei zunehmender Zerstörung des Gewebes steht später die Unterfunktion im Fokus. Neues Hormon wird aus den zerstörten Zellen ja nicht mehr nachgebildet. Ohne das Haupthormon T3 können alle Symptome eines verminderten Stoffwechsels auftreten. Da fühlt man sich dann so, als wäre das Gaspedal kaputt bzw. als würde man sich mit angezogener Handbremse durch sein Leben schieben:

- Chronische Müdigkeit, Energieverlust, Antriebsarmut, Adynamie (»Ich fühle mich wie unter einer Glasglocke, alles ist gedämpft.«)
- Depressive Verstimmung oder Depression (bei Depression deshalb immer an die Schilddrüse denken!)
- Gewichtszunahme, hartnäckiges Übergewicht (»Obwohl ich Sport treibe und Diät halte, nehme ich einfach nicht ab. Es ist zum Verzweifeln.«)
- Frieren (»Ich trage Socken im Bett, selbst im Sommer.«)
- Haarausfall; auch die Augenbrauen am äußeren Rand fallen aus
- Gelenk- und Muskelschmerzen
- Ödeme
- Verminderte Libido
- Unfruchtbarkeit
- Angstzustände

Eine Erkrankung der Schilddrüse, die mit einer Unterfunktion einhergeht und die in den letzten Jahren fast epidemische Ausmaße angenommen hat, ist die Hashimoto-Thyreoiditis. Da sehr viele Frauen in der Perimenopause an dieser Art der Schilddrüsenerkrankung leiden, schauen wir sie hier näher an.

Hashimoto-Thyreoiditis

Die Hashimoto-Thyreoiditis ist eine Autoimmunerkrankung. Das bedeutet, dass das körpereigene Abwehrsystem die Orientierung verloren hat. Es weiß nicht mehr, wer Freund und wer Feind ist, und richtet sich fälschlicherweise gegen das körpereigene Gewebe. Das ist alles andere als ein Kavaliersdelikt. Die Zellen der Schilddrüse werden angegriffen, entzünden sich und verlieren schließlich ihre Funktion.

Die Hashimoto-Thyreoiditis ist die häufigste Ursache für eine Unterfunktion. Hierzulande sind über vier Millionen Menschen davon betroffen, vorwiegend Frauen (nur ein bis zehn Prozent Männer). Mittlerweile geht man davon aus, dass eine von zehn Frauen in ihrem Leben an einer Hashimoto-Thyreoiditis erkrankt. Ein erhöhtes Risiko besteht in den Phasen hormoneller Veränderungen wie Pubertät, Schwangerschaft und Perimenopause.

Die Ursachen sind allerdings vielfältig, auch Umwelteinflüsse spielen eine Rolle. In Kapitel 5 gehen wir auf die Epigenetik (Summe aller äußeren Faktoren, die bis zu 80 Prozent an dem Ausbruch einer Erkrankung beteiligt sind) noch genauer ein. Hier nur so viel: Hormonelle Disruptoren wie Mikroplastik und Weichmacher stehen im Verdacht, die Produktion von Schilddrüsenhormonen zu hemmen und das Gewebe zu schädigen.

Auch andere Chemikalien oder Toxine, akute und chronische Infektionen, eine Grippe und auch starker Stress kommen in Frage. Ebenso Nahrungsmittelunverträglichkeiten wie eine Gluten- oder Laktosenintoleranz (eine Glutensensitivität besteht bei 50 Prozent der Hashimoto-Patienten), ein Leaky Gut Syndrom, ein Magnesium-, Eisen-, Vitamin-D- oder anderer Nährstoffmangel, ein zerstörtes Mikrobiom wie z. B. nach wiederholter Antibiotika-therapie können die Krankheit triggern.

Stress auf körperlicher und emotionaler Ebene (belastende Umbruchzeiten wie eine Scheidung, ein Trauerfall, Mobbing, aber auch chronischer Schlafmangel und Schichtarbeit) hinterlässt seine Spuren. Wir wollen hier aber keine Panik verbreiten: Nicht jeder, der Stress hat, bekommt eine Autoimmunerkrankung. Aber auf sich achtzugeben und Ruhephasen einzubauen, ist immer eine gute Entscheidung für die Gesundheit.

Zu Beginn des Autoimmungeschehens können Schilddrüsen-zellen, die Hormone in sich tragen, zerstört werden. »Mensch, das sind doch deine Freunde!«, möchte man noch rufen, aber zu spät. Aus den kaputten Zellen gelangt zu viel Hormon in die Blutbahn, die Tragödie nimmt ihren Lauf. Symptome, die für eine Überfunktion typisch sind, können erst einmal im Vordergrund stehen. Wenn dann aus den zerstörten Zellen nichts mehr zu holen ist, schwenkt das Ganze um in eine Unterfunktion. Speziell bei der Hashimoto können zusätzlich zu den Symptomen einer Unterfunktion so viele unterschiedliche Beschwerden auftreten, dass man sie auch als *Chamäleon der Schilddrüsenerkrankungen* bezeichnet:

- Globusgefühl, Kloß im Hals oder Druckgefühl am oder im Hals
- Ödeme und Schwellungen besonders im Gesicht und an den Extremitäten
- Häufiges Räuspern und Hüsteln
- Belegte Stimme
- Trockene, rissige Haut, eventuell Juckreiz
- Trockene Schleimhäute
- Brüchige Nägel und Haare
- Reizbarkeit
- Konzentrationsstörungen
- Übelkeit

- Verdauungsstörungen
- Verringerte Libido
- Muskelschmerzen und allgemeine Schwäche
- Gelenksteifigkeit, geschwollene Gelenke
- Karpaltunnelsyndrom
- Neuropathische Symptome (Ameisenlaufen, Kribbeln, Brennen auf der Haut)

Diagnose: besser spät als nie, aber am besten gleich

Ihren vielen Gesichtern ist es geschuldet, dass die Hashimoto-Thyreoiditis leider immer noch zu selten oder zu spät erkannt wird. Viele Patientinnen kommen mit Erschöpfung oder Depression, Gewichtszunahme oder Haarverlust in die Sprechstunde. Das Wichtigste in der Diagnostik besteht darin, die Hashimoto überhaupt auf dem Schirm zu haben, also an diese Möglichkeit als Auslöser der Beschwerden zu denken.

Nur mit einer umfangreichen Labordiagnostik kann festgestellt werden, ob es sich tatsächlich um eine Autoimmunthyreoiditis handelt oder ob andere Ursachen für eine Schilddrüsenunterfunktion vorliegen. Darum wird bei einer Unterfunktion nicht mehr nur der TSH-Wert bestimmt, sondern auch T3 und T4 sowie die Schilddrüsenantikörper. Zusätzlich wird ein Ultraschall der Schilddrüse durchgeführt. Natürlich ist es in jedem Alter wichtig, aber besonders auch bei Frauen mit Kinderwunsch, eine Schilddrüsenunterfunktion rechtzeitig zu erkennen. Sie kann die Ursache einer Unfruchtbarkeit sein, weil niedrige Schilddrüsenhormonwerte möglicherweise einen normalen Regelzyklus verhindern.

SEB: »Die alleinige Bestimmung des TSH-Wertes kann zwar einen Hinweis darauf geben, dass irgendetwas im Regelkreis Zwischenhirn und Schilddrüse nicht in Ordnung ist, sagt aber noch nichts darüber aus, wo der Defekt besteht. Nur die Messung des TSH ist darum definitiv nicht ausreichend. Gerade bei der Diagnose Hashimoto müssen Antikörper bestimmt werden, da es sich ja um eine Autoimmunerkrankung handelt. Darum bestimmt man TSH, freies T3, freies T4, und die Schilddrüsen-Antikörper TPO (Thyreoperoxidase) und TG (Thyreoglobulin). Ersterer ist bei einer Hashimoto um bis zu 90 Prozent erhöht, der TG-Antikörper um bis zu 70 Prozent.«

Die Therapie

Der Wirkstoff L-Thyroxin (T4) ist eines der Medikamente, die weltweit am häufigsten verordnet werden. Viele Betroffene nehmen es erstaunlicherweise oft jahre- oder jahrzehntelang ein, ohne dass sich ihre Beschwerden deutlich bessern. Paradoxerweise sagen die Laborwerte nämlich oft etwas ganz anderes: »Schilddrüsenhormone unter L-Thyroxin wieder im Lot, alles stabil.«

Die Krux kann trotz normaler Laborwerte darin bestehen, dass die Umwandlung von T4 in die aktive T3-Form nicht stattfindet, weil es an den dafür notwendigen Enzymen mangelt. Die Ursachen für diese Störung können vielfältig sein. Eine chronische Darmerkrankung, ein Mikrobiom-Ungleichgewicht, ein Mangel an Selen, eine Leberstörung, um nur einige Beispiele zu nennen. Die Konversions- oder Umwandlungsstörung wird oft nicht erkannt, vor allem, wenn als Kontrolle der Schilddrüsenhormoneinnahme nur der TSH-Wert gemessen wird. Der kann im Normbereich liegen, weil die Hypophyse als übergeordnete Hormondrüse denkt, es ist alles in Ordnung. Gemäß dem Regelkreis ist keine Ausschüttung von TSH nötig, wenn genug T4 im Blut ist, und das ist durch das Medikament L-Thyroxin ja der Fall. Sie irrt natürlich, die Hypophyse, denn wie gesagt fehlt trotz ausreichendem T4 das aktive T3.

Das Geheimnis der guten Einstellung

Darum ist die Einstellung mit Schilddrüsenhormonen auch so tricky. Bessern sich die Beschwerden nicht, sind Patienten und Therapeut oft geneigt, die Dosis des L-Thyroxin zu erhöhen nach dem Motto: Mehr hilft mehr. Wie wir oben beschrieben haben, geht dieser Schuss bei einer Umwandlungsstörung aber ins Leere.

Obwohl T4 selber eigentlich keine Wirkung hat, gibt es eine Ausnahme: Am Herz sprechen die Rezeptoren sehr gut auf T4 an. Das ist nicht unbedingt ein Vorteil. Wenn bei der Einstellung einer Schilddrüsenunterfunktion ausschließlich L-Thyroxin als Medikament verordnet wird, können Herzbeschwerden ausgelöst werden wie Herzrasen, Herzstolpern oder sogar Symptome wie bei einem Angina-Pectoris-Anfall (Brustenge). Angstgefühl oder Druck auf dem Brustkorb sind alles andere als schön.

Unser Rat lautet: Wenn Sie Ihre Schilddrüse testen lassen, dann sollten Sie wissen, dass sich die Referenzwerte inzwischen verändert haben. Es wurde vor vielen Jahren eine Obergrenze für TSH von 4,5 mU/l bis 5 mU/l festgelegt. Hatten Sie einen Wert von 8 mU/l, dann bestand eine Unterfunktion, und es wurde L-Thyroxin verabreicht. Ging unter L-Thyroxin der Wert runter auf 5 mU/l, dann war man der Meinung, dass die Dosis reduziert werden kann. Heute geht man davon aus, dass ein Wert von 2 mU/l optimal ist, da viele Frauen selbst bei 4 mU/l noch starke Beschwerden haben können.

Es nützt also nichts, wenn Ihnen das Laborblatt unter die Nase gehalten wird nach dem Motto: Alles bestens, auch wenn es Ihnen immer noch nicht gut geht. Entscheidend ist Ihre Gesundheit und nicht, was auf dem Ausdruck steht!

Hier zur Orientierung eine Übersicht der Schilddrüsenlaborwerte, diese können von Labor zu Labor variieren:

Schilddrüsenwert	Referenzwert (Blutserum)
TSH-basal	0,27–4,0 mU/l Funktionelle Mediziner sprechen ab 2,0 von latenter Unterfunktion
freies T3 (fT3)	2,0–4,4 pg/ml
freies T4 (fT4)	9,3–17 pg/ml
inaktives T3 (rT3) reverses T3	< 83 pg/ml
TPO-Antikörper (TPO-AK, MAK)	< 35 U/ml
TG-Antikörper (TAK)	< 72 U/ml

Ergänzende Therapie mit T3

Eine zusätzliche Gabe eines T3-Präparates kann die Schilddrüse optimal einstellen. Das ist nicht immer einfach und erfordert ein wenig Geduld.

Vielen Ärzten ist die Möglichkeit gar nicht bekannt, mit T3 zu behandeln, oder sie sind diesbezüglich sehr zurückhaltend. Das hat Gründe: Vor 30 Jahren wurde T3 bei gesunden Menschen eingesetzt, um künstlich den Grundumsatz zu erhöhen und den Stoffwechsel anzukurbeln. Man dachte, man hat mit T3 die ultimative Pille fürs Abnehmen entdeckt. Die Gabe führte aber bei diesen schilddrüsengesunden Menschen zu stark erhöhten Schilddrüsenwerten. Lebensgefährliche Komplikationen wie Herzrhythmusstörungen und Fieber waren die Folgen, und T3 hatte leider seinen schlechten Ruf weg. Das ist bedauerlich, denn bei einem Schilddrüsenhormonmangel und aus der Hand eines erfahrenen Therapeuten ist T3, maßvoll eingesetzt, sehr segensreich.

SEB: »Ich selbst habe einmal die sehr ablehnende Erfahrung einer Kollegin auf T3 zu spüren bekommen. Sie war empört über die von mir verordnete »Doping-Methode«. Was war passiert? Eine ihrer Patientinnen war nach langer Einnahme von L-Thyroxin in unverändert schlechter gesundheitlicher Verfassung, für die andere körperliche Ursachen ausgeschlossen werden konnten. Ratlos kam die Patientin in meine Praxis. Ihre T3-Werte waren viel zu niedrig, sie litt unter einer Konversionsstörung, die Umwandlung von T4 zu T3 erfolgte nicht. Mit der zusätzlichen Gabe von T3 und unter Reduzierung von T4 und einigen Veränderungen in der Lebensführung und Ernährung fühlte sie sich nach wenigen Wochen wie ausgewechselt.«

Reverses T3 (rT3)

Auch ein anderer Mitspieler kann T3 blockieren. Es ist sein Zwilling rT3, der gegensätzliche Eigenschaften hat, indem er an demselben Rezeptor bindet und dadurch die Wirkung von T3 blockieren kann. Es lohnt sich darum, auch den rT3-Spiegel untersuchen zu lassen: Ist Ihr rT3-Spiegel erhöht bei normalem T3-Spiegel, so sind Sie voraussichtlich müde und träge, das heißt, sämtliche Symptome einer Unterfunktion haben sich verstärkt.

Es lohnt sich also, hier ganz genau hinzusehen, besonders wenn sich die Behandlung einer Schilddrüsenerkrankung schwierig gestaltet.

Sie können Ihren rT3-Wert senken, indem Sie auf Alkohol und Nikotin verzichten, die Leber entgiften, Stress reduzieren und ein Kombinationspräparat aus T4 und T3 einnehmen.

Wir möchten Ihnen auch eine Alternative zur herkömmlichen Therapie mit L-Thyroxin nicht vorenthalten:

Naturidentische Schilddrüsenhormone

Bis zur Einführung der synthetischen Schilddrüsenhormone wurden Schilddrüsenunterfunktionen mit Schilddrüsenextrakten aus Rinder- oder Schweineschilddrüsen behandelt. Die naturidentische Variante gibt es darum schon sehr lange, seit Anfang des 20. Jahrhunderts.

Schweineschilddrüsengewebe ist dem des Menschen sehr ähnlich und beinhaltet neben T4 und T3 auch T1, T2 sowie Bausteine der Schilddrüse und deren Enzyme.

Früher waren die Mengen an Hormonen in den einzelnen Margen (Herstellungszyklus eines Medikamentes) uneinheitlich, da Extrakte von jungen Schweinen höhere Konzentrationen aufwiesen als von alten Tieren. Teilweise existiert dieses Problem heute immer noch bei Extrakten vom Rind, aber grundsätzlich sind die Präparate sehr zuverlässig.

Manche Patienten/innen, die mit den rein synthetischen Präparaten nicht zurechtkommen, profitieren darum heute (wieder) von der Gabe des tierischen Schilddrüsenextraktes. Sie fühlen sich deutlich besser oder sind beschwerdefrei. Vor allem, wenn sie die Erfahrung gemacht haben, dass die Standardtherapie mit synthetischem L-Thyroxin keinen Erfolg erbrachte, kann dies eine Option sein.

Natürliches Schilddrüsenextrakt gibt es Deutschland nur in Compounding-Apotheken, die individuelle Medikamente herstellen. Diese werden nur von den privaten Krankenversicherungen erstattet. Für Vegetarier und Veganer sowie Menschen muslimischer Religion sind diese Präparate aufgrund ihrer Herkunft von Schwein oder Rind natürlich nicht geeignet.

SEB: »Ich habe so ziemlich alle Optionen zur Behandlung meiner Schilddrüsenunterfunktion ausprobiert. Ich habe natürlich auch mit der Einnahme von L-Thyroxin begonnen. Sowohl meine Laborwerte als auch mein Befinden waren darunter aber alles andere als optimal. Immer wenn das T4 gesteigert werden sollte, hatte ich Herzrasen und Herzstolpern. Da die Halbwertszeit des T4 deutlich länger ist als die des T3, ist das eine sehr unangenehme und langwierige Nebenwirkung. Mit zusätzlich aktivem Schilddrüsenhormon (T3) wurden diese Nebenwirkungen besser.

Ich persönlich komme heute am besten mit naturidentischem Schilddrüsenextrakt aus der Schweineschilddrüse zurecht. Leider muss ich das Präparat in Amerika bestellen, es selbst bezahlen und wenn es Lieferschwierigkeiten gibt, lange Wartezeiten in Kauf nehmen. Aber das ist es mir wert, denn unter diesem Medikament fühle ich mich ausbalanciert, mein Stoffwechsel arbeitet zuverlässig, ich schlafe gut und bin wirklich ausgeglichen. Darüber hinaus sind auch meine Laborwerte in Ordnung. Ich bin mit meinen Erfahrungen nicht allein, ein hoher Prozentsatz der Patientinnen in meiner Praxis gibt an, mit der ausschließlich medikamentösen T4-Therapie nicht gut eingestellt zu sein.

Auch wenn ich weitestgehend auf Fleischprodukte verzichte, akzeptiere ich den Kompromiss, ein Produkt vom Schwein einzunehmen, für meine Gesundheit und mein Wohlbefinden.«

Timing ist alles

Werfen Sie Ihre Schilddrüsenpille nicht einfach irgendwann ein. Das bringt nichts, sondern führt häufig zur Wirkungsabschwächung. Durch Interaktion mit bestimmten Nahrungsmitteln und anderen Medikamenten kann die Aufnahme nämlich so stark beeinträchtigt sein, dass die gewünschte Wirkung nicht eintritt. Darum ist es wichtig, Schilddrüsenpräparate morgens mindestens eine halbe Stunde vor dem Frühstück einzunehmen und auch nicht zusammen mit anderen Medikamenten. Dazu gehören Lebensmittel, die mit Calcium angereichert sind wie Milch, Milchprodukte, aber auch Orangensaft, Eisenpräparate, Kaffee. Bei den Medikamenten sind es Cholesterinsenker, Protonenpumpen- und Säurehemmer, welche die Wirkung der Schilddrüsenpräparate torpedieren.

Fördernd hingegen ist der Verzicht auf Gluten und das Auffüllen der Speicher von Eisen, Jod, Selen, Zink und den Vitaminen B, C, D, E bei einem Mangel.

Die Hashimoto ist eine Autoimmunerkrankung, die nicht nur die Schilddrüse betrifft, sondern Auswirkung auf den ganzen Körper hat, darum schließen wir in die Therapie alles mit ein, was das Immunsystem stärkt. Dazu gehören Stressreduktion und ganz wesentlich die Leberentgiftung, weil nur in einer optimal funktionierenden Leber ausreichend T4 in T3 umgewandelt werden kann. Auch die Nebennieren freuen sich und unterstützen die Schilddrüse, wenn man sich um sie kümmert. Was Leber und Nebennieren hilft, lesen Sie → ab Seite 216.

Ein gut eingestellter Progesteronspiegel ist wichtig für die optimale Schilddrüsenfunktion. Progesteron sensibilisiert nämlich die Schilddrüsenrezeptoren in den Körpergeweben. Leider wird viel zu oft vernachlässigt, dass Schilddrüsenfehlfunktion mit Hormonschwankungen einhergehen können.

Unterstützer für die Schilddrüse
Jod Auf Jodsalz muss bei einer Hashimoto-Thyreoiditis in der Regel nicht verzichtet werden, da Jod äußerst wichtig für die Schilddrüsenfunktion ist, auch wenn das kontrovers diskutiert wird. Ob in Ihrem Fall eine zusätzliche Gabe von Jod sinnvoll ist, sollten Sie mit Ihrem behandelnden Arzt besprechen. Achten Sie immer auch auf die Reaktion Ihres Körpers. Manche Patienten brauchen während eines Strandurlaubs aufgrund der jodhaltigen Luft weniger Schilddrüsenhormone und fühlen sich energetischer. Andere Patienten klagen schon über Unruhe und Zeichen der Überfunktion, wenn sie beim Asiaten jodhaltige Algen gegessen haben.

Zink Zink ist ein Spurenelement, das bei mehr als 300 Stoffwechselprozessen eine Rolle spielt. Auch für die Schilddrüsenfunktion ist es unverzichtbar, weil es an der Aktivierung von T3 beteiligt ist. Ein Zinkmangel u.a. durch regelmäßigen Alkoholkonsum schwächt das Immunsystem. Brüchige Fingernägel, Haarausfall und eine Einschränkung der Fruchtbarkeit sind nur einige

Auswirkungen. Zinkreich sind Cashewnüsse, Mandeln, Meeresfrüchte, Sonnenblumen- und Kürbiskerne. Die empfohlene Tagesdosis liegt bei 15 bis 25 Milligramm.

Selen Selen senkt die Menge an TPO-Antikörpern, es ist wichtig für die Enzymfunktion der Schilddrüse und für die Umwandlung in aktives Schilddrüsenhormon. Selen hat generell antientzündliche Eigenschaften und unterstützt das Immunsystem. In Deutschland sind die Böden selenarm. Umso wichtiger ist es, mit einer ausgewogenen Ernährung ausreichend Selen aufzunehmen und es gegebenenfalls als Nahrungsergänzung zuzuführen. Selenhaltig sind z. B. Paranüsse; schon mit ein bis zwei Nüssen täglich sind Sie gut versorgt. Empfohlene Dosis: 200 Mikrogramm am Tag.

Vitamine Vitamin-B-Komplex, Vitamin C und Vitamin D unterstützen das Immunsystem. Ein ausreichend hoher Vitamin-D-Spiegel in der Perimenopause ist extrem wichtig, → Seite 146. Sie sollten darum bei einer Hashimoto Ihr Vitamin D testen lassen und gegebenenfalls in den hochnormalen Bereich bringen.

Eisen Eine gute Eisenversorgung ist essenziell für die Produktion von Schilddrüsenhormonen und die Wirksamkeit von Enzymen. Oftmals unterschätzt wird, dass ein schwerer Eisenmangel zu einer Schilddrüsenunterfunktion führen kann. Lassen Sie Ihre Eisenwerte bestimmen, und ersetzen Sie einen eventuellen Mangel.

Östrogendominanz ausgleichen

Gleichen Sie eine Östrogendominanz aus. Ein progesteronhaltiges Gel, das direkt auf die Schilddrüse aufgetragen wird, kann zu einer deutlichen Linderung der Symptome führen. Als aufmerksame Leserin werden Sie sich jetzt vielleicht wundern, da wir unter *Hormone regulieren durch Hormone* ja ausdrücklich kein Progesterongel empfehlen. Bei der Schilddrüse machen wir eine

Ausnahme, probieren Sie die Anwendung auch dann, wenn Sie bislang kein Östrogen einnehmen. Nehmen Sie schon Progesteronkapseln ein, dann können Sie täglich zusätzlich eine geringe Menge Creme auf die Schilddrüse geben.

Ökobilanz

Die Schilddrüse ist der Energielieferant für Ihr Haus. Nicht nur, dass eine Unterfunktion oft mit einem hartnäckigen Übergewicht einhergeht, über das man nicht so ganz glücklich ist, es muss auch mehr Körpergewebe versorgt werden. Das ist wie bei einem Haus: Ein großes Haus verbraucht mehr Energie als eine kleine Hütte. Wenn Sie in diesem Sinne nicht mehr vier Zimmer, sondern nur noch drei oder zwei beheizen müssen, freut sich die Schilddrüse über Ihr ökologisches Verständnis.

Hashimoto und Gluten

Es wurde beobachtet, dass ein Großteil der Hashimotopatienten gleichzeitig Gluten schlecht verträgt, d. h. unter einer Glutensensitivität oder Glutenintoleranz leidet. Tatsächlich können sich Antikörper gegen Gluten fälschlicherweise gegen das in der Struktur ähnliche Schilddrüsengewebe wenden. Die Glutenunverträglichkeit (Zöliakie, Sprue) ist genetisch bedingt. Glutenhaltige Nahrungsmittel wie Weizen, Roggen und Gerste erzeugen im Dünndarm eine Immunreaktion, die mit Schleimhautentzündungen einhergehen kann. Bauchschmerzen mit Durchfällen, Gewichtsverlust, Vitamin-Mangelerscheinungen, Müdigkeit, aber auch Blutarmut, Osteoporose und Gelenkschmerzen sind möglich.

Ist keine Glutenintoleranz bekannt, aber bemerken Sie, dass Ihr Bauch nach Weißbrot oder Pasta regelmäßig grummelt oder sich verkrampft, dann lohnt ein Selbstversuch auf Glutensensibilität. Verzichten Sie zwei bis vier Wochen komplett auf Gluten, und beobachten Sie, ob es Ihnen besser geht.

SEB: »Viele meiner Patienten fühlen sich schon nach einigen Tagen ohne Pasta, Brot und all den köstlichen Backwaren aus Weißmehl deutlich besser. Erst kann man sich ein Leben ohne diese Leckereien gar nicht vorstellen, doch die Umstellung lohnt sich. Sie verlieren leichter ein paar Kilo und erleben ein ganz neues Körpergefühl. Es gibt viele leckere Alternativen zu Brötchen und Co. Ich selbst habe mich sehr gut an Omelett oder Porridge zum Frühstück gewöhnt. Der Blutzuckerspiegel ist ausgeglichener, man ist länger satt. Das entlastet nicht nur den Insulinspiegel, die Nebennieren und Schilddrüse, sondern verhindert auch Heißhungerattacken.«

So könnte Ihr Behandlungsplan bei einer Hashimoto-Thyreoiditis aussehen

- L-Thyroxin mit oder ohne T3 oder natürliches Schilddrüsenextrakt morgens auf nüchternen Magen 30 Minuten vor dem Frühstück einnehmen.
- 200 Mikrogramm Selen
- 25 mg Zink
- Vitamin-B-Komplex
- Eisentabletten, wenn der Wert niedrig ist (bitte unbedingt mindestens einen Abstand von vier Stunden zur Schilddrüsenmedikation einhalten, Einnahme am besten mit Vitamin C, nach den Mahlzeiten)
- Vitamin D 2000 bis 3000 I.E./Tag (bitte Ausgangswert bestimmen lassen)
- Magnesium 200 bis 400 mg/Tag (kann abführend wirken)
- Jodmangel ausschließen
- Probiotika für die Darmgesundheit

Last but not least: Vermeiden Sie Stress, denn ein hoher Cortisolspiegel blockiert den Progesteronrezeptor. Dann hat unser Nervenbalsam Progesteron keine Chance, Ruhe in das System zu bringen. Wir stehen unter Strom, sind hibbelig usw. Die Schilddrüse denkt, es ist schon genug Feuer im System, und drosselt ihre Produktion.

Wie ein guter Umgang mit Stress gelingen kann, zeigen wir Ihnen im folgenden Kapitel.

Hormone regulieren über Nebennieren, Leber und Stressreduktion

Wie wir in Kapitel 2 beschrieben haben, ist das Stresshormon Cortisol in einer akuten aufregenden Situation wichtig, um den Körper zu fokussieren. Stress bedeutet für den Körper immer Angriff oder Flucht. Auch wenn nur der Autofahrer hinter einem drängelt oder das Telefon genau dann nervt, wenn man sich gerade zum Meditieren auf sein Kissen gesetzt und vergessen hat, den Flugmodus einzuschalten, bedeutet dies für den Körper nichts anderes als Stress.

Ob die Hupe hinter einem erschallt oder der Klingelton einen zusammenzucken lässt und das Herz dabei anfängt zu rasen – wir gehen in den Flucht- oder Angriffsmodus. Wir werden nervös oder aggressiv, manche Menschen werden auch starr, also depressiv – je nachdem. Abwarten und Tee trinken oder Däumchen drehen, bis man sich entschieden hat, wie man auf eine stressige Reaktion antworten möchte, ist keine Option. Jede Reaktion auf Stress ist Flucht oder Angriff!

Darum wird in einem Stressmoment *immer* das Hormon Cortisol ausgeschüttet. Es lässt das Herz schneller schlagen, Blutdruck und Blutzucker in die Höhe schießen und einen nach Luft schnappen. Das Immunsystem wird in solchen Momenten unterdrückt, für Zellenputz oder eine andere Aufräumaktion im Körper ist jetzt keine Zeit.

Dauern die stressigen Momente länger an, also mehrere Tage, Wochen, Monate oder gar Jahre, dann hat der Körper ein Problem. Er wird anfälliger für Krankheiten, und er altert schneller. Frauen, die vor der Perimenopause über viele Jahre extremem Stress ausgesetzt sind, altern bis zu zehn Jahre schneller als ihre tiefenentspannten Kolleginnen.

Eine Stressreaktion ist ein Überbleibsel aus archaischen Zeiten. Vor Jahrtausenden, wenn z. B. ein Mammut erlegt werden musste, bedeutete dies natürlich gigantischen Stress. Das Tier war riesig, die Gefahr auch, die Ausrüstung bescheiden, die Teamarbeit vielleicht nicht immer optimal. Dieser Mammutstress dauerte aber wahrscheinlich nur ein paar Stunden; danach konnte man von dem Fleisch monatelang zehren und die Beine hochlegen. Wenn man die Funde aus der Steinzeit richtig deutet. Heute verkneifen sich viele tagsüber sogar den Gang zur Toilette, zumindest bis zur Mittagspause. Das muss man sich einmal vorstellen! Irgendetwas läuft in unserer modernen Zeit gewaltig schief.

In der Tat befinden sich die meisten Menschen im Alter zwischen 35 und 55 Jahren zunehmend im permanenten Sympathikotonus, d. h., das Nervensystem, das alle Organe auf Angriff oder Flucht schaltet, feuert unablässig: »Go, go, go!« Für die Nebenniere bedeutet dies, dass sie mit der Cortisolausschüttung kaum nachkommt.

Der Gegenspieler vom Sympathikus ist das parasympathische Nervensystem. Es bringt den Körper in einen beruhigenden Modus und sorgt dafür, dass alle Organe anspringen, die dem Körper Gutes tun, ihn versorgen, verhätscheln und die Zellen reparieren. In stressigen Zeiten ist der Parasympathikus aber regelrecht abgeschaltet. Er kommt überhaupt nicht zu Wort, nicht einmal zwischendurch. Das wäre aber wichtig, denn nur in Ruhe können sich alle Akteure des Immunsystems sammeln und gegen Eindringlinge von außen wie das nächste Grippevirus oder auch gegen außer Rand und Band geratene Zellen wie Krebszellen wappnen. Unter Stress wird das Immunsystem aber klein gehalten. Viele überarbeitete Menschen wundern sich darüber, dass sie ausgerechnet am ersten oder zweiten Tag des wohlverdienten Urlaubs krank werden. Das ist zwar echt ärgerlich, aber nicht verwunderlich, denn endlich kann das Cortisolsystem heruntergefahren werden und das lange unterdrückte Immunsystem sich mit Halsschmerzen zurückmelden nach dem Motto: Ich bin auch noch da.

Gerade in der Perimenopause sind Frauen in der Rushhour des Lebens. In dieser Lebensphase müsste der Tag 48 Stunden haben. Die Kinder sind noch klein, und das ist anstrengend, oder die Kinder sind in der Pubertät. Doppelbelastung ist extrem fordernd, vor allem, wenn man sich im Job behaupten oder um seinen Job bangen muss. Das Arbeitspensum ist durch Restrukturierungsmaßnahmen – wie es so schön heißt – nicht weniger geworden. Im Gegenteil: In derselben Zeit muss heute doppelt so viel weggeschafft werden wie früher.

Auch der Freundeskreis ist möglicherweise stetig gewachsen, und man möchte nicht jeden Grillabend absagen. Dann gibt es noch Hobbys – eigene oder die der Kinder –, Eltern, Schwiegereltern und eventuell einen Mann, der noch seine Karriere verfolgt oder schon in der Selbstfindungsphase angelangt ist. Man weiß ja, wie das läuft.

Genau jetzt in der Phase der Hormonumstellung brauchen wir Frauen keinen Stress und erst recht kein Cortisol, das uns auch noch den letzten Rest Progesteron raubt. Denn das tut es: Weil die Nebennieren bei chronischem Stress höhere Mengen Cortisol produzieren müssen als gewöhnlich, wird dafür Progesteron als Vorstufe von Cortisol verbraucht. Und nicht nur das: Cortisol ist auch alles andere als ein Teamplayer. Es dockt genauso wie Progesteron an den Knochenzellen an, und wenn der Progesteronspiegel im Blut niedrig ist, dann kann Cortisol sogar Schaden anrichten: Es unterbindet den knochenschützenden Effekt von Progesteron. Wenn bei chronischem Stress fortwährend zu viel Cortisol auf die Knochen einwirkt, dann steigt das Risiko für Osteoporose.

Dass die Nebennieren von der Nonstop-Produktion irgendwann die Nase voll haben, ist logisch. Der Zustand nennt sich Nebennierenerschöpfung oder Nebennierenschwäche. Darum:

Genau Hinschauen lohnt sich

Es ist super wichtig, die Anfänge einer Nebennierenschwäche rechtzeitig zu erkennen, um nicht in die totale Erschöpfung zu geraten. Stressanfällig sind vor allem Menschen, die es jedem recht machen wollen und nie *Nein* sagen können. Auch Perfektionisten sind gefährdet. Man kann sich gut vorstellen, wie anstrengend es ist, für sich und auch für die anderen, wenn man sich niemals mit weniger als 100 Prozent zufriedengeben kann. Weniger ist hier mehr, auch in Hinsicht auf das Pensum, das manche Menschen in einen einzigen Tag hineinpressen.

Natürlich gibt es aber auch äußere Umstände, die wir schon mehrfach angesprochen haben, wie eine Doppelbelastung, eine Krankheit, ein Todesfall, Arbeitslosigkeit, Existenzängste usw., die massiv an den Reserven zehren.

Man hat nicht immer alles in der Hand. Doch es lohnt sich, zumindest die Stressoren, also Stressauslöser, zu identifizieren, die wir selbst beeinflussen können. Dabei schaukeln sich mehrere Stressoren gerne hoch, d. h., sie kumulieren.

Wir können *Nein* sagen. Wir können einen Job ablehnen, der vielleicht mehr Anerkennung oder einen kleinen Zusatzverdienst einbringt, dafür aber drei Mal so viel Stress bedeutet. Wir können uns gesund ernähren, denn Fast Food ist Stress für den Körper. Wir können für Entspannung sorgen und uns Achtsamkeitsmethoden aneignen. Hierzu später mehr.

SEB: »Als Allererstes muss man sich aber überhaupt darüber bewusst werden, dass man Stress hat. Das mag komisch klingen, aber oftmals wird Stress gar nicht als Problem wahrgenommen. Stress besitzt einen sehr hohen Suchtfaktor. Das Gehirn gewöhnt sich an hohe Cortisollevel und fordert sie sozusagen ein.«

Der Mensch schafft Situationen, die ihm vertraut sind, auch wenn sie ihn stressen, oder gerade deswegen. Die Reaktion ist bekannt, und da wir Gewohnheitstiere sind, ist es für viele Menschen schwer, sich vom Stress zu verabschieden. Dann lieber so weitermachen. Außerdem konsumieren chronisch gestresste Menschen in höheren Mengen Alkohol, Drogen, Schmerzmittel und rauchen, um die Stressfolgen zu kompensieren. Leider ist das entspannende Glas Rotwein am Abend auf die Dauer aber keine optimale Lösung, um runterzukommen. Man schläft zwar schneller ein, aber durch den absinkenden Blutzuckerspiegel wacht man nachts öfter auf.

Aufgrund der drastischen Zunahme von Erschöpfung, Burnout und der damit verbundenen Krankschreibungen und Fehltage setzt sich zunehmend das Wissen um die Stressauslöser und körperlichen Folgen durch. Mittlerweile ist aus diesen Erkenntnissen sogar ein junger Zweig der Medizin entstanden: die Stressmedizin. Geforscht wird in diesem Gebiet mit Hochdruck. Böse Zungen behaupten: aus ökonomischen Gründen, denn jeder Burnout-Patient fällt mindestens ein halbes Jahr aus. Das ist kostspielig für Krankenkassen und Arbeitgeber. Aber wir wollen hier nicht zynisch sein, sondern lieber davon ausgehen, dass alle für alle nur das Beste wollen.

Die gesunde Cortisolausschüttung unterliegt tageszeitlichen Schwankungen. Etwa ein bis zwei Stunden nach dem Aufstehen lassen uns hohe Cortisolwerte frisch und dynamisch in den Tag starten. Sie nehmen im Laufe des Tages kontinuierlich ab, nur eine Minispitze am frühen Nachmittag gibt uns noch einmal so richtig Schwung. Darum fällt es etwa eine Stunde nach der Mittagspause wieder leichter, noch einmal Gas zu geben. Abends ist der Cortisolwert, wenn alles gut läuft, im Keller, was uns die nötige Bettschwere verleiht. Die Evolution hat sich schon etwas dabei gedacht, als sie diesen typischen Rhythmus für uns Menschen vorgesehen hat.

Ein unruhiger Cortisolspiegel durch anhaltenden Stress bringt hingegen so ziemlich alles durcheinander: Morgens kommt man nicht aus dem Bett, tagsüber schleppt man sich durch den Tag, schlimmstenfalls ist man, wenn man sich endlich hinlegen darf, nicht müde und wälzt sich durch schlaflose Nächte – ein Albtraum.

Den eigenen Cortisolspiegel kann man sehr einfach mittels eines Speicheltests messen. Dieser ist ein guter und zuverlässiger Stressmarker. Er erlaubt bessere Aussagen über den Zustand der Nebennieren als Blut- und Urintests. Die Cortisolspeichelmessung zu verschiedenen Tageszeiten erleichtert eine Einschätzung, ob und in welchem Maße die Nebenniere angegriffen ist. Dafür gibt man dreimal täglich ein wenig Spucke in ein Röhrchen und schickt das Ganze mit der Post in die Arztpraxis oder ins Labor.

Eine lange bestehende chronische Stressbelastung erzeugt anfangs erhöhte Cortisolspiegel und erst später, wenn sich die Nebenniere zunehmend erschöpft hat, eine abgesunkene Hormonkonzentration im Speichel. Mit zunehmender Erschöpfung sinken die Werte erst am Morgen und später auch über den ganzen Tag ab.

Chronische Nebennierenrindenschwäche (NNRS)

In der Schulmedizin gibt es oft nur gesund oder krank. In Bezug auf die Nebenniere bedeutet dies: Sie ist entweder gesund oder zum großen Teil nicht mehr funktionsfähig. Im letztgenannten Zustand liegt eine seltene Autoimmunerkrankung vor, die Addison-Krankheit, bei der die Hormonproduktion fast vollständig zum Erliegen kommt. Ohne Hormonersatz ist dieser Zustand lebensbedrohlich.

Aber es gibt auch die leisen Zwischentöne: eine Schwäche,

Fehlfunktion oder Dysregulation der Nebenniere, die *Hypoadrenie*. Diese wird oft nicht diagnostiziert, dabei ist sie eine häufige Funktionsstörung und bietet eine große Chance, präventiv mit Stress umzugehen.

Eine Nebennierenrindenerschöpfung oder Nebennierenrindenschwäche kann zu chronischer Müdigkeit führen und das Immunsystem schwächen. Infekte können sich häufen, eine Autoimmunerkrankung kann ausbrechen oder eine andere Erkrankung chronisch werden. Auch Herz-Kreislauf-Erkrankungen, Übergewicht, Diabetes, Rückenschmerzen usw. können stressbedingt sein, ebenso wie Hirnfunktionsstörungen und eine Irritation oder Dysbalance der anderen Hormonspiegel. Erkennt man die NNRS also rechtzeitig, kann einem Hineinschlittern in ein Burnout oder in eins der mannigfaltigen anderen Krankheitsbilder, an denen Stress seinen Anteil hat, gegengesteuert werden.

In der funktionellen Medizin werden auch Vorstufen einer Nebennierenfehlfunktion erkannt und behandelt. Man teilt sie in drei Phasen ein von gesund bis total erschöpft, also krank.

Fragebogen: Wie sieht Ihr persönlicher Stresshormonlevel aus?

Folgende Gründe oder Belastungen können zu einer Nebennierenerschöpfung führen. Sie können die Liste um Ihre ganz persönlichen Ereignisse, die für Sie besonders kräftezehrend waren, ergänzen. Extremer Stress, wie er durch ein Trauma ausgelöst wird, kann als Einzelereignis zu einer NNRS führen, auch wenn in der Regel sich mehrere Faktoren summieren. Treffen acht oder mehrere Aussagen bei Ihnen zu, dann ist eine NNRS wahrscheinlich.

Körperlich:

- Ich habe aus gesundheitlichen Gründen, aufgrund einer Auto-immunerkrankung, Asthma o. ä. über längere Zeit Steroide (Cortison) einnehmen müssen.
- Ich leide an einer chronischen Erkrankung wie Rheuma, Hashimoto, Asthma, Arthritis, Osteoporose.
- Allergien, Asthmaanfälle oder Infekte nehmen in letzter Zeit zu.
- Ich habe ständig Heißhunger auf Süßes oder bin ständig hungrig. (»Ich esse viele Snacks zwischendurch.«)
- Mein Herz rast oder der Blutdruck schießt in die Höhe, ohne äußeren Anlass.
- Ich leide an Hautkrankheiten, z. B. Ekzemen, die Haut ist dünner geworden.
- Ich habe einen Bauch bekommen (Taillenumfang bei Frauen größer 90 cm, BMI größer 25).
- Der Blutzucker ist unbalanciert und oft schwankend. (Er kann erhöht sein, es kann ein Prädiabetes diagnostiziert worden sein. Es kann aber auch ein Zustand der Unterzuckerung mit Zittern, Schwitzen, Unruhe, Aggressivität auftreten.)
- Ich habe eine Insulinresistenz.
- Ich leide unter Magen-Darm-Beschwerden, Sodbrennen.
- Meine Periode ist unregelmäßig geworden.
- Ich bin zunehmend kälteempfindlich. (»Nachts schlafe ich mit Socken.«)
- An der Innenseite meiner Lippen, Brustwarzen, Vagina hat sich die Haut bräunlich verfärbt.
- Bräunliche Stellen haben sich an Schultern, Nacken, im Gesicht gebildet.
- Es besteht eine Muskelschwäche.
- Morgens sind die Augenlider verquollen, abends die Knöchel geschwollen.
- Ich wache morgens oder nachts mit Angst und Herzrasen auf, oft aufgrund von Albträumen zwischen ein und vier Uhr.

Psychisch:

- Es gab in den letzten Jahren sehr stressreiche Phasen (Trennung, Scheidung, Umzug, Jobwechsel, Angehörige pflegen, Trauerfall, Konflikte im Beruf, Arbeitslosigkeit, Existenzängste). Diese haben mich an den Rand der Erschöpfung gebracht. Der Satz »Ich kann schon lange nicht mehr« trifft zu 100 Prozent auf mich zu.
- Ich bin im Job nicht mehr so produktiv, nicht mehr belastbar oder nicht mehr leistungsfähig.
- Ich habe Konzentrationsstörungen, Wortlücken.
- Ich fahre schnell aus meiner Haut, werde extrem schnell ärgerlich, wütend, bin leicht genervt.
- Ich leide an emotionalen Schwankungen, bin oft traurig.
- Ich hetze den ganzen Tag von einer Sache zur nächsten.
- Ich bin ängstlich und mache mir ständig Sorgen.
- Meine Beziehungen – auch zu Freunden/Innen – sind problematisch geworden. Es kommt in letzter Zeit immer wieder zu Konflikten.
- Immer wieder nehme ich mir vor, zur Ruhe zu kommen, schaffe das aber nicht.
- Ich habe ständig das dringende Bedürfnis, mich hinzulegen.
- Ich bin geräuschempfindlich und übersensibel geworden.
- Meine Libido hat nachgelassen.
- Ich bin antriebslos, hoffnungslos, verzweifelt, schwach.
- Ich spüre viel weniger Freude als früher, alles wird mir zur Last.

Typisch veränderter Biorhythmus und Essverhalten bei NNRS

Zwischen sieben und neun Uhr möchte man partout nicht aus dem Bett, überhaupt kommt man morgens schlecht raus. Es dauert locker bis zehn Uhr, bis man richtig wach ist; bis dahin hat man schon mindestens zwei Tassen Kaffee getrunken.

Meistens gegen 15 Uhr fällt man in ein Energieloch und schleppt sich durch den Nachmittag, wenn man sich nicht noch einmal mit

Kaffee aufputscht. Um 21 Uhr ist man typischerweise so müde, dass man sich zusammenreißen muss, um nicht gleich einzuschlafen. Allerdings sollte man das Zubettgehen tatsächlich nicht zu lange hinauszögern, denn wenn man das richtige Zeitfenster verpasst, dann kommt es zu einem Energieschub ab 23 Uhr mit der Folge, dass man anschließend zwar müde ist, aber gleichzeitig aufgekratzt. Man liegt dann lange wach und kann nicht einschlafen. Jetzt lieber zu einem guten Buch greifen oder in einer Illustrierten blättern, anstatt auf dem Tablet oder im Fernsehen noch einen Film zu schauen. Durch die Lichtquelle wird ansonsten das Schlafhormon Melatonin unterdrückt, und der Körper denkt um Mitternacht, es ist Zeit zum Aufstehen.

Fasten in jeder Form fällt schwer, selbst intermittierendes Fasten. Die Sucht nach Süßem, auch nach Obst aufgrund des Fruchtzuckers, ist groß. Gerade in stressigen Zeiten wird unregelmäßig gegessen und gerne zugeschlagen, bevorzugt Käse, Fleisch, Joghurt. Die Speisen werden häufig nachgesalzen. Es besteht eine Affinität zu Alkohol, Nikotin und anderen Stimulanzien. Fast täglich wird Kaffee oder Cola getrunken, oft literweise.

Therapie der NNRS

Betthupferl Obwohl wir grundsätzlich späte Mahlzeiten oder Snacks nicht empfehlen, kann ein Joghurt o. ä. kurz vor dem Zubettgehen bei einer NNRS sinnvoll sein, um ein nächtliches Aufwachen zu verhindern. Essen Sie aber die letzte größere Mahlzeit am besten vor 18 Uhr. Bevorzugen Sie Ballaststoffe, bei Weißmehlprodukten mit schnell wirksamen raffinierten Kohlenhydraten steigt der Blutzucker rapide an und rauscht dann zu schnell wieder runter mit der Folge, dass Sie nachts wach werden.

Nicht zu viel Fruchtzucker Essen Sie, vor allem morgens, nicht zu viel Obst. Durch den Fruchtzuckergehalt steigt der Blutzuckerspiegel zu schnell an. Der Insulinspiegel schießt hoch und putzt den Zucker aus der Blutbahn, eine Unterzuckerung kann die Folge sein. Das kann dazu führen, dass Frauen sich nach dem Frühstück wackelig fühlen.

Eine Prise Salz bitte Benutzen Sie den Salzstreuer: Menschen mit einer Nebennierenerschöpfung haben oft einen niedrigen Blutdruck. Bei einer NNRS kann es darum notwendig sein, nicht ganz so sparsam mit Salz umzugehen. Verwenden Sie Himalayasalz oder biologisches Meersalz, auch Algenprodukte sind ein guter Lieferant. Von Natur aus salzreich sind Oliven, Seetang, Spinat, Sellerie und Zucchini.

Vollwertig essen Ihre Lebensmittel sollten vitamin- und mineralstoffreich sein, leere Speicher verschlechtern die Erschöpfung. Nach einer jahrelangen vegetarischen oder veganen Ernährung fehlt oft Vitamin B12.

Sex Wir möchten Sie zum Sex animieren. Nicht nur als Einschlafhilfe, sondern auch zur natürlichen Stressreduktion. Achten Sie darauf, dass Sie auf Ihre Kosten kommen; ein Orgasmus entspannt und überflutet den Körper mit Oxytocin.

Schlafen auf Rezept Bei unseren Kindern achten wir darauf, dass sie genügend Schlaf bekommen. Bei uns selbst eher nicht. Wenn Sie sich erschöpft fühlen, ist Schlaf jedoch das A und O und keine Schwäche. Müde sein macht einen nicht zum Langweiler und ist keine Schande. Wer sich damit brüstet, nur vier Stunden Schlaf zu brauchen, ist gelinde gesagt nicht ganz bei Trost oder zumindest kein gesundes Vorbild, sondern altert schneller und riskiert Krankheiten.

Nachts finden nämlich Reparaturmechanismen in allen Körperzellen statt, auch in den Nebennierenzellen. Schlaf ist also die beste Prävention!

Langschläfer bevorzugt Wenn es Ihr Berufsleben oder Alltag ermöglicht, dann bleiben Sie mit einer NNRS morgens bis neun Uhr im Bett liegen. Wenn es während der Woche unmöglich ist, dann wenigstens am Wochenende. Normalerweise ist der Cortisolspiegel um diese Zeit am höchsten. Wenn über lange Zeit vom Körper hohe Cortisolspiegel verlangt werden, dann streiken irgendwann die Nebennieren und produzieren um diese Zeit weniger Hormone mit der Folge eines Morgentiefs. Wenn Sie dauerhaft dagegen ankämpfen, verschlechtert das die NNRS. Ihre Nebennieren, oder besser gesagt, Ihr ganzer Organismus braucht jetzt genau das Gegenteil: Erholung statt noch mehr Stress. Wenn Sie schlecht hochkommen, dann bleiben Sie also liegen, und bitte ohne schlechtes Gewissen. Schlafen bis neun Uhr ist in dem Fall eine ärztliche Anordnung!

Adaptogene für die Nebenniere Adaptogene sind Pflanzenstoffe, die den Körper gegen Stress unterstützen. Anders ausgedrückt: Sie erhöhen die Widerstandskraft. Es gibt sie in Kapsel- oder Tablettenform als Nahrungsergänzungsmittel sowie als Tee mittlerweile sogar in Bio-Supermärkten. Achten Sie auf den Beipackzettel, auch wenn diese Mittel nebenwirkungsarm sind und für gewöhnlich täglich eingenommen werden können.

Rosenwurz ist eine Pflanze, die sehr kalten Temperaturen widersteht. Sie vermindert nachweislich die Ausschüttung von Cortisol und wappnet den Körper dadurch gegen Stress. Rosenwurz soll auch die Hautalterung und damit die Faltenentstehung verzögern.

Sibirischer Ginseng wird als Power-Wurzel in der Traditionellen Chinesischen Medizin angewandt. Er wirkt leistungssteigernd, erhöht die Stressresistenz, aktiviert den Stoffwechsel, wirkt anxiolytisch, also Angst lösend, und antidepressiv, verbessert den Schlaf, normalisiert den Blutzucker und macht glücklich, weil er die Produktion der Glückshormone Serotonin und Dopamin fördert.

Vitamin C fängt freie Radikale, die als Abfallprodukte der Zellen anfallen und das Immunsystem schwächen. Dieses Vitamin ist an der Bildung von Hormonen, der Eisenaufnahme im Darm und dem Abfangen von krebserregenden Stickstoffverbindungen (Nitrosaminen) beteiligt.

Shiitake-Pilze wirken gegen Stress, stärken das Immunsystem sowie das Mikrobiom und wirken positiv auf Blutfette.

Ashwagandha oder *Schlafbeere*, wie diese Frucht im Volksmund genannt wird, beruhigt den Geist und besitzt eine ausgleichende Wirkung. Deshalb ist sie eine natürliche Einschlafhilfe.

Ingwer normalisiert Blutdruck und Herzfrequenz und regt die Verdauung an.

Ginkgo-biloba-Extrakt stammt von einer der ältesten Baumarten der Welt. Seine durchblutungsfördernde Wirkung auf die Gehirngefäße ist bekannt. Auch soll Ginkgo die Zellen vor freien Radikalen schützen.

Nebennierenextrakte Nebennierenextrakte liefern Vorstufen und Bausteine zur Hormonproduktion und gegebenenfalls auch geringe Hormondosen selbst, die zur Wiederherstellung der Nebennierenfunktion wichtig sind. Die Idee besteht in Hilfe zur Selbsthilfe.

Man weiß, dass die Zerstörung der Nebenniere z. B. nach schweren Grippeepidemien nicht nur durch die Infektion bedingt ist, sondern auch durch Erschöpfung. Viele Patienten profitierten früher von Nebennierenextrakten aus Rindernebennieren, bis später synthetische Glukocorticoide hergestellt wurden. Natürliche Nebennierenextrakte, um schneller wieder auf die Beine zu kommen, sind heute rezeptfrei in der Apotheke zu bestellen. Besprechen Sie diese Option, wenn sie für Sie infrage kommt, mit Ihrem behandelnden Arzt.

Meiden Sie Koffein und Teein, also Kaffee, Cola und schwarzen Tee. Nichts geht über einen herrlichen Caffè Latte, trotzdem kommen wir nicht drum herum, hier ein paar Worte darüber zu verlieren, warum Kaffee in stressigen Zeiten keine Energie gibt, sondern sie einem entzieht:

Kaffee ist seit Jahren ein Hype. Kaffee kann Schlaganfälle und Alzheimer reduzieren und soll leberschützende Eigenschaften haben. Kaffee ist also ein durchaus lohnenswertes Getränk.

In stressigen Zeiten führt Kaffee aber leider zu einer Verschlechterung des Befindens. Ab vier bis fünf Tassen pro Tag kann Kaffee toxisch werden und den Schlafrhythmus verändern. Darüber hinaus erhöht Kaffee erst den Cortisol- und dann den Insulinspiegel. Das führt zu einer erbarmungslosen Fettspeicherung, wirbelt den zirkadianen Rhythmus durcheinander und arbeitet damit gegen die hormonelle Balance. Achten Sie darauf, dass Sie nicht in den Teufelskreis: Stress – Übermüdung – Kaffee – Nervosität – Schlafstörung – Müdigkeit – Kaffee … geraten. Oft macht sich das durch Nervosität oder Aufgedrehtheit mit anschließender Reizbarkeit bemerkbar.

Koffein kann Regelkreise im Körper blockieren, die unser System beruhigen. Typisch als Reaktion auf Kaffee kann bei NNRS auch eine plötzliche Müdigkeit auftreten; man kann dann regelrecht in ein Loch fallen mit anschließendem Heißhunger auf Süßes, um den Kreislauf wieder anzukurbeln.

Zählen Sie einmal, wie viele Tassen Sie täglich trinken, inklusive Caffè Latte, Cappuccino, zwei bis drei Espressi im Stehen zwischendurch und dem Betthupferl-Espresso nach dem Dessert beim Italiener. Koffein macht nämlich süchtig, es steigert unseren Dopaminstoffwechsel und führt darüber zur Abhängigkeit.

Entkoffeinierter Kaffee ist leider nur die halbe Lösung. Durch seine Säuren hat er ebenfalls Einfluss auf den Blutzucker, das →

Cortisol und die Aktivität des Sympathikus. Sie erinnern sich: Flucht oder Angriff.

Bei NNRS ist es wichtig, den Kaffeekonsum auf maximal eine bis zwei Tassen täglich zu reduzieren. In den ersten Tagen können sich durch den Koffeinentzug Kopfschmerzen einstellen. Hiergegen wirken zwei Liter Flüssigkeit (Wasser oder Kräutertee) Wunder, ebenso wie ein bis zwei Tabletten Magnesium à 400 mg am Tag. Wenn Sie auf keinen Fall auf Kaffee verzichten wollen, versuchen Sie, wenigstens nachmittags keinen Kaffee mehr zu trinken. So gelingt es besser, wenigstens gegen Abend zur Ruhe zu kommen und leichter einzuschlafen. Das mag hart sein, aber genießen Sie dafür die eine oder zwei Tassen Kaffee am Vormittag besonders bewusst. Wechseln Sie später auf andere Getränke wie Tee oder Sprudelwasser.

In der Perimenopause und vor allem bei einem NNRS lohnt es sich, eine Zeitlang komplett auf Kaffee zu verzichten. Nur dann können Sie feststellen, welchen Effekt Kaffee bei Ihnen auslöst. Wenn Sie bemerken, dass Sie ohne Kaffee stabiler sind, weniger Hitzewallungen haben, unter weniger Östrogendominanz leiden, besser schlafen, weniger unruhig und ängstlich sind, dann entscheiden Sie, ob und wofür Sie Koffein benötigen (zum Wachwerden, Aufputschen, zum Genuss, aus sozialen Gründen). Legen Sie auf Grundlage dieses Wissens die tägliche – reduzierte – Menge fest. Sie werden merken, dass es Ihnen damit gut geht.

Ein Tagesplan bei Nebennierenerschöpfung über den Tag verteilt
- Vitamin C 1000 mg täglich
- Vitamin-B-Komplex einmal täglich
- Magnesiumcitrat 2 x 300 mg täglich, (auf 1 x 300 mg reduzieren, wenn der Stuhl weich wird, Magnesium wirkt abführend)
- Omega-3-Fettsäuren 2 x 1000 mg täglich
- Asiatischer Ginseng

- Ashwagandha 200 mg täglich
- Süßholzwurzelextrakt 200 mg täglich

Bei direkter Gabe von Cortisol (das in Einzelfällen nötig ist, z. B. bei einem Burnout, bei dem die Nebennierenrinde komplett »ausgelatscht« ist) verschwinden die Symptome schnell. Es sollte dann nur das natürliche Hydrocortison Verwendung finden. Beim Asthma, Rheuma oder anderen Erkrankungen, bei denen ein überschießendes Immunsystem bewusst unterdrückt werden muss, kommen oft stärker wirksame Corticoide zum Einsatz, bei der Nebennierenschwäche nicht.

DHEA-Progesteron Bei einer Nebennierenerschöpfung steht für Männer DHEA als Medikament zur Verfügung. Frauen nehmen besser Progesteron, dieses steigert den DHEA-Spiegel indirekt.

Balance Sorgen Sie für Balance in körperlicher und geistiger Hinsicht sowie auch auf biochemischer Ebene. Letzteres bedeutet, dass in jeder einzelnen Körperzelle die Auf- und Abbauvorgänge ausgeglichen sind und kein totales Chaos herrscht. Dafür ist ein Wechsel aus Action und Ruhe, aus genussvollem Essen und Nahrungspausen ebenso wichtig wie der Tag-Nacht-Rhythmus. Würden wir ständig die Nacht zum Tage machen, hielte unser Körper das nicht lange aus. Weil Schlaf das beste Heilmittel nicht nur gegen Stress ist, möchten wir unserem natürlichen Rhythmus einen besonderen Abschnitt widmen:

Chronobiologie – Schlafen auf Rezept

Sämtliche Lebewesen unseres Planeten, selbst Einzeller und Pflanzen, besitzen eine innere Uhr. Sie ist abhängig vom Tag-Nacht-Rhythmus, also von Helligkeit und Dunkelheit, von den Jahreszeiten und auch vom Mondzyklus. Alle Körperfunktionen werden permanent auf diese innere Uhr (die als zirkadianer Rhythmus bezeichnet wird) angepasst. Man könnte auch sagen, in uns drin geht es zu wie in einem Schweizer Uhrwerk. Nicht nur der Schlafrhythmus ist an Tages- und Nachtphasen angepasst, auch die Produktion der Hormone, Stoffwechselvorgänge, die Temperaturregulation und selbst unsere Emotionen folgen einer wunderbaren Präzision. Dieser archaische, natürliche Mechanismus ist in den Genen verankert.

Für die Erforschung der inneren Uhr wurde Jeffrey C. Hall, Michael Rosbash und Michael W. Young 2017 der Nobelpreis für Medizin verliehen.

Vor Erfindung der Elektrizität ging man mit den Hühnern zu Bett und stand mit ihnen wieder auf. Die Felder wurden nach den Jahreszeiten bestellt. Auf den Tisch kam, was gerade geerntet, geschlachtet und gejagt wurde oder was die Natur sonst noch hergab. Für den Winter wurden die Früchte des Sommers eingekocht, die Kartoffeln und Äpfel an einem dunklen Ort aufbewahrt. Die Löcher in den Hosen wurden abends bei Kerzenschein geflickt, während man sich die Geschichten des Tages erzählte. Das Leben war eventuell weniger romantisch, als wir es uns vorstellen, wir wissen es aber nicht. Mit Sicherheit war jedoch abends um acht oder neun Uhr Schicht im Schacht.

Seit der Erfindung der Elektrizität ist nichts mehr, wie es war. Die Glühbirne und die Dampfmaschine haben unseren Organismus aus seinem evolutionären Kreislauf hinauskatapultiert. Seitdem macht der Mensch die Nacht zum Tag. Nachtschichten wurden eingeführt, rund um die Uhr wird heute auf der ganzen Welt gearbeitet. Mit dem Flugzeug können Zeitzonen überwunden werden. In wenigen Jahren fliegt jeder, der es sich leisten kann, in die Stratosphäre und irgendwann in absehbarer Zeit auch auf den Mond. Dass der Körper da »Puh! Stopp! Spinnt ihr?« ruft, ist kein

Wunder, denn er ist zwar ein Anpassungskünstler, aber alles hat seine Grenzen.

Darum ist bei Schichtarbeit und anhaltendem Schlafmangel nachweislich das Risiko nicht nur für gehäufte Infektionen, sondern auch für einige Krebsarten erhöht. Reparaturprozesse, die vorwiegend in Ruhe, also im Schlaf stattfinden, werden unterdrückt. Als Folge können Genveränderungen (Mutationen) nicht ausreichend behoben werden. Schlafmangel kann u. a. darum neben einem erhöhten Krebsrisiko auch die Ursache von Kopfschmerzen, Bluthochdruck, einem geschwächten Immunsystem sowie Herz-Kreislauf-Erkrankungen sein.

Laut DAK-Bericht von 2017 leiden 34 Millionen Menschen hierzulande unter Schlafstörungen; 35 Prozent der Berufstätigen gaben an, mindestens drei bis vier Mal in der Woche nicht ein- oder durchschlafen zu können. Jede zehnte Frau in den Wechseljahren klagt über Schlafprobleme.

Wichtig ist darum ein vernünftiger Umgang mit Stress, aber auch mit dem Schlafhormon Melatonin.

Schlafhormon Melatonin

Melatonin ist das Hormon, das bei Dunkelheit aus der Epiphyse, einer kleinen Drüse im Zwischenhirn, sowie in der Netzhaut der Augen und im Darm ausgeschüttet wird. Es übernimmt sozusagen die Oberaufsicht über die Nachtschicht in unserem Körper und wiegt uns in den Schlaf. Dunkelheit ist das Signal für die Ausschüttung. Wird es draußen wieder hell, wird die Melatoninproduktion, die nachts um das bis zu Zwölffache im Vergleich zu tagsüber erhöht ist, unterdrückt. Dadurch wachen wir auf.

Eben darum schlafen wir schlecht ein, wenn wir im Bett noch in die Lichtquelle eines Tablets gucken, um die letzten Nachrichten zu lesen, oder im Fernsehen eine Serie schauen. Die Helligkeit der Lichtquelle bringt die Epiphyse aus dem Takt, sie denkt, es ist Zeit zum Aufstehen, und enthält uns das Melatonin vor. Besonders die blauen Wellenlängen um 480 Nanometer des Lichts machen uns munter wie Koffein. Man nimmt sie natürlich nicht wahr, denn der Bildschirm auf dem Tablet sieht ja weißlich aus. Zweistündiges Arbeiten am Bildschirm reduziert die Melatoninproduktion um ein Fünftel. Kein Wunder, dass man dann nicht einschläft! Die modernen Tablets und Handys haben einen Blaulichtfilter, damit kann man speziell dieses Licht ausschalten.

Melatoninrezeptoren finden sich am Herz, den Nieren, den Immunzellen, in der Leber – in der das Schlafhormon auch abgebaut wird –, in der Milz, an den Blutgefäßen des Gehirns und in der Netzhaut. Melatonin senkt auch die Körpertemperatur. Es gibt unserem Organismus also sehr deutlich zu verstehen, dass nun Nachtruhe angesagt ist. Studien konnten zeigen, dass Melatonin auch andere Hormone beeinflusst, antientzündlich wirkt und die Zellregeneration anregt. Durch den Abbau in der Leber entstehen Zwischenprodukte, die vor freien Radikalen schützen.

Ab circa dem 40. Lebensjahr werden nur noch 60 Prozent der Melatoninmenge produziert, die ein Jugendlicher besitzt. Der natürliche Mangel an Schlafhormon sorgt dann für nächtliche Ruhestörungen. Daneben beeinflussen Alkohol, Kaffee, Stress, hormonelle Veränderungen und starke Temperaturschwankungen maßgeblich den zirkadianen Rhythmus. Zusätzlich hat jeder Mensch seinen eigenen Biorhythmus, die einen kommen morgens gut aus dem Bett, die anderen sind Nachteulen.

Eule oder Lerche?

Untersuchungen konnten zeigen, dass der Biorhythmus der meisten Menschen in zwei Kategorien eingeteilt werden kann: in Frühaufsteher, Lerchen genannt, und solche, die erst gegen Nachmittag oder Abend zur Höchstform auflaufen, die sogenannten Eulen. Insbesondere Jugendliche in der Pubertät sind Langschläfer, also Eulen. Alle Eltern, die über Jahre ihre verschlafenen Teenager morgens mehrfach genervt wecken müssen, weil die Schule ruft, brauchen für diese Erkenntnis sicherlich keine wissenschaftlichen Studien …

Im Laufe des Lebens ändert sich der Biorhythmus. Auch das wird allen Eltern vertraut vorkommen, wenn Sie an die Kleinkindphasen denken. Sie sind noch in Ihrer Traumphase, da zupft die Zweijährige morgens um fünf oder sechs Uhr an Ihrem Ärmel und gibt keine Ruhe, bis sie das zehnte *Conni*-Buch vorgelesen bekommt. Na, gute Nacht!

Gerade in der Zeit, in der sich die Hormone umstellen, wird die Chronobiologie anfälliger für Störfaktoren. Mangelnder Schlaf beeinflusst die Konzentration, das Sättigungsgefühl, Stoffwechselvorgänge, Leistungsfähigkeit, Energie, die man (nicht mehr) zur Verfügung hat, und nicht zuletzt das Nervenkostüm. Schlaf wird immer wichtiger für den Körper, das merkt man daran, dass man vielleicht noch eine durchgefeierte Nacht wegsteckt, die zweite aber sicher nicht mehr.

SKB: »Ich brauche heute länger, um mich von einem Seminar zu erholen oder wenn sich drei, vier anstrengende Arbeitstage hintereinanderreihen. Wenn ich morgens um sieben Uhr aufstehe, den ganzen Tag nonstop in Besprechungen oder von Menschen umgeben bin und sich dem abends noch eine berufliche Veranstaltung oder ein Abendessen anschließt, falle ich todmüde um Mitternacht ins Bett. Gerade, wenn ich dafür in fremden Städten unterwegs bin, spüre ich den Schlafmangel und die Erschöpfung anschließend in den Knochen, wenn nicht gar in jeder Zelle noch tagelang. Mittlerweile streiche ich nach einem Seminar bewusst alles aus meinem Terminkalender, das vor zehn Uhr morgens anfängt, und versuche so, wenigstens ein wenig Schlaf nachzuholen. Oder ich gehe morgens erst einmal eine Runde in den Wald oder um den See, um wieder Energie aufzutanken.«

In der Zeit der Hormonumstellung ist es wichtig, die veränderten eigenen Bedürfnisse zu kennen und nicht *business as usual* zu praktizieren. Was lange Jahre funktioniert hat – wenig Schlaf oder das Abarbeiten eines übervollen Terminkalenders –, mag noch eine Zeitlang gut gehen, rächt sich aber irgendwann auf Kosten der Gesundheit. Das ist es nicht wert. Stressfreier und harmonischer, ausgeglichener und gelassener kommt man durch den Tag, wenn man sich mit seinem veränderten Biorhythmus vertraut macht. Dann können die eigenen Bedürfnisse in einem ganz anderen Licht betrachtet werden. Nicht mehr schneller, höher, weiter auf Kosten der Gesundheit und schon gar nicht mit dem Gefühl, zu versagen oder undiszipliniert und faul geworden zu sein. Der Körper signalisiert uns, dass er genug hat, Ruhe oder wieder mehr Schlaf braucht oder dass er sich tagsüber für einen Moment zurückziehen möchte vom allgemeinen Trubel, um aufzutanken. Er will uns ja nicht ärgern, sondern im Gegenteil, uns schützen! Sollten wir ihm darum nicht die Möglichkeit geben, für uns zu arbeiten, statt ihm immer mehr abzuverlangen? Beobachten Sie eine Woche lang Ihren eigenen Rhythmus und entscheiden sich dann dafür, diesen Stück für Stück zu leben. Das geht sicher nicht von heute auf morgen. Denn bis zehn Uhr zu schlafen, mittags eine Stunde spazieren zu gehen oder auf der Wiese zu liegen und die Wolken vorüberziehen zu sehen, am Nachmittag eine Teestunde einzulegen und es sich um 21 Uhr mit einem Buch im Bett gemütlich zu machen ist für viele nur ein unrealistischer Traum. Aber die eine oder andere entschleunigende Gewohnheit, die dann auch das Schlafverhalten verbessert, lässt sich vielleicht langfristig in den Alltag integrieren. Und das bitte ohne schlechtes Gewissen! Wie das geht, lesen Sie in Kapitel 4.

Schlafmittel

Sie sollten in keinem Fall ein Schlafmittel eigenständig ohne vorherige Abklärung mit Ihrem Arzt einnehmen. Besprechen Sie mit

Schlaf-Strategien

- Werden Sie selbst der Experte für Ihre innere Uhr!
- Ihr Tag entscheidet darüber, wie Sie schlafen. Ist es ununterbrochen hektisch, dürfte das Einschlafen schwerfallen.
- Verbringen Sie tagsüber so viel Zeit wie möglich im Freien, selbst an Tagen, an denen der Himmel bedeckt ist. Das fördert nicht nur die Vitamin-D-Produktion, sondern unterdrückt auch das Melatonin und macht wach.
- Auf den Schlaf vor Mitternacht schwören fast alle Kulturen.
- Das Schlafzimmer sollte kühl, dunkel und ruhig sein.
- Verbannen Sie alle elektronischen Geräte aus dem Schlafzimmer. Das Handy am Bett muss mindestens im Flugmodus sein, besser noch ausgeschaltet.
- Benutzen Sie vor dem Einschlafen keine digitalen Geräte, aktivieren Sie, wenn unbedingt nötig, den Blaulichtfilter. Auf das »gelbere« Licht springt die Epiphyse weniger leicht an.
- Schauen Sie keine Horrorfilme oder sonstige Thriller, die so aufregend sind, dass Sie kurz vorm Schlafen noch mal richtig in den Alarmmodus schalten.
- Checken Sie Ihre E-Mails nicht noch einmal vor dem Zubettgehen. Das verhindert, dass Sie grübelnd wach liegen.
- Der Cortisolspiegel ist circa ein bis zwei Stunden nach dem Aufstehen am höchsten und lässt uns dynamisch in den Tag starten. Da Cortisol auch durch intensive sportliche Betätigung freigesetzt wird und der anregende Effekt einige Stunden anhält, ist es ratsam, vor 19 Uhr sein Sportprogramm absolviert zu haben. Eine Alternative bieten leichte Yogaübungen, die das System beruhigen.
- Ebenso belastet es die Schlafqualität, wenn am Abend eine reichhaltige, schwere oder sehr späte Mahlzeit eingenommen wird. Man sollte vor allem auf Fett, weißen Zucker und →

Kohlenhydrate verzichten, die zu einer erhöhten Insulinausschüttung führen, mit nachfolgender Unterzuckerung. Dann wacht man mitten in der Nacht im Zweifel mit Magenknurren auf.

- Der Wachmacher Koffein senkt den Melatoninspiegel und erschwert darum logischerweise das Einschlafen. Verzichten Sie also auf den abendlichen Espresso, weichen Sie auf koffeinfreie Alternativen (z. B. einen Kräutertee) aus.
- Manchmal hilft gegen nächtliches Aufwachen eine Wärmflasche, ein Körnersäckchen oder das Tragen von Wollsocken im Bett – auch wenn das nicht sehr sexy ist. Man kann sich natürlich auch an den Partner kuscheln.
- Ein Rezept unserer Großmütter war die warme Milch mit Honig vor dem Schlafengehen. Da ist was dran, denn Milch enthält Melatonin und Tryptophan, beides zwar in sehr geringen Mengen, doch Generationen haben davon schon profitiert. Einen Versuch ist es wert. Es geht auch mit Chai Tee oder »goldener Milch« (heiße Milch mit Kurkuma).

ihm, wie Ihre Schlafstörungen aussehen: Können Sie nicht einschlafen, grübeln, liegen lange wach, werden nachts öfter wach, werden gegen Morgen wach und sind morgens wie gerädert?

Es gibt viele medizinische und psychologische Gründe, warum man nachts nicht zur Ruhe kommt. So können Schlafstörungen z. B. das erste Anzeichen einer Depression sein. Gegebenenfalls klärt sich die Ursache durch eine Nacht in einem Schlaflabor.

Auch *Melatonin* ist als Medikament in vielen Ländern wie z. B. in den USA frei verkäuflich, in Deutschland jedoch verschreibungspflichtig und nur zur kurzfristigen Therapie einer primären Schlafstörung (einer Schlafstörung, die nicht Begleiterscheinung einer anderen Erkrankung ist) zugelassen. Wir warnen davor, Melatonin aus dem Internet zu beziehen und sich selber ohne ärztliche Absprache damit zu therapieren. Die Langzeitfolgen sind noch nicht erforscht.

Benzodiazepine beruhigen, haben aber ein hohes Abhängigkeitspotenzial und dürfen nur kurzfristig bei akuten Schlafstörungen und auch nur auf ärztlichen Rat verabreicht werden, ebenso wie sehr niedrig dosierte Antidepressiva, die den Schlaf fördern.

Bioidentisches *Progesteron* beruhigt. Darum macht es Sinn, Progesteron im Rahmen einer HRT abends einzunehmen.

Bei vielen Kräutern ist ein beruhigender oder schlaffördernder Effekt bekannt. Dazu gehören Baldrian, Hopfen, Lavendel, Passionsblume und echter Steinklee. Die Kräuter gibt es als Tee, Kissen, Öle, Tinkturen usw. Erkundigen Sie sich in der Apotheke, welches Kraut in welcher Zubereitung zu Ihren Schlafstörungen am besten passt.

Leberentgiftung

Nicht nur die Nebenniere ist ein Organ, das bei Dauerstress in Mitleidenschaft gezogen wird, auch die Leber ist so ein Kandidat. Und ihre Unterstützung benötigen wir gerade in der Zeit der Hormonumstellung besonders dringend.

Die Leber ist die Entgiftungszentrale des Körpers und muss in dieser Funktion täglich unvorstellbar viel wegräumen und aussortieren. Kaum ein Stoff oder Medikament, das hier nicht einer Prüfung unterzogen und auseinandergebaut wird. Krankheitserreger und Toxine werden in der Leber unschädlich gemacht, und vor allem werden die meisten unserer Hormone wie z. B. Östrogen, Progesteron und die Schilddrüsenhormone hier abgebaut.

Um das zu stemmen, arbeitet die Leber rund um die Uhr – und wehe, wenn nicht. Mangelnde Bewegung und damit Durchblutung, aber auch eine zu fett- oder zuckerreiche Ernährung sowie regelmäßiger Alkoholkonsum sind nur einige Gründe, warum Lebererkrankungen wie Fettleber, Leberfibrose und Leberzirrhose auf dem Vormarsch sind. Da die Leber sich nicht durch Schmerzen beschwert, wenn es ihr schlecht geht, werden diese Erkrankungen oft erst sehr spät erkannt.

Wir raten dazu, die Leber zu schonen und regelmäßig zu entgiften. Das kommt indirekt auch allen Hormondrüsen wie Nebennieren und Schilddrüse zugute. Legen Sie regelmäßig Detoxtage ein, an denen Sie auf Alkohol, Zucker und Fett verzichten, dann fühlt sich Ihre Leber wie im siebten Himmel. Trinken Sie an diesem Tag mindestens zwei Liter grünen, ungesüßten Tee. Essen Sie reichlich natürliche Bitterstoffe, wie sie z. B. die Artischocke und Mariendistel enthalten. Auch das liebt Ihre Leber.

Kur mit dem Leberwickel

Machen Sie vor dem Zubettgehen einen heißen Leberwickel, er regt die Durchblutung und damit die Entgiftung an. Sinnvoll kann eine Kur über sieben Tage sein. Legen Sie ein heißes feuchtes Tuch unter Ihren rechten Rippenbogen, darüber eine Wärmflasche. Zurren Sie beides mit einem Handtuch fest und lassen es eine halbe Stunde lang einwirken. Oft wird auch ein Sud aus Schafgarbe (einer Heilpflanze, die die Verdauungsorgane anregt) für das feuchte Tuch empfohlen.

Machen Sie es sich in dieser Zeit auf dem Sofa oder im Bett gemütlich, mit einem guten Buch, Ihrem Lieblingsfilm oder einfach so. Das ist Entspannung pur.

4 Hormon-manipulation von außen

Endokrine Disruptoren (ED)

In den vorangegangenen Kapiteln haben wir gezeigt, wie Hormone unseren Körper steuern und wie man mit ihnen unsere Gesundheit unterstützen kann. Jetzt ist der Moment gekommen, sich mit den Saboteuren zu beschäftigen, die unser Hormonsystem heimlich »von außen« schädigen. Über Lebensmittelverpackungen, Kleidung, Kosmetika oder auch die Atemluft gelangen Chemikalien oder künstliche Mischungen in unseren Körper. Diese sogenannten endokrinen Disruptoren stören empfindlich unsere natürlichen Hormonkreisläufe. Außerdem besitzen diese Stoffe das Potenzial, nicht nur unser eigenes Erbgut zu Lebzeiten zu verändern, sondern auch das unserer Kinder und Enkel. Mittlerweile existieren Daten, die besagen, dass 90 Prozent der Bevölkerung in den westlichen Industrieländern mit hormonaktiven Substanzen belastet sind.

2012 hat die Weltgesundheitsorganisation (WHO) die endokrinen Disruptoren als globale Bedrohung eingeschätzt. Ihre Definition lautet: »Endokrine Disruptoren sind von außen zugeführte Stoffe oder Gemische, die die Funktion des Hormonsystems verändern und dadurch gesundheitlich schädliche Wirkungen in einem intakten Organismus, bei den Nachkommen oder in (Teil-)Populationen verursachen.«

Wissenschaftler und Ärzte beobachten seit langem eine dramatische Zunahme von Erkrankungen, die im Zusammenhang mit einem aus den Fugen geratenen Hormonsystem stehen. Nicht nur die WHO, sondern auch die Deutsche Gesellschaft für Endokrinologie (DGE) macht seit Jahren darauf aufmerksam, dass hormonwirksame Chemikalien die Gesundheit beeinträchtigen, indem sie das Hormonsystem und den Stoffwechsel schädigen. Endokrine Disruptoren können hormongetriggerte Erkrankungen wie Brust- und Prostatakrebs fördern. Sie können das kindliche Nervensystem beeinträchtigen und an der Entstehung einer Aufmerksamkeitsdefizit-Hyperaktivitätsstörung (ADHS) beteiligt sein. Missbildungen im Bereich der Genitalien wurden ebenso beschrieben wie eine verminderte Spermienproduktion. Man vermutet sogar, dass die starke weltweite Zunahme von Schilddrüsen- und Stoffwechselerkrankungen wie Diabetes mellitus und Übergewicht nicht allein auf eine genetische Veranlagung oder einen ungesunden Lebensstil zurückzuführen ist, sondern dass auch hier die endokrinen Disruptoren eine ursächliche Rolle spielen. Die DGE rät darum zu einem sehr zurückhaltenden Einsatz dieser Substanzen.

Aber wie wirken diese künstlichen Hormonmodulatoren?

Der Mediensprecher der DGE Professor Helmut Schatz erklärt, dass endokrine Disruptoren das Gleichgewicht des Hormonsystems, des Immunsystems, des Stoffwechsels, der Fettspeicherung sowie der Knochenentwicklung beeinflussen. Endokrine Disruptoren greifen als körperfremde Chemikalien genau wie körpereigene Hormone tief in das endokrine System ein und können es nachhaltig stören. Das geschieht auf ähnliche Weise wie bei den synthetischen Hormonen. Endokrine Disruptoren oder deren Inhaltsstoffe binden sich an die Rezeptoren der körpereigenen Hormone. Entweder lösen sie dann die gleiche Reaktion wie das »richtige« Hormon aus, welche aktuell aber gar nicht erwünscht ist, oder sie blockieren den Rezeptor und verhindern, dass körpereigene Hormone andocken können. Zusätzlich können sie die Produktion, den Transport und auch den Abbau von körpereigenen Hormonen stören und deren Konzentration verändern. ED können zu einer Östrogendominanz mit den damit verbundenen Symptomen und Erkrankungen führen, auf die gleiche Weise, wie wir es in Kapitel 3 beschrieben haben.

SEB: »Bei bestimmten Beschwerden und Krankheitsbildern bitte ich meine Patientinnen, sämtliche Kosmetikartikel aus ihrem Badezimmer mitzubringen und/oder alle Substanzen, mit denen sie im Haushalt in Berührung kommen, aufzuschreiben. Sie glauben gar nicht, welch ellenlange Listen da zusammenkommen und wie sich die Menge an Schadstoffen summiert.«

Endokrine Disruptoren werden auch als *Umwelthormone* bezeichnet. Diese Namensgebung ist doppelt fatal, denn ED sind keineswegs (körpereigene) Hormone, und das Wort Umwelt ist hier genauso fehl am Platz. »Natürlich« ist da gar nichts. Die Chemikalien imitieren nur die Hormone. Ihre Auswirkungen auf den Körper sind darum eben gerade nicht biologisch. Führende Wissenschaftler aus dem Gesundheitswesen haben bereits 2013 in der *Berlaymont Declaration* an die Europäische Union für einen anderen Umgang mit ED appelliert. Ihrer Einschätzung nach besitzen schon sehr kleine Dosen eine schädigende Wirkung, vor allem, weil sie sich im Körper summieren. Strengere Regelungen sind darum absolut notwendig. Weitere Studien sind bereits auf dem Weg und auch absolut unverzichtbar, um das Risiko ganz genau einschätzen zu können.

Beispiele für endokrine Disruptoren sind BPA (Bisphenol A), das in Plastik enthalten ist und als Nahrungsmittelverpackung verwendet wird. Auf diese weltweit am häufigsten produzierte Chemikalie gehen wir später noch näher ein. Aluminium ist eine weitere von mindestens 800 chemischen Substanzen in unserem

Alltag, die auf die Hormonkreisläufe einwirken. Aluminium steht im Verdacht, Brustkrebs und Alzheimer zu fördern; auch wenn Studien zum endgültigen Nachweis noch laufen, haben die Hersteller gängiger Marken Aluminium aus ihren Kosmetikprodukten verbannt. DDT (Dichlorodiphenyltrichlorethan) ist ein inzwischen verbotenes Pestizid, das die Erosion der Böden steigert und noch viele Jahre lang ausgeschwemmt wird. Glyphosat ist das aktuell umstrittenste Pestizid, das einen Weltkonzern in große Schwierigkeiten gebracht hat. Phthalate sind Weichmacher, die für die Dehn- und Biegbarkeit von Kunststoffen sorgen und u. a. in Bodenbelägen, Lebensmittelverpackungen, Lacken, Kunstleder und Kinderspielzeug enthalten sind. Vom Bundesministerium für Umwelt und Naturschutz wird den Weichmachern bescheinigt, dass sie eine hormonähnliche Wirkung besitzen und das menschliche Hormonsystem beeinträchtigen können. Besonders gefährlich ist die Eigenschaft, dass sie im Kunststoff nicht fest gebunden sind. Bei Erhitzung dünsten sie aus und werden eingeatmet oder über die Nahrung aufgenommen. Phthalate werden als lebertoxisch eingestuft und sollen Übergewicht und Diabetes triggern. Eine Studie der Universität Leipzig an Mäusen (2015) konnte zeigen, dass Mäuse, die über zehn Wochen weichmacherhaltiges Wasser tranken, trotz normalen Futters fett wurden. Die Weichmacher störten den Zuckerstoffwechsel. Inzwischen spricht man im Zusammenhang mit Weichmachern von Obesogenen, also in Plastik und Co versteckten dickmachenden Stoffen, analog zum Begriff Teratogene für krebsauslösende Stoffe. Kadmium kann in Kinderspielzeug enthalten sein. Triclosane befinden sich in antibakteriellen Produkten und Zahncremes, Parabene in Kosmetikprodukten.

SEB: »Die hormonellen Verschiebungen durch den täglichen Gebrauch von Plastik müssen in die Behandlung von Patienten miteinbezogen werden. Was nützt eine Nahrungsumstellung oder

Diät zur Gewichtsreduktion, wenn das Bisphenol A aus der Lebensmittelverpackung des Joghurts den Fettstoffwechsel beeinflusst? Ich frage mich, ob künftig auf dem Anamnesebogen des Hausarztes auch eine Frage zum Konsumverhalten des Patienten zu finden sein wird. Diese Fragen finde ich spannend. Forschungen auf dem Gebiet müssen und werden uns in den nächsten Jahren begleiten. Seitens der Ergebnisse ist nicht mit einer Entwarnung zu rechnen. Mein Rat lautet: Verlassen Sie sich nicht auf den Schutzmantel des Gesetzgebers. Versuchen Sie Plastik und Mikroplastik soweit es geht zu vermeiden. Das ist in Ihrem eigenen gesundheitlichen Interesse und schont zudem die Umwelt.«

BPA ist als Weich- und Hartmacher in vielen Alltagsgegenständen wie kunststoffbeschichteten Dosen, Trinkdosen für Bier, Limonaden und Cola, Tetrapack, Verpackungen für eingeschweißtes Gemüse, Fertigprodukten, beschichteten Kassenbons, Kunststoffbrillen und vielen mehr enthalten. Durch Hitze gelangt BPA in die Nahrung, sei es durch das Erhitzen von Verpackungen in der Mikrowelle oder eine in der Sonne stehende Sprudelwasserflasche aus Plastik. BPA enthält fettlösliche Eigenschaften und wird dadurch schnell im Körper resorbiert und im Fettgewebe gespeichert. In einer amerikanischen Studie konnte gezeigt werden, dass schon wenige Tage nach dem Verzehr von Nahrungsmitteln aus beschichteten Kunststoffen bis zu 20-fach erhöhte BPA-Werte im Urin gemessen wurden. Das Fatale: BPA hat östrogenartige Wirkungen, die schon bei Kindern zu Frühreife und Verhaltensauffälligkeiten führen können. Aufgrund signifikant erhöhter BPA-Blutwerte bei Frauen mit polyzystischem Ovarialsyndrom wird ein Zusammenhang zwischen dieser Hormonstörung und den endokrinen Disruptoren angenommen.

In Japan sind seit 20 Jahren BPA-freie Konserven auf dem Markt. In Frankreich gilt seit Januar 2015 ein nationales Verbot für BPA in allen Materialien, die mit Lebensmitteln in Berührung kommen. Deutschland hinkt da ziemlich hinterher, auch wenn das Umweltbundesamt die Entscheidung der EU begrüßt, BPA als besonders besorgniserregend anzuerkennen aufgrund der hormonellen Wirkung auf Tiere und Umwelt. Thermopapier, wie es als Kassenbons verwendet wird, ist seit 2020 EU-weit verboten. Ab 2021 sollen Produkte wie Plastikteller und -besteck, Strohhalme und Wattestäbchen aus Kunststoff usw., für die es ED-freie Alternativen gibt, vom europäischen Markt verschwinden.

Plastik ist ein Chemiecocktail, der zum Großteil aus endokrinen Disruptoren besteht. Besonders tückisch ist das Mikroplastik.

Mikroplastik

Als Mikroplastik werden Plastikteilchen bezeichnet, die kleiner als fünf Millimeter sind. Mikroplastik ist in synthetischen Textilien, dem Abrieb von Autoreifen, in Duschgel, Shampoo, Zahnpasta, Peeling, Kinderspielzeug und Tausenden anderen Alltagsgegenständen enthalten oder wird durch den Abbau der Verpackungen freigesetzt. Mikroplastik ist unverwüstlich und wird über Abwasser und Meeresströmungen bis in die entlegensten Gebiete unserer Erde geschwemmt. Selbst an den Polen, in Arktis und Antarktis, konnten Wissenschaftler Mikroplastik in Form von PP (Polypropylen) und PET (Polyethylenterephthalat) nachweisen.

Primäres Mikroplastik wird in Form von Mikrokügelchen Kosmetik- und Reinigungsprodukten sowie Fleece- und anderen Kunststoffen für Kleidung zugesetzt. Deutschlandweit sind es über 300 000 Tonnen Mikroplastik, die jährlich freigesetzt werden und jede Kläranlage überstehen. Das Zeug gelangt mit dem Klärschlamm auf die Äcker, in die Flüsse und Meere. Dort verschlucken es die Meeresbewohner, die im Zweifel auf unserem Teller landen. 2019 veröffentlichten Forscher Ergebnisse einer österreichischen Pilotstudie. Im Rahmen dieser Studie wurde Mikroplastik zum ersten Mal im Darm von Menschen nachgewiesen. Die Studienteilnehmer (35 bis 65 Jahre alt) stammten von verschiedenen Kontinenten. Alle Lebensmittel während der Studie, inklusive Fisch und Meeresfrüchten, waren in Plastik verpackt, die Getränke in PET-Flaschen abgefüllt. Eine Woche lang schrieben die Probanden alles auf, was sie zu sich nahmen, dann gaben sie eine Stuhlprobe ab. Das Ergebnis: In zehn Gramm Stuhl befanden sich durchschnittlich 20 Partikel Mikroplastik!

Ungünstigerweise ziehen Mikroplastikpartikel Toxine aus der Umgebung an wie ein Magnet Büroklammern, und genau wie dieser lassen sie die Schadstoffe nur schwer wieder los. Selbst bereits verbotene Chemikalien wie DDT befinden sich darum immer noch in hoher Konzentration in der Nahrungskette.

Sekundäres Mikroplastik entsteht durch Zerfall und Verwitterung größerer Plastikteile aus Flaschen, Tüten und weiterem Plastikmüll, der im Meer herumschwimmt und in die Umwelt gelangt. Der Abrieb durch Autoreifen ist übrigens für den größten Anteil an Mikroplastik in der Luft verantwortlich. Ein anderer Umwelt- und Gesundheitssünder sind Klamotten. Über 70 Prozent aller Textilien enthalten Kunstfasern wie Elastan, Polyethylen und Polyester, u. a. als Innenfutter von Winterjacken, in Multifunktionskleidung, schweißabweisender Sportkleidung, Wind- oder Regenjacken. Bei jeder Wäsche lösen sich Mikroplastikpartikel ab und gelangen über das Abwasser der Waschmaschine und den oben beschriebenen Kreislauf in die Meere und Fischbäuche. Studenten der Universität Karlsruhe haben einen Mikroplastikfilter entwickelt und ihn 2019 der Öffentlichkeit vorgestellt. Man kann nur hoffen, dass sich bei den jungen Forschern ein Partner aus der Industrie meldet, der diese Erfindung standardmäßig für die Produktion von Waschmaschinen anbieten wird. Gerade hierzulande wäre das mal eine Maßnahme. Deutschland ist einer der größten Standorte für die Produktion und -verarbeitung von Plastik in Europa.

Ein besonderes Problem stellen die Plastikverpackungen dar. Ihnen werden Zusatzstoffe beigemengt, die sie biegsam und stabil zugleich machen oder ihnen eine besondere Farbe geben. In manch einer Plastikflasche sind über 1500 Inhaltsstoffe enthalten. Wie genau die Zusammensetzung der meisten Plastikverpackungen aussieht, weiß nur die Plastikindustrie, und die schweigt sich darüber aus. Da Zivilisationskrankheiten wie z. B. Hormonstörungen, Allergien, Herz-Kreislauf-Erkrankungen, Asthma und Diabetes in der gleichen rasenden Geschwindigkeit zunehmen wie die Produktion von sowie die Vermüllung mit Plastik, verdichtet sich die These, dass hier ein Zusammenhang bestehen könnte. Forscher sind sich jedenfalls mittlerweile sicher, dass die Absonderungen (Abreibungen, Abfärbungen) der Lebensmittelverpackungen auf die darin eingeschweißten Lebensmittel bedenklich, wenn nicht sogar gefährlich für unsere Gesundheit sind.

Ein Gefahrenpotenzial besteht, wie schon erwähnt, darin, dass die Kunststoffe ausdünsten. Den mit diesen Ausdünstungen versetzten Hausstaub atmen wir ein oder essen ihn mit auf. Insbesondere fetthaltige Nahrungsmittel wie eingeschweißter Aufschnitt binden chemische Stoffe aus diesen Verpackungen. Na dann: Guten Appetit!

SEB: »Wir haben vor einiger Zeit fast alle Produkte in unserem Haushalt, die Plastik enthalten, aussortiert. Da türmte sich schnell ein erstaunlich großer Berg von Töpfen, Tiegeln, Verpackungen und Behältnissen auf dem Wohnzimmerfußboden. Anfänglich haben wir beim Einkauf nur auf mikroplastikfreie Inhaltsstoffe geachtet. Dann ist uns klar geworden, dass es auch keinen Sinn macht, qualitativ hochwertige Kosmetika in Kunststoffverpackungen zu kaufen, die belastet sind. Erstens erzeugen sie Müllberge, und zweitens dünsten sie gegebenenfalls endokrine Disruptoren und andere chemische Stoffe aus. Wir haben unser Konsumverhalten allmählich mit vielen kleinen und größeren Abschieden verändert. Und ganz ehrlich: Viele Dinge, die als unverzichtbar beworben werden, haben wir kein bisschen vermisst. Es gab auch komische Situationen. Die ersten Versuche, mit einem Seifenstück die Haare zu waschen, führten zu verfilzten Haaren. Damit hat sich keiner aus der Familie aus dem Haus getraut. Mittlerweile gibt es in den Drogeriemärkten aber super Alternativen wie feste Shampoos in Form von Seifen statt flüssiges in einer Plastikflasche. Das funktioniert. Alle Familienmitglieder haben im Laufe der Zeit gute, gesunde und nachhaltige Alternativen gefunden. Es hilft auch, die Mitarbeiter der Drogeriemärkte zu fragen, welche Produkte frei von Mikroplastik und Schadstoffen sind. Je mehr Kunden nach diesen Produkten fragen, desto größer ist die Wahrscheinlichkeit, dass sich das Angebot zum Positiven hin verändert wird.«

Dreimal W: Weniger, Wiederverwerten und Wiederverwenden

Als Verbraucher haben wir immer die Wahl, für was wir unser Geld ausgeben und welchen Gefahren wir uns aussetzen wollen. Man muss nicht sein ganzes Leben umkrempeln, aber mit ein paar kleinen Veränderungen kann man viel für die eigene Gesundheit tun und die Umwelt entlasten. *Weniger* Konsum ist mehr, das *Wiederverwerten* von Glas, Papier und Plastik ist mittlerweile Standard, das *Wiederverwenden* von hippen Baumwolltaschen zum Einkaufen sollte zur Gewohnheit werden.

- Verzichten Sie auf Plastik, und vermeiden Sie Einwegmaterialien.
- Achten Sie auf die Inhaltsstoffe. Auf dem Produkt sollte vermerkt sein: Phthalate-frei, BPA-frei, Paraben-frei. Mit der App »Scan4Chem« kann man beim Hersteller anfragen, welche endokrinen Disruptoren in dem Produkt enthalten sind.
- Benutzen Sie keine Einkaufstüten aus Plastik, sondern Baumwollbeutel, die Sie mitnehmen (denn auch die vielen Papiertüten, die zu Hause in der Papiertonne landen, helfen der Umwelt nicht wirklich).

- Benutzen Sie für Essensreste wiederverwendbare BPA-freie Dosen statt Frischhalte- oder Aluminiumfolie.
- Kaufen Sie unverpacktes Gemüse statt z. B. der eingeschweißten Gurke oder dem Tomatenschälchen. Eine begrüßenswerte Entwicklung sind moderne Supermärkte, in denen man Lebensmittel unverpackt und plastikfrei einkaufen kann, oder natürlich Wochenmärkte.
- Erhitzen Sie keine vorher in Plastik verpackten Lebensmittel.
- Verzichten Sie auf Getränke in Plastikflaschen und Dosen.
- Kaufen Sie keine Konservendosen, wenn diese innen mit Plastik beschichtet sind.
- Vermeiden Sie Kosmetikprodukte, Parfums, Raumsprays oder Duftbäume (in Autos) mit synthetischen Duftstoffen. Benutzen Sie stattdessen natürliche ätherische Öle.
- Benutzen Sie bei der Wäsche Ihrer Kleidung einen Schutzbeutel für die Waschmaschine.
- Kaufen Sie lieber Baumwoll- oder Wolltextilien als solche aus Kunstfasern.
- Benutzen Sie Wasserfilter zur Aufbereitung des Trinkwassers.

Studien der letzten Jahre konnten eindeutig belegen, dass endokrine Disruptoren über die Plazenta in die Blutbahn des Fötus sowie über die Muttermilch an den Säugling weitergegeben werden. Bei diesen Kindern erhöht sich im späteren Leben das Risiko für verschiedene Erkrankungen. Das sind absolut wichtige Informationen für alle Frauen, die Kinder bekommen möchten. Auch wenn Sie selbst mit dem Thema abgeschlossen haben, so betrifft es Ihre Freundinnen, Töchter und Enkelinnen im gebärfähigen Alter. Wie wir eingangs erwähnten, finden die endokrinen Disruptoren und andere gefährliche Chemikalien den Weg bis in die Gene. Was das bedeutet, schauen wir uns nun genauer an.

Epigenetik – von der Umwelt in die Gene

Man ging lange davon aus, dass dem Menschen alles in die Wiege gelegt wird: Augenfarbe, Charakter, die Veranlagung zu bestimmten Krankheiten usw. »Das sind die Gene, da kann man nichts machen«, lautete das Credo. Der Mensch ist nun einmal die Summe seiner Gene? Weit gefehlt!

Heute weiß man, dass der Mensch seinem genetischen Schicksal nicht auf Gedeih und Verderb ausgeliefert ist. Im Gegenteil: Umwelteinflüsse, Ernährung, unser Verhalten usw. können jederzeit bestimmte Gene in den Zellkernen an- und ausschalten. Die Wissenschaft, die dieses Phänomen untersucht und beweist, nennt sich Epigenetik (zusammengesetzt aus den Worten *Epigenese* – Entwicklung eines Lebewesens – und *Genetik*).

Die Epigenetik untersucht den Einfluss der Umwelt auf die Gene und hat zu einem radikalen Umdenken geführt. Heute weiß man, dass die Gene, mit denen wir geboren werden, nur zu circa 20 Prozent unser gesundheitliches Schicksal unverrückbar bestimmen. Wie sich die restlichen 80 Prozent der Erbinformationen auf das Leben auswirken, ist durch Lebensumstände, Ernährungsgewohnheiten, Umwelt etc. beeinflussbar. Selbst geringe Lebensstilveränderungen können in das Erbgut eingreifen. Das betrifft laut neuester Forschungen auch Veränderungen von Persönlichkeitsmerkmalen. Ein Choleriker oder Griesgram kann sich also nicht bis an sein Lebensende auf seine Gene berufen.

Durch das Verständnis der Epigenetik erhoffen sich Forscher Antworten auf die großen Fragen der Medizin: Wie werden Verhalten und Einflüsse in unseren Zellen gespeichert, und warum erkrankt von zwei Menschen, die z. B. ein Krebs-Gen besitzen, nur der eine und der andere nicht. Der Ursachenforschung von Erkrankungen geht die Epigenetik auf den Grund, sie ist ihr größtes Potenzial.

Darum gilt die Epigenetik als eine der hoffnungsvollsten Medizinforschungszweige der Zukunft.

Aber auch in der Begleitung von Krankheiten spielt die Epigenetik eine Rolle. Warum schlägt ein Medikament bei dem einen Patienten voll an, bei einem anderen ist der Nutzen weniger intensiv oder aber mit viel stärkeren Nebenwirkungen verbunden? Man spricht hier von intraindividuellen Unterschieden. Oder: Wie ist der Verlauf bei chronischen Erkrankungen? Welche Gestaltungsmöglichkeiten gibt es, welche Unterstützung braucht es, wo können individualisierte Therapien ansetzen und helfen?

Der Bauplan unseres Lebens

Jeder Mensch besitzt circa 25 000 bis 50 000 Gene, die zusammen als das menschliche Genom bezeichnet werden. Dieses wurde im Rahmen des Humangenomprojekts von 1990 bis 2003 vollständig entschlüsselt. In jedem menschlichen Körperzellkern – bis auf die roten Blutkörperchen – befinden sich 46 Chromosomen. Sie bestehen aus einer chemischen Struktur, die Basen, Zucker und Phosphat enthält: die DNA (englisch: Desoxyribonucleic acid, oder deutsch: Desoxyribonukleinsäure). In ihr ist die gesamte Erbinformation in einzelnen Abschnitten, den Genen, gespeichert. Die DNA aller Menschen auf der Erde – ob dick, dünn, groß, klein, blond- oder rothaarig, blau- oder grünäugig usw. – ist zu 99 Prozent identisch! Unsere so wichtige Einzigartigkeit ist genetisch betrachtet mit einem einzigen Prozent äußerst minimal.

Die DNA liegt als Doppelstrang spiralförmig im Zellkern, auseinandergezogen ist sie circa zwei Meter lang und beinhaltet das größte Alphabet der Welt: 6,54 Milliarden genetische Buchstaben. Sie ist quasi unsere Hardware und besitzt eine Speicherkapazität, die größer ist als jeder Computerchip. Für diejenigen, die lieber analog denken: Auf der stecknadelkopfgroßen DNA würde der Inhalt aller jemals geschriebenen Bücher nur einen Bruchteil des Speicherplatzes benötigen. Allerdings wird nur ein winziger Teil benutzt, oder aber wir besitzen noch nicht die Technik, um zu wissen, wofür der Rest gut ist.

Man bezeichnet die DNA auch als genetischen Code oder Fingerabdruck. Aus den einzelnen genetischen Buchstaben setzen sich Wörter (Sequenzen) zusammen, die Eiweißstrukturen (Aminosäuren) codieren. Diese schwärmen in den Körper aus und bewirken alles, was den Menschen ausmacht und was zum Überleben notwendig ist. Dazu gehören Zellneubildungen, Zellabbau, Botenstoffe, Hormone, Organfunktionen etc. Anders ausgedrückt: In jedem Zellkern befindet sich Ihre ganz persönliche Gebrauchsanweisung. Hier gibt es Nachschub für ausgefallene Haare, die abgeschürfte Haut am Knie, gezupfte Augenbrauen, Hormone und vieles, vieles mehr.

Zum Verständnis der Epigenetik ist es wichtig zu wissen, dass Gene an- und abgeschaltet werden können. Bleiben wir bei dem Bild der gigantischen Bibliothek: Epigenetik ist wie ein Lesezeichen, das man in ein Buch legt, um die Seite bzw. das Gen auf der DNA zu finden. Durch diese Markierung werden Gene an- oder abgeschaltet und die Produktion von Eiweißstrukturen in Gang gesetzt oder beendet. Dieser Vorgang nennt sich Methylierung. Kleine Moleküle, Methylgruppen, signalisieren: »Jetzt ist mal Schluss hier.« Sie blockieren einen bestimmten Genabschnitt auf dem DNA-Strang und verhindern dort jegliche Aktion. Der Abschnitt kann nicht abgelesen und die Information darum auch nicht in ein Protein übersetzt werden. Dieser Genabschnitt oder das Gen ist dann quasi ausgeschaltet. Umgekehrt können Abschnitte markiert werden, in denen Gene angeschaltet werden.

Die Methylgruppen werden von Umweltfaktoren beeinflusst. Diese durch äußere Einflüsse stattfindenden Markierungen können sich dauerhaft im Erbgut verankern und dementsprechend weitervererbt werden. Damit ist die Epigenetik quasi der Turboantrieb der Evolution, denn in nur einer Generation kann sich ein Großteil des genetischen Erbgutes auf diese Weise verändern.

Den Nachweis der Vererbbarkeit erworbener Eigenschaften erbrachte 2004 der Schweizer Molekularbiologe Renato Paro. Er und sein Team behandelten Fruchtfliegen mit äußerer Hitze. Als Folge davon bekamen diese Fruchtfliegen rote statt weiße Augen, und auch ihre Nachkommen hatten nun ebenfalls rote Augen, obwohl sie nicht dem Hitzereiz ausgesetzt waren.

Wir können unsere Gene aktiv verändern

Wir sind also nicht mehr Sklaven unseres Erbgutes, sondern können aktiv unsere Gene beeinflussen. Sie steuern nicht nur uns, sondern auch wir können sie steuern. Gesundheit ist darum weniger schicksalshaft als bislang gedacht.

Wir können über die Epigenetik tiefgreifend etwas für unseren Körper tun. Wir können sinnvolle Veränderungen vornehmen, um möglichst lange gesund und vital zu bleiben. Ein Beispiel ist die Liste zur Vermeidung endokriner Disruptoren (→ Seite 241).

Wir möchten aber nun keineswegs mit dem erhobenen Zeigefinger um die Ecke kommen und denjenigen ein schlechtes Gewissen oder Angst machen, für die gewisse Aktivitäten oder große Veränderungen aus verschiedenen Gründen nicht in Frage kommen. Die Einflüsse, die unsere Gesundheit bestimmen, sind vielschichtig. In Kapitel 3 haben wir gezeigt, wie komplex allein die Hormonkreisläufe funktionieren. Die neuen Erkenntnisse der Epigenetik sind aber eine wunderbare Motivation, dem Körper aktive Unterstützung zukommen zu lassen und mit sich selbst in einen lohnenden Dialog zu treten. Gerade in der Perimenopause trägt das Verständnis der Epigenetik dazu bei, dass wir uns mit einer ganz anderen Tiefe dem Körper zuwenden können.

Die Superstars der Epigenetik aus der Nahrungsmittelkiste sind Avocado, Brokkoli, Granatapfel, Salat, Getreide, grünes Blattgemüse, Bohnen, Leber, fettreicher Fisch. Sie enthalten wichtige Vitamine, darunter die ganze B-Gruppe. Auch Vitamin D, das in der Haut gebildet wird, wenn wir uns im Freien aufhalten, ist ein Epigenetik-Booster. Gesunde Ernährung und unsere Lebensführung schützen darum nicht nur die eigene Gesundheit, sondern können auch die Gesundheit unserer Kinder, Enkel und Urenkel mit prägen.

Die bahnbrechenden neuen wissenschaftlichen Erkenntnisse aus diesem Forschungszweig zeigen also eindrucksvoll, wie unser Handeln und unsere Entscheidungen Auswirkungen auf den Bauplan unseres Lebens haben. Tägliche Saunagänge von 20 Minuten über vier Wochen führten laut einer finnischen Studie bei Männern zu einem um bis zu 50 Prozent geringeren Herz-Kreislauf-Erkrankungsrisiko. Durch den Wärmereiz wurde ein entsprechendes Gen abgeschaltet. Groß ist auch der Einfluss von sozialen Beziehungen auf das Epigenom, und zwar nachhaltig. Bei Neugeborenen, die zu wenig menschliche Nähe – ob von der Mutter oder einer anderen festen Bezugsperson – erhalten, sind im Erwachsenenalter in größerem Maße Bindungsprobleme sowie biologisch nachweisbare Störungen im Stresshormonsystem nachweisbar. Man kann davon ausgehen, dass so gut wie jede Krankheit eine epigenetische Komponente besitzt.

Alle sieben Jahre erneuern sich so gut wie alle Körperzellen. Wir bestehen quasi alle sieben Jahre aus neuen Bausteinen und sind somit unser eigener Baumeister. Diese Chance sollten wir nutzen und dem Körper hervorragendes Baumaterial zur Verfügung stellen. Dazu gehören gesunde Lebensmittel (regional, saisonal, unverpackt), Bewegung an der frischen Luft, die Vermeidung von endokrinen Disruptoren und Mikroplastik, ausreichender Schlaf, Stressreduktion und Selbstfürsorge.

SEB: »Besonders ein guter Umgang mit Stress und ausreichender, gesunder Schlaf schützen unsere Gene. Ich habe immer wieder die Erfahrung gemacht, dass Menschen viel gütiger mit sich umgehen, wenn sie erkennen, wie gesundheitsfördernd die Zuwendung zu sich selbst ist.«

Genau darum, um eine gute Selbstfürsorge, geht es im nächsten Kapitel.

5 Selfcare

Auch wenn man keine Hollywood-Schauspielerin ist, schlüpft man als Frau im Laufe des Lebens in viele Rollen. Als Tochter, Schwester, Freundin, Geliebte, Berufstätige, Partnerin oder Ehefrau, Hausfrau und Mutter hat man schon einige oscarreife Leistungen hingelegt. Man brilliert in Serien und Soaps, in Komödien und Tragödien, in Liebesfilmen und Krimis. Oft darf es auch eine Doppelrolle sein ...?

Dabei hat jede Aufgabe im Leben ihre Zeit. Gerade die Phase der Hormonveränderung bewirkt bei fast allen Frauen, dass sie die eigene Rolle oder die Rollen überdenken, die sie so lange ausgefüllt haben. Im besten Fall hat man überzeugt, freudig und erfüllt gehandelt, aber vielleicht eben doch auch immer mit einer großen Prise Fremdbestimmung und Pflichtbewusstsein. Frauen sind ja Meisterinnen darin, von einer Rolle in die andere zu schlüpfen und die eigenen Bedürfnisse allen und allem anderen unterzuordnen.

Der Beginn der Hormonachterbahn fällt spannenderweise oft damit zusammen, dass Frauen ihre Versorgerrolle innerhalb der Familie, in sozialen Gemeinschaften oder auch im Büro leid sind. In einem Restaurant hörten wir kürzlich den Satz einer Frau Mitte vierzig am Nebentisch: »Bei mir zu Hause ist *service over*, ich bin es so satt, mich immer um alle zu sorgen und für alles zuständig zu sein.«

Wenn Sie zu denjenigen gehören, die plötzlich nicht mehr bei jeder Elternwahlvertretung oder im Büro »hier« rufen für freiwillige Aufgaben jeder Art, dann hängt dies eventuell damit zusammen, dass Ihre evolutionären »Versorgerhormone« zurückgehen. Haben Sie deshalb kein schlechtes Gewissen. Die Natur ist ziemlich klug und zeigt endlich Einsicht, dass Sie ab jetzt die Energie für sich selbst behalten sollten und nicht mehr teilen müssen.

Darum werden wir Ihnen in diesem Kapitel viele Anregungen geben, wie Sie Grenzen setzen, *Nein* sagen und Energieräuber in Ihrem Umfeld ausschalten.

Um zu erkennen, wer und was Energie zieht, werden wir Ihnen auch immer wieder Fragen zur Selbstreflexion stellen wie z. B.: *Was brauchen Sie, damit es Ihnen gut geht? Was möchten Sie (wieder) fühlen? Wer möchten Sie sein und vor allem, wer möchten Sie nicht mehr sein? Wo soll die Reise hingehen? Welchen Wunsch im Leben möchten Sie sich unbedingt noch erfüllen? Welche Hauptrolle passt jetzt nicht mehr zu Ihnen?*

Viele Jahre haben Sie vielleicht Verantwortung für Ihre Familie und Freunde übernommen. Nun ist es an der Zeit, Verantwortung für sich selbst zu übernehmen. Dieser Prozess unterstützt den ganzheitlichen Präventionsgedanken. Wenn wir immer nur für die anderen da sind, aber nie für uns selbst, beeinflusst dies die eigene Gesundheit negativ.

Eine Freundin sagte kürzlich: »Das Leben ist keine Generalprobe, sondern immer die Premiere.« In diesem Sinne sind die Wechseljahre für die Entwicklung der eigenen Persönlichkeit der spannende nächste Akt. Die Bühne ist frei für die wundervolle Chance, die eigenen Bedürfnisse endlich ernst zu nehmen und seine Wünsche zu kultivieren.

Stellen Sie sich vor, Sie verlieben sich auf den ersten Blick. Sie gehen mit einem riesigen Vertrauensvorschuss in diese Beziehung, Sie setzen alles auf eine Karte, sehen den anderen durch die berühmte rosarote Brille. Ist das nicht ein herrliches Gefühl? Und nun stellen Sie sich vor, dass Sie selbst diejenige Person sind, die Sie so wohlwollend und großzügig betrachten. Wir meinen hier keine narzisstische Persönlichkeitsstörung, sondern nur die Abwesenheit von unbewussten selbstzerstörerischen Überzeugungen, die gerade viele Frauen daran hindern, die Person zu werden, die sie im tiefsten Inneren sind.

Oft ist der Zugang zu sich selbst durch negative Erfahrungen oder Glaubenssätze wie »Ich bin nicht perfekt, nicht gut genug oder nicht schön genug« verstellt. Gerade in der Lebensmitte gelingt es vielen Frauen, diesen schwarzen Vorhang zu lüften, um backstage das eigentliche Ich zu entdecken. Das ist nicht nur äußerst gesund, sondern hält überraschende Erkenntnisse bereit. Man entdeckt eine zweite Ebene, die einen frischen Elan in das alte Ich hineinbringt. Und mit dem tritt man dann neugierig und freudig die kommenden Jahre an. Indem man genau hinschaut, übernimmt man die volle Verantwortung für seinen eigenen Anteil an Problemen oder Situationen im Leben, die man sich anders gewünscht hat. Dazu kann Wut (→ Seite 321) ebenso gehören wie Schmerz oder Verlust und auch Trauer darüber, dass man einen Teil des Lebens nun hinter sich lässt. Die Stürme und Krisen der mittleren Lebensjahre sind nicht zu unterschätzen, aber sie bieten die Riesenchance, endlich die Dinge anzupacken, die uns am Herzen liegen.

Dazu gehört ohne Zweifel ein großes Maß an Selbstfürsorge mit liebevollen Beziehungen, die neben Stressreduktion und einer gesunden Ernährung auch im medizinischen Sinne das endokrine System stärkt. Manche Bereiche im Leben möchten nun angeschaut werden, vor allem die, die einem nicht mehr guttun. Sie erfordern eventuell eine Kurskorrektur oder zumindest ein Kümmern. Der Weg, den Sie beschreiten werden, ist allerdings immer so individuell und vielseitig wie das Leben selbst. Was für die eine gut ist, ist für die andere eventuell gar keine Option – und umgekehrt.

Wir wünschen Ihnen, dass Sie am Ende dieses Kapitels und natürlich des Buches eine klare Vorstellung von sich selbst und auch Ihren Sehnsüchten bekommen und dass Sie in Zukunft gnädiger, verzeihender und großzügiger mit sich selbst umgehen. Eine gute Gesundheit, Zufriedenheit und eine neue Leichtigkeit sind der Lohn für die Erforschung des eigenen Körpers und der eigenen seelischen Verfassung. Raus aus dem Hormonchaos und rein ins Leben, heißt die Devise!

Dafür möchten wir mit Fragen starten, für deren Beantwortung Sie sich einen Moment Ruhe an einem Lieblings- oder Besinnungsort gönnen sollten – vielleicht mit einer Tasse Tee oder einem Espresso und Ihrem Lieblingssong. Wir möchten, dass Sie bewusst den Blick auf die lange Positivliste lenken (und nicht auf die Negativliste). Dazu kann es nötig sein, einmal die Perspektive zu wechseln, sich selbst so anzuschauen wie den Mann oder die Frau, in den oder die man sich gerade frisch verliebt hat.

Notieren Sie die Antworten in einem schönen Heft. Es könnte den Titel tragen: »ICH«

1. Was mögen Sie an sich (Bitte *alles* aufschreiben)?
   a) charakterlich (z. B. Ich bin zuverlässig)
   b) äußerlich (z. B. meine Augen)
2. Was schätzen Sie an/in Ihrem Leben (Bitte *alles* aufschreiben)?
3. Worauf sind Sie so richtig stolz?
4. Leben Sie in einer Beziehung?
   a) Wenn ja, fühlen Sie sich von Ihrem Partner respektvoll behandelt, wertgeschätzt, geliebt? Sind Sie in Ihrer Beziehung glücklich?
   b) Oder haben Sie in der Beziehung resigniert nach dem

Motto: »Wenn man so lange zusammen ist, ist es eben nicht mehr so wie am ersten Tag«?

c) Haben Sie noch Hoffnung und wünschen Sie sich, dass Ihre Beziehung wieder lebendiger, glücklicher, erotischer wird? Schreiben Sie für b) und c) fünf Dinge auf, die Sie sich in der Beziehung wünschen (z. B. mehr oder weniger Sex, mehr Zärtlichkeit, Respekt, Aufmerksamkeit, Interesse), und nehmen Sie sich vor, darüber mit Ihrem Partner/In/Mann ins Gespräch zu kommen. Ein offenes Gespräch über die eigenen Bedürfnisse ist in diesem Sinne eine ärztliche Empfehlung.

5. Ist Ihr Sexualleben erfüllend – mit Ihrem Partner oder mit sich selbst?

6. Wenn Sie berufstätig sind: Gehen Sie gerne zur Arbeit, ist die Tätigkeit befriedigend?

7. Haben Sie Ihre Lebensaufgabe gefunden? Wie sieht sie aus? Und wenn nein, was könnte eine Lebensaufgabe sein?

8. Empfinden Sie Ihr Leben als sinnvoll? Was könnte ihm mehr Sinn geben?

9. Sind Sie kreativ? Möchten Sie es sein? Wenn nicht, was bremst Sie aus?

10. Wenn Sie einen Wunsch frei hätten, was wäre dieser?

11. Würden Sie gerne ausbrechen? Wenn ja, woraus? Was hindert Sie daran?

12. Wissen Sie, was Sie wirklich glücklich macht? Wenn Sie nicht glücklich sind und wissen, was Sie glücklich machen *würde*, was steht dem im Weg?

13. Fühlen Sie genug Liebe, Selbstliebe, Freundschaft, Aufregung, Hoffnung, Sehnsucht?

14. Haben Sie noch Träume (Bitte aufschreiben, egal wie realistisch sie zum jetzigen Zeitpunkt sind)?

15. Sind Sie gut zu sich selbst? Können Sie sich gegen Überforderung schützen, Grenzen setzen, Ihre Bedürfnisse formulieren und auch einfordern?

16. Fragen Sie sich in regelmäßigen Abständen: Was will ich?
17. Können Sie Hilfe annehmen? Gibt es einen Bereich in Ihrem Leben, für den Sie unbedingt Hilfe bräuchten (z. B. bei der Pflege eines/einer Angehörigen, im Haushalt, bei der Auseinandersetzung mit Ihrem pubertierenden Kind)?
18. Finden Sie genügend Ruhe und Stille? Nehmen Sie sich regelmäßig kurze oder längere Auszeiten?
19. Leben Sie im Frieden mit Ihrer Umgebung (Arbeit, Familie, Freunde, Nachbarn)? Wenn nein, lässt sich der Konflikt lösen, evtl. mit Inanspruchnahme professioneller Hilfe (Mediator, Therapeut, Psychologe)?
20. Ist Ihre Existenz gesichert, die finanzielle Situation ausreichend? Wenn nein, wie ließe sie sich verändern, wo könnten Sie zugewinnen (z. B. eine Gehaltserhöhung anfragen, Stunden aufstocken, überflüssige Versicherungen kündigen, Ladenhüter im Keller verkaufen, sich wohnlich verkleinern, auf öffentliche Verkehrsmittel umsteigen), wo könnten Sie einsparen (Secondhand kaufen, andere Lebensmittel)?

Body-Mind-Medizin

In den Zeiten der Hormonumstellung liegen die Nerven öfter blank, als es uns lieb ist. Das kann manchmal selbst unter einer Hormonersatztherapie passieren, auch wenn man denkt, dass man optimal eingestellt ist. Es gibt Situationen, in denen man die Kontrolle verliert oder aber kurz davorsteht. Hilflose (oder dumme) Bemerkungen aus dem Umfeld wie »Reiß dich zusammen« oder »Tickst du schon wieder aus!« bringen einen dann natürlich erst recht auf die Palme.

Achtsamkeit

Eine unglaublich wirksame Methode für eine tiefe innere Gelassenheit und langfristige Balance ist das Üben von Achtsamkeit. Sie wirkt wie ein mentaler Airbag oder Sicherheitspuffer gegen Stress. Indem man innerlich einen Schritt zurücktritt und die Situation sozusagen aus der Distanz betrachtet, kann man seine Körperreaktionen und Gefühle beobachten. Dadurch versteht man besser, was in der entsprechenden Situation gerade mit einem selbst passiert.

Ein Beispiel: Meine Kollegin stellt ein gemeinsames Projekt vor und erwähnt mich mit keinem Wort. Was löst diese Situation in mir aus: Ärger oder Wut, Traurigkeit oder Enttäuschung? Krampft sich mir der Bauch zusammen, rast das Herz, schnappe ich empört nach Luft? Das Erlernen von Achtsamkeit schult auch darin, vorschnelle Urteile zu vermeiden. Könnte es sein, dass die Kollegin meinen Beitrag für das Projekt um der Sache willen nicht erwähnt hat? Wenn ich genau darüber nachdenke, hat sie auch sich selbst nicht in den Fokus gestellt, sondern nur die Fakten präsentiert und eine zielführende Diskussion angeregt. Ja, damit liege ich richtig, und schon beruhigt sich mein Puls, mein Ärger verfliegt.

Ein anderes Beispiel: Zu Hause knallt die pubertierende Tochter die Tür hinter sich zu, nachdem sie auf meine Frage, wann sie zurückkommt, pampig geantwortet hat: »Mama, chill mal, das wirst du schon sehen.« Ich merke, wie mein Blutdruck steigt, die Hände werden schwitzig, der Bauch krampft sich zusammen. Ich eile zur Tür, aber meine Tochter ist inzwischen im Auto ihres neuen Freundes entschwunden. Ich höre nur noch das Röhren des getunten Motors und sehe die hintere Stoßstange aufblitzen. Ich stehe auf der Türschwelle und fasse mir an den Hals, meine Schläfen pulsieren, das Unterlid an meinem rechten Auge zuckt. Ich registriere meine körperlichen Reaktionen haargenau: Ich habe sooo einen Hals, die Wut steigt mir in den Kopf, das Kind raubt mir den letzten Nerv. Ich weiß, dass jede Reaktion erst einmal sein darf. Ich weiß aber auch, dass Angst und Ärger in die Stressreaktionskategorie Flucht oder Angriff gehören. Ich atme auf der Türschwelle zehn Mal tief in meinen Bauch, danach geht es mir besser. Ich weiß, dass ich meiner Tochter am nächsten Tag erklären muss, dass ich sie nicht bevormunden will, sondern aus mütterlicher Sorge frage, wann sie heimkommt. Mein Ärger legt sich, der Blutdruck ist wieder auf einem für meine Verhältnisse normalen Niveau.

Das Erlernen von Achtsamkeit gehört zur Body-Mind-Medizin. Seitdem Behandlungserfolge sehr gut durch seriöse Studien dokumentiert wurden, hat die Body-Mind-Medizin, zu der auch Meditation und Yoga sowie andere Entspannungstechniken gegen Stress gehören, es aus der Esoterikecke bis in die Top-Manager-Etagen geschafft. Wissenschaftlich belegt ist der Nutzen von Meditation bei chronischen Schmerzen (Kopf- und Rückenschmerzen), Bluthochdruck, Herzerkrankungen, chronischen Erkrankungen sowie auch zur unterstützenden Therapie bei Krebserkrankungen.

Unter anderem konnten Forscher der University of British Columbia in einer Metastudie (bei der die Ergebnisse vieler Studien herangezogen werden) 2016 zeigen, dass sich durch Meditation bestimmte Gehirnstrukturen morphologisch, also in ihrer Struktur, verändern. Das betrifft acht Gehirnregionen, u. a. im Frontalhirn, in Regionen wie dem Hippocampus und der Insel. Es sind dies Regionen, die für Aufmerksamkeit, Gedächtnis, Kommunikation der beiden Gehirnhälften und sensorische Empfindungen bedeutsam sind. Schon vorher hatte die University of Wisconsin im Rahmen einer Studie an buddhistischen Mönchen nachweisen können, dass Meditation die Gehirnaktivität in Richtung positiver Gefühle wie Mitgefühl und Güte verändert. Dafür legten sich die Mönche in einen funktionellen Kernspintomografen und ließen ihre Gehirnaktivität messen.

Aktuell erforscht *The ReSource Project* des Max-Planck-Instituts unter Leitung der Neurowissenschaftlerin Tanja Singer u. a. an buddhistischen Mönchen den Einfluss von Meditation auf bestimmte Gehirnareale.

Zindel V. Segal, J. Mark Williams und John D. Teasdale entwickelten weiterführende Programme zur Rückfallprophylaxe bei Depressionen, die in der Psychiatrie und psychosomatischen Therapie überall auf der Welt zum Einsatz kommen und die gleiche Wirkung zeigen wie eine medikamentöse Therapie. Achtsamkeitsbasierte Techniken werden aus diesem Grunde im Rahmen von Suchttherapien (bei Alkohol, Nikotin, Arbeits-, Ess- und Sexsucht) eingesetzt.

Stressreduktion durch Achtsamkeit boomt in medizinischen Einrichtungen in der ganzen Welt und ist Gegenstand von Forschungsprojekten.

Die bekannteste Methode nennt sich MBSR (Mindfulness Based Stress Reduction). Dabei handelt es sich um ein Stressreduktionsprogramm, das über acht Wochen in einer Gruppe erlernt wird.

MBSR wurde von dem amerikanischen Medizinprofessor Jon Kabat-Zinn an der University of Massachusetts entwickelt. MBSR beinhaltet u. a. Atemtechniken, Sitzmeditation, Wahrnehmung von Körperempfindungen sowie Beobachten der eigenen Emotionen und Gedanken. Eine Säule dieses Konzeptes ist der *Bodyscan*, eine Übung, bei der systematisch der ganze Körper nach und nach in immer wiederkehrender Reihenfolge aufmerksam erspürt wird. Patienten mit chronischen Schmerzen erfahren während des Bodyscans u. a., dass ihr Körper nicht nur ein Schmerzverursacher ist, sondern der Fokus wird auch auf die anderen Körperempfindungen und Qualitäten gelenkt. Der Körper kann nun ganzheitlich wahrgenommen werden, er wird endlich zu einem Zuhause. MBSR wirkt sich nachweislich positiv auf das Immunsystem aus und reduziert Stress, Angst und Schmerzen bei chronischen Krankheiten. Durch verschiedene Übungen wird trainiert, einen Gang runterzuschalten und die eigenen Gedanken zu beobachten, ohne diese zu bewerten oder krampfhaft an ihnen festzuhalten.

Die dahinterliegende Philosophie von Jon Kabat-Zinn lautet: »MBSR ist eine Kunst, die uns lehrt, uns selbst und die Welt auf eine andere, neue Weise zu sehen und mit unserem Körper, unseren Gedanken, Gefühlen und Wahrnehmungen bewusst umzugehen.« Es geht darum, wie ein Wellenreiter auf den Wellen des Lebens zu reiten und nicht in ihnen zu versinken. Das übt Geduld, denn wenn man sich das Leben wie ein aufgewühltes Meer vorstellt, dann trainiert man, sich nicht in allen Turbulenzen und Unwegsamkeiten zu verlieren. Es ist meistens wenig sinnvoll, sich in den Strudel hineinziehen zu lassen. Durch MBSR kann der Sog ins emotionale Chaos durch achtsames Zurücktreten besser gesteuert werden. Man betrachtet die Situation dann mit Abstand, von außen sozusagen, oder zumindest, indem man sich erst einmal sammelt. So kann durch Rückgewinnung der eigenen Kontrolle ein Puffer eingebaut werden, der bessere Entscheidungen und Reaktionsmuster ermöglicht.

Durch das tägliche Achtsamkeitstraining werden entsprechende Gehirnareale stimuliert, vergleichbar mit dem Muskeltraining im Fitnessstudio. Am Anfang des Achtwochen-Kursus werden die Teilnehmer gebeten, sich Ziele zu setzen. Anschließend soll man diese wieder vergessen oder sich jedenfalls ausdrücklich *nicht* auf diese Ziele konzentrieren, sondern versuchen, sich auf den Moment zu fokussieren. Das ist für viele vollkommen neu und überraschend, aber sehr effektiv. Denn indem das Ziel zwar da ist, aber in den Hintergrund rückt, kann endlich Ruhe eintreten. Man konzentriert sich nicht mehr auf zukünftige Pläne oder vergangenen Ärger, sondern allein auf den Moment. Nur was jetzt gerade geschieht, ist von Bedeutung. Das nimmt den Erwartungsdruck weg, die Wertung (wenn ich das Ziel nicht erreiche, habe ich versagt), die Eile, den Stress. Und schon das mildert oft vorhandene Schmerzen.

Die im MBSR-Kurs erlernten Übungen müssen über acht Wochen regelmäßig auch zu Hause durchgeführt werden. Die Bereitschaft, diese Zeit zu erübrigen – gerade, wenn man so sehr gestresst ist und natürlich eigentlich überhaupt keine Minute erübrigen kann –, ist schon die halbe Miete. Trotzdem sind die MBSR-Kursteilnehmer meistens darüber zunächst erst irritiert, und das Zeitnehmen kann den Stress verstärken. (»Ein Stressreduktionskurs macht erst einmal mehr Stress.«) Das ist normal, denn gestresste Menschen haben ja vor allem das Gefühl, keine Zeit zu haben.

Diese Themen verändern sich relativ schnell, wenn man die täglichen Übungen durchführt. Überhaupt entspannt sich die Einstellung zu den meisten Dingen und natürlich auch zu anderen Menschen. Man nimmt mehr Nuancen wahr, es öffnen sich neue Zusammenhänge. Man wechselt vom Aktions-Modus (ich muss sofort reagieren und wütend werden) in den Sein-Modus (ich bin wütend, was passiert gerade mit mir?). Beim MBSR geht es darum, nichts zu bewerten und alles offenherzig anzunehmen. Wie ein

Kind sollte man sich den Anfängerblick *(beginner's mind)* bewahren und die Dinge so sehen, wie sie im jeweiligen Moment gerade sind (z. B. körperliche Empfindungen, Emotionen, Geräusche, Gedanken usw.). Das ermöglicht es, ungünstige Reaktionsmuster zu erkennen und gelassener zu werden. So kann auf andere Weise auf Stress- und Belastungssituationen reagiert werden.

Beispielsweise gibt es zu Beginn der acht Wochen eine Übung, die sich Rosinenmeditation nennt. Jeder Teilnehmer erhält eine Rosine, die er betrachtet und befühlt. Auch mit den Eigenschaften einer Rosine beschäftigt man sich (aus welcher Traube entsteht sie, was ist das Herkunftsland, wie lange trocknet sie, womit wird sie behandelt). Erst dann darf sie in den Mund gesteckt werden, wird aber eine gefühlte Ewigkeit lang gekaut und dann erst geschluckt. Eine einzige Rosine kann eine wirkliche Erfahrung sein, auch für Menschen, die gar keine Rosinen mögen …

Durch das Achtsamkeitstraining verliert man die Scheuklappen, d. h. ein Ausstieg aus Autopilot- und Dauerstressmodus wird möglich. Man lernt, spontan auftretende stressige Impulse zu erkennen und abzupuffern. Ein in Achtsamkeit geschulter Mensch wird z. B. Ärger als automatische Reaktion auf die Äußerung einer Kollegin durchbrechen können. Dafür nimmt man die Rolle des Beobachters ein. Was passiert jetzt gerade in meinem Körper: Rast mein Herz, pulsieren meine Schläfen, habe ich ein flaues Gefühl im Bauch? Warum kann eine einzige Äußerung mich so aufregen, was hat dies mit mir zu tun, woran erinnert mich die Situation?

Jedes Gefühl und alle Gedanken sind erlaubt und werden weder bewertet noch abgewertet. Als würde man einen Film, den man anschaut, kurz anhalten und die Szene einfrieren. Genauso drückt man als achtsamer Mensch im realen Leben kurz die Pause-Taste und schaut und fühlt erst einmal genauer hin. Dadurch erlangt man die Kontrolle über die eigenen Gefühle und Gedanken zurück. Das so trainierte Gehirn lernt, sich nicht von der Flut der Anforderungen des Alltags überrollen und stressen zu lassen, sondern für einen kurzen Moment innezuhalten und zu reflektieren. Durch konzentriertes Beobachten lernt man, die Gedanken zu lenken und sich nicht permanent von ihnen wegspülen oder tyrannisieren zu lassen. Man entscheidet sich gegen wiederkehrende negative Gedankenmuster, die auf die Stimmung drücken und körperlichen Schaden anrichten. Achtsames Verhalten ermöglicht es, unser emotionales Chaos wertfrei zu betrachten und aus dem Autopilot des Alltags auszusteigen und das Leben selber wieder aktiv zu lenken.

Das Hinterfragen des eigenen Wertesystems ist ebenso Teil des MBSR wie Selbstreflexion. Urteilt man über andere so hart wie über sich selbst? Beurteilt man eine Situation (zu) schnell? Wie steht es um das Selbstvertrauen? Viele Frauen in der Lebensmitte fühlen sich ja nicht mehr so unbeschwert und fröhlich, wie sie es früher waren.

Die Beschäftigung mit diesen Themen kann zu mehr Zufriedenheit und Leichtigkeit führen, ebenso wie das Abwerfen von Ballast jeglicher Art. Weniger Ablenkung, weniger Hierarchie, weniger Status, weniger toxische Beziehungen, weniger Klamotten und Besitz ... all das kann sehr befreiend sein.

Was brauche ich noch? In jeder Situation, in der man nervös oder ängstlich wird oder die Nerven verliert, kann man sich fragen: Was genau ist jetzt gut für mich? Was brauche ich ganz akut? Wie kann ich das Setting kurz verlassen (gedanklich oder ganz konkret), um mich zu sammeln? Wo kann ich die nötige Ruhe finden (kurz die Tür hinter mir abschließen, mich auf die Stufen vor die Haustür setzen oder in einen Sessel im Foyer der Firma, um den Block gehen oder in den Wald, ein heißes Bad nehmen, eine Tasse Tee trinken, ins Kino gehen)? Durch tiefes Ein- und Ausatmen kommt man für den Moment zurück in Balance. Oft benötigt es keine ungewöhnlichen Maßnahmen. Probieren Sie aus, was Ihnen am besten hilft. Was eignet sich als Ihr persönlicher Airbag?

Das Geheimnis der Stressreduktion besteht also darin, Stress, Überforderung und Fremdbestimmung zu erkennen und zu stoppen, um das eigene Leben wieder mit mehr Raum und Kraft zu füllen. Natürlich kann man weiterhin in der Vergangenheit schwelgen oder Ideen für die Zukunft schmieden. Der Unterschied besteht darin, dass ein in Achtsamkeit geübter Mensch es bewusst tut.

In dem achtwöchigen MBSR-Kurs werden auch wichtige Fragen in der Gruppe besprochen, die fast jeden umtreiben, der sich für Achtsamkeit interessiert: *Warum habe ich keine Zeit für mich? Welchen Stellenwert hat meine eigene, persönliche Zeit in meinem Leben? Was sagt das über meine Leben aus, wenn ich keine 20 Minuten am Tag Zeit für eine MBSR-Übung habe? Was möchte ich ändern, und wie kann dies gelingen?* Jeder lernt auch von den Antworten der anderen Teilnehmer.

MBSR-Kurse werden von den Krankenkassen unterstützt, fragen Sie bei Ihrer Krankenkasse nach.

Eine achtsame Grundhaltung entwickelt man natürlich nicht von heute auf morgen, darum dauert der Basiskurs auch zwei Monate. Sie gehört aber zu den Grundpfeilern des Achtsamkeitstrainings. Man beschäftigt sich mit dem Bewertungskorsett, in dem man sich bewegt, und mit den vielen Gewohnheiten, an denen man hängt und die einen in der Persönlichkeitsentwicklung behindern. Unangenehme, bedrohliche und negative Verhaltensweisen, denen man anhaftet, lernt man zu erkennen und zu überwinden.

Wir Menschen neigen z. B. dazu, sekundenschnell Situationen und andere Menschen zu bewerten. Dieses archaische Verhalten war in der Evolutionsgeschichte sicher ein Überlebensvorteil. Wenn man schon von Weitem sah, dass der andere einem an den

Die Achtsamkeits-Säulen

Im Hier und Jetzt sein: Beobachten Sie, was gerade in Ihrem Körper passiert. Nicht gestern, nicht morgen, sondern im Hier und Jetzt.

Geduld üben: Es gibt für alles den richtigen Moment im Leben. Es hilft also nichts, die Dinge zu überstürzen oder krampfhaft zu puschen. Gerade für den persönlichen Wachstumsprozess existiert kein Turboschleudergang.

Vertrauen zulassen: Vertrauen in die eigene Intuition und das Leben sind die beste Voraussetzung, um zu entspannen. Das impliziert auch Vertrauen in den eigenen Körper, der ja genau weiß, was richtig und was falsch ist, und die entsprechenden (Warn-) Signale sendet.

Dinge annehmen, wie sie sind: Bevor sich Dinge ändern können, müssen sie angenommen werden. Wenn ich meine Schmerzen oder mein Burnout nicht wahrhaben will, meinen Zustand verleugne oder vor mir selbst oder anderen verheimliche, kann ich nichts dagegen unternehmen. Annehmen, was ist, gilt als wichtiger Schlüssel zur Heilung.

Nicht beurteilen, wertfrei handeln: Man redet sich vieles schön oder flieht vor schwierigen Situationen. Selbsttäuschung scheint en vogue, bringt uns aber nicht weiter. Ebenso verbaut man sich vieles, wenn man Dingen, Menschen und Situationen gleich einen Stempel aufdrückt. Stattdessen lohnt es sich, offen und ehrlich auf Menschen und Situationen zuzugehen.

Absichts- und ziellos agieren: Wir leben in einer zielorientierten Zeit. Nichts geschieht ohne Absicht. Achtsamkeit ist das Gegenteil. Lassen Sie sich überraschen, seien Sie offen für Neues. Ziele sind natürlich nichts Schlechtes, aber sie sollten Ihr Leben nicht dominieren. Dadurch verlagert man zu vieles in die Zukunft und lebt zu wenig im Augenblick. →

Verantwortung übernehmen: Übernehmen Sie Verantwortung für Ihr eigenes Leben. Das gelingt, indem man nichts von anderen erwartet. Dann stehen die Chancen groß, nicht enttäuscht oder zum Opfer zu werden.

Loslassen lernen: Gedanken und Überzeugungen, denen wir anhängen, können Macht auf uns ausüben und Krankheiten auslösen. Achtsamkeit hilft zu erkennen, was wir loslassen möchten/müssen und wie dies gelingen kann. Dazu gehört auch ein liebevolles Loslassen von Menschen, quälenden Erinnerungen und unguten Zuständen.

Kragen wollte, dann waren Wut und Aggression eine angemessene Abwehrreaktion, um den Feind in die Flucht zu schlagen. Heutzutage macht es wenig Sinn, alle anderen Autofahrer für inkompetent zu halten oder die neue Kollegin direkt in eine bestimmte Schublade zu stecken aufgrund ihres kurzen, merkwürdig gemusterten Rockes. Wie viel Grübelei und Energie müssen wir aufwenden, um diese Vorurteile wieder zu revidieren und z. B. ein vernünftiges Verhältnis zu der Kollegin aufzubauen (die eigentlich sehr nett ist)! Ein achtsamer Mensch sieht den Rock und den Menschen und lässt beide unkommentiert so sein, wie sie sind: ein gemusterter Rock, eine brünette Frau. Punkt.

Achtsamkeit ist darüber hinaus die beste Präventionsmethode, die es gibt. Sicher kennen Sie Zeiten, in denen Sie etwas sehen, ohne es wirklich wahrzunehmen, oder etwas essen, ohne die Speise wirklich zu schmecken. Manchmal ist man mit dem Auto am Ziel angekommen und erinnert sich nicht mehr an die Fahrt.

Ähnliches erfolgt auf körperlicher Ebene. Viele Beschwerden entwickeln sich auf Basis kleiner Veränderungen im Körper. In den vorangehenden Kapiteln haben Sie erfahren, wie die verschiedenen Hormone in ihren Regelkreisläufen miteinander verbunden sind. Hormondrüsen im Körper werden vom Gehirn aus gesteuert, und umgekehrt wird alles, was sich im Körper abspielt, vom Gehirn registriert. Schenken wir diesem ununterbrochenen Informationsfluss, der das Immun-, Nerven- und Herz-Kreislauf-System, die Organe, alle Hormone und Transmitter und jede noch so kleine Zelle betrifft, keine Beachtung, d.h. sind wir nicht aufmerksam und konzentriert genug mit uns selbst, dann können sich daraus schwerwiegendere, größere gesundheitliche Probleme entwickeln. Dabei wären wir hier wieder bei unserem Credo: Alles hängt mit allem zusammen. Oder wie Jon Kabat-Zinn es ausdrückt: *Die Essenz der Schulung des Geistes in der Achtsamkeit ist es, im Augenblick zu wissen, was man tut.* Für Ihre innere Ärztin ist Achtsamkeit der beste Leitfaden.

Achtsamkeit bedeutet nicht, dass nie wieder Probleme auftreten. Aber eine andere Betrachtungsweise hilft trotzdem: Jede neue Herausforderung, der man sich stellen muss, ist eine Aufforderung zum persönlichen Wachstum. Jeder, der in der Lebensmitte angekommen ist, blickt auf einen reichhaltigen persönlichen Erfahrungsschatz zurück. Das Leben ist ein großer, langer Fluss. Das Wasser fließt mal ruhig, mal brausend, mal trübe, mal klar dahin. Existenzielle Krisen, Krankheiten, Liebe, Abschiede, Enttäuschungen, Freude, Glück usw. sind die Zutaten. Hochwasser und Ebbe, große und kleine Gefühle sind oft die wichtigsten Lehrer. Wenn man dies erkennt, dann kann man mit dem nächsten Chaos, das der Lebensfluss mit sich bringt, gelassener umgehen. Die Grundbalance stimmt, man ist gefestigt, tritt einen Schritt zurück und schaut, was gerade passiert, atmet tief durch und kann aus dieser Gelassenheit heraus die richtigen Entscheidungen treffen. Das Überwinden von Widerständen macht stark und bringt einen wieder einen Schritt weiter. Wir möchten hier nochmals Jon Kabat-Zinn zitieren: »Nur ein sturmerprobter Kapitän ist ein guter Kapitän.«

Meditation

Meditation ist eine wichtige Übung im MBSR, steht aber auch als kontemplative Übung für sich. In Afghanistan, Pakistan und Indien fanden Archäologen jahrtausendealte Höhlenzeichnungen, auf denen Meditationspraktiken zu sehen sind. In der Traditionellen Chinesischen Medizin ist Meditation eine Therapiemethode, durch die Körper, Geist und Seele gestärkt werden und der Heilungsprozess beschleunigt wird.

Es ist wissenschaftlich erwiesen, dass regelmäßiges Meditieren Schmerzen lindert und das Immunsystem stärkt. Meditation zeigt bei chronischen Krankheiten, in der Schmerztherapie und bei depressiven Verstimmungen ihre Wirkung, besonders zur Prävention von Rückfällen. Bei Krebspatienten kann Meditation helfen, sich in der neuen Situation zurechtzufinden und Ressourcen und Kräfte zu sammeln.

Meditieren kann man überall und jederzeit. Dazu braucht es weder ein Mediationskissen noch den Yogasitz, bei dem die Beine über Kreuz verschlungen sind, und auch nicht viel Zeit. Eine der bekanntesten Meditationsmethoden ist die Transzendentale Meditation (TM). Sie wurde von dem indischen Lehrer Maharishi Mahesh Yogi begründet und in den 1950er Jahren in den Westen gebracht. Für die Meditation erhält der Schüler von seinem Meditationslehrer einen auf ihn passenden, persönlichen, weisen Satz. Zu diesem Mantra wird zweimal täglich sitzend meditiert. TM gehört in die Kategorie *passive, stille Meditation*, bei der aktiven Variante geht man oder singt Mantras.

Zumindest am Anfang reichen fünf Minuten tägliches Stillsitzen auf einem Stuhl. Dabei sollte der Atem zur Ruhe kommen. Man atmet vier Atemzüge ein und acht Atemzüge aus. Ist man ein Meditationsneuling, dann kann man kaum eine Sekunde still sitzen, und es kommen und gehen eine Million Gedanken: Wie hart ist bitte der Stuhl, habe ich das Handy leise gestellt, wie spät ist es, kann der Nachbar nicht ruhig sein, ich muss noch Tomaten einkaufen, die Kollegin Marianne ist mir richtig sympathisch, Barbara wird hingegen immer anstrengender, wann fangen die Ferien an usw., usf. …

Um diesen Gedankenwust zu beruhigen, konzentriert man sich auf die Atmung. Ich atme ein, ich atme aus. Ist das Atmen selbstverständlich geworden, dann kann man sich auf einen Punkt konzentrieren. Mit geöffneten Augen schaut man z. B. auf das Schlüsselloch, wenn der Stuhl vor einer Tür steht, oder bei geschlossenen Augen konzentriert man sich auf den inneren Punkt zwischen den Augen. Wenn dann ein Gedanke kommt, lässt man ihn vorüberziehen und konzentriert sich wieder auf das Schlüsselloch (das man irgendwann auch nicht mehr wahrnimmt).

Steigern Sie die Zeit von drei Mal in der Woche fünf Minuten auf zehn, 15, 20, 30 Minuten. Meditations»profis«, die regelmäßig morgens und abends mindestens eine halbe Stunde meditieren, sind meist schon viele, viele Jahre dabei und versinken sofort in der inneren Ruhe, sobald sie sich zum Meditieren hinsetzen.

Das Gefühl der inneren Ruhe kann sich schon nach wenigen Wochen einstellen und zu einem dringenden Bedürfnis werden. Körper und Geist sind wissbegierige Schüler, sie lernen sehr schnell, was ihnen guttut.

Für die Meditation, ob zu Hause oder beispielsweise im Park, ist ein ruhiges Umfeld förderlich. Man sollte die Ruhezeit kommunizieren, indem man die Tür schließt und gegebenenfalls ein Schild »Bitte nicht stören« dranhängt. So weiß jeder Bescheid, und man selbst hat die Sicherheit, nicht unterbrochen zu werden. Natürlich sollten Handy, Telefon usw. ausgeschaltet sein. Es ist aber gar nicht so wichtig, dass durchgehend Stille herrscht, das ist ja selten möglich. Während der Meditation wird man die Kinder vor dem Fenster zwar hören, aber sich nicht auf sie konzentrieren. Der Geist ist in diesem Moment fokussiert und nicht abgelenkt.

Die Herausforderung besteht im Annehmen. Selbst wenn Trauer-, Unruhe- oder Angstgefühle während der Meditation auftreten, dann kann man sich diesen öffnen, sie weiterziehen lassen und dadurch den Druck abbauen.

Es wird immer wieder Tage geben, an denen man nicht länger als fünf Minuten still sitzen kann oder sich die Gedanken trotz jahrelanger Praxis nicht beruhigen wollen. Davon sollte man sich nicht entmutigen lassen, das geht vielen Menschen so. Das war dann heute eben nix, morgen setzt man sich wieder hin.

Die positiven Auswirkungen der Meditation merkt man schnell. In stressigen Situationen bleibt man gelassener, man ruht mehr in sich, und auch die Gesichtszüge sind generell entspannter. Schon während der Meditation merkt man manchmal, dass sich die tiefen Muskeln im Gesicht entspannen. Promis, die man zu ihrem tollen Aussehen befragt, nennen oft Mediation und Yoga als Wundermittel. Als alleiniger Grund für eine glattgebügelte Stirn ist das vielleicht geflunkert, aber trotzdem ist da etwas Wahres dran.

In den Zeiten, in denen man in die Stille geht, hat man die Möglichkeit, seinen Geist kennenzulernen. Welche Gedanken kommen des Weges, worauf springt man an, welche Gefühle und Stimmungen werden durch die Gedankenkreisel ausgelöst?

Viele Meditierende sind anfangs regelrecht schockiert, wenn sie feststellen, wie viel Zeit ihres Lebens sie mit Bedauern, Zukunftsplanung oder Festhalten an der Vergangenheit verbringen. In der Meditationspraxis wird man dann neugierig, welcher Gedanke nun wieder des Weges kommt. Wenn man ihn mit offenem Herzen betrachtet, ihn nicht bewertet oder katalogisiert, kann das sehr viel Druck nehmen. Kommen anfangs immer wieder Gedanken über zukünftige Pflichten (»Ich muss noch das und das erledigen«), macht das unruhig und ungeduldig. Es kann hilfreich sein, einen übergeordneten Begriff zu finden, z. B. *Planung*. Wenn also wieder ein Gedanke kommt wie: »... und die Steuerunterlagen habe ich auch noch nicht zusammengestellt ...«, gerne auch begleitet von Herzrasen, dann belegt man ihn mit dem Wort *Planung* und konzentriert sich wieder auf seine Atmung. So macht man das jedes Mal, und egal, welcher Gedanke sich gerade bemerkbar machen will, er verliert seine Macht. Er ist einfach nur irgendein Gedanke wie alle anderen, die kommen und gehen.

Die Gedankenproduktion geschieht in unserem Gehirn ununterbrochen, so wie kleine Kinder ständig vor sich hin plappern. Anhand von Studien weiß man, dass nur circa zehn Prozent aller Gedanken, die in unser Bewusstsein geraten, aktiv gedacht werden, der Rest ploppt als eine Art *Gehirnverdauung* auf. Man muss also nicht allen Gedanken-Aufforderungen nachgeben, was wäre das auch für ein Stress! Oder besser: Was ist das für die meisten Menschen, die nicht meditieren oder eine Entspannungstechnik praktizieren, für ein Stress!

Atmen heißt Leben

Wir atmen täglich circa 18 000 Mal unbewusst ein und aus. Mit der Einatmung versorgen wir alle Körperzellen mit frischem Sauerstoff, bei der Ausatmung wird verbrauchte Luft mitsamt einer ordentlichen Portion Kohlendioxid abgeatmet. Selten atmen wir bewusst und schon gar nicht tief in den Bauch. Das aktive, langsame, tiefe Atmen aber ist die Basis aller Entspannungsmethoden, ob MBSR, Meditation oder Yoga. »Richtiges« Atmen beruhigt das vegetative Nervensystem, senkt Herzfrequenz und Blutdruck und bringt auch die Gedanken zur Ruhe.

Es existieren viele Atemschulen. Beim ayurvedischen *Pranayama*, einer Atemtechnik aus dem Yoga, werden verschiedene Atemübungen angewandt. So wird z. B. tief in den Bauch geatmet. Bei der Einatmung wölbt sich der Bauch nach außen, bei der Ausatmung zieht sich der Bauch automatisch zusammen. Die Ausatmung soll doppelt bis drei Mal so lang sein wie die Einatmung. Zählen hilft: Bis drei oder vier einatmen, bis sechs oder acht ausatmen. In schwierigen, angespannten Situationen wendet man diese entspannende Art des tiefen Atmens an und merkt sofort, wie sich das ganze Nervensystem beruhigt.

Die *Kapalabhati*-Atmung fördert das Ausatmen von Kohlendioxid aus der Lunge. Man atmet durch die Nase ein und in kurzen, kraftvollen Stößen durch den Mund aus.

Durch die Wechselatmung *Anuloma-Viloma* werden die Körperzellen gereinigt. Man atmet abwechselnd durch beide Nasenlöcher. Dafür verschließt man mit dem rechten Daumen das rechte Nasenloch und atmet nur über das linke Nasenloch einige Sekunden lang tief ein. Dann hält man mit dem rechten Daumen und rechten Ringfinger beide Nasenlöcher zu und hält den Atem vier Sekunden lang an, ehe man das rechte Nasenloch öffnet und doppelt so lange ausatmet. Anschließend ist das linke Nasenloch dran. Entscheidend ist, immer durch das Nasenloch einzuatmen, durch das man gerade ausgeatmet hat, und dann zum Ausatmen zu wechseln. Eine Runde – rechts, links – wiederholt man bis zu acht Mal. Am Anfang kommt man ganz schön ins Schwitzen bzw. meint, gleich zu ersticken. Wenn man regelmäßig die Wechselatmung übt, merkt man schnell, wie viel mehr Luft man hat und vor allem, wie leicht man die eigene Atmung kontrollieren kann. Eine evidenzbasierte Studie konnte zeigen, dass die Wechselatmung Blutdruck, Herzfrequenz und den Cortisolspiegel senkt.

Durch die Nasenatmung wird vor allem nachweislich das parasympathische Nervensystem aktiviert, das stressreduzierend wirkt. Die Muskeln entspannen sich, die Alpha-Wellen, ein Indiz für Entspannung, im Gehirn nehmen zu. Optimal sind 15 Minuten Nasenwechselatmung täglich. Das Erlernen einer Pranayama ist für den Alltag Gold wert.

Unser vegetatives Nervensystem

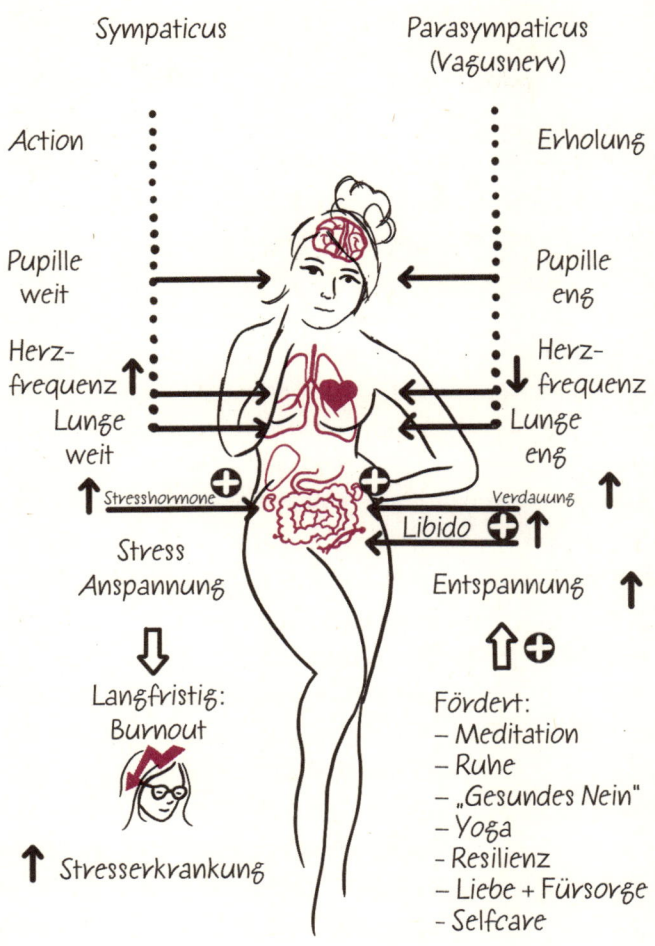

Sympaticus | Parasympaticus (Vagusnerv)

Action | Erholung

Pupille weit | Pupille eng

Herz-frequenz ↑ | Herz-frequenz ↓

Lunge weit | Lunge eng

↑ Stresshormone ⊕ | ⊕ Verdauung ↑

Libido ⊕ ↑

Stress Anspannung | Entspannung ↑

⇩ | ⇧ ⊕

Langfristig: Burnout

Fördert:
– Meditation
– Ruhe
– „Gesundes Nein"
– Yoga
- Resilienz
– Liebe + Fürsorge
- Selfcare

↑ Stresserkrankung

Zwei Gegenspieler in Balance bringen

Auf einem guten Weg

In Indien gibt es seit 2014 ein eigenes Ministerium für Yoga, und es gibt auch einen internationalen Yoga-Tag. Der Yoga als körperliches und geistiges Training ist eine anerkannte traditionelle Heilmethode. Dabei werden bestimmte Körperhaltungen (Asanas), Atem- (Pranayama), Entspannungs-, Konzentrations-, Meditations- und Regenerationsübungen erlernt. In einer Yogastunde wechseln die unterschiedlichen Positionen und Techniken und bauen aufeinander auf.

Yoga strafft nicht nur den Körper, sondern balanciert auch Seele und Geist. Dadurch fühlt man sich schon nach wenigen Übungsstunden gelassener und ausgeglichener. Inzwischen existiert eine Flut von Yoga-Richtungen: Hatha-Yoga, Vinyasa-Yoga, Bikram-Yoga, Hormon-Yoga. Für jeden Geschmack und Geldbeutel, jedes Zeitbudget und jede Fähigkeit ist etwas dabei. Die positiven gesundheitlichen Effekte sind nachgewiesen: Yoga stärkt u. a. die Konzentrationsfähigkeit, das Herz-Kreislauf- und das Immunsystem.

Neben Yoga gibt es noch viele weitere lohnende Entspannungstechniken wie Tai-Chi, autogenes Training usw. Egal, womit Sie beginnen oder für welche Methode Sie sich schließlich entscheiden: Sie sind auf einem guten Weg, denn Sie nehmen sich endlich Zeit für sich selbst! Mittlerweile werden viele Kurse von den Krankenkassen finanziell unterstützt. Fragen Sie bei Ihrer Kasse nach.

Beziehungen und Sexualität

Mit der Entscheidung, Achtsamkeit, Meditation oder andere Entspannungstechniken zu erlernen, begibt man sich immer auf einen Entdeckungspfad zur eigenen Persönlichkeit. Die zu Beginn dieses Kapitels aufgeworfenen Fragen werden immer drängender, je länger man diesen Weg geht. Das hat natürlich Folgen für Ihr Beziehungsumfeld.

Unzählige Frauen – Freundinnen, Bekannte, auch Patientinnen – berichten, dass sie über Jahre in einer privaten Situation gefangen sind, die weit mehr ist als eine Beziehungskrise. Sicherlich gibt es mannigfaltige Gründe, warum Partnerschaften auseinanderbrechen, aber das Hormonchaos bei uns Frauen ist definitiv belastend für alle. Damit ist nicht nur die Beziehung zum (Ehe-) Partner gemeint, sondern auch die zu anderen Familienmitgliedern, den eigenen Kindern, Geschwistern und Eltern sowie zu Freunden. Gerade wir Frauen haben es gelernt, uns zusammenzureißen, durchaus auch über den Punkt hinaus, wo es nicht mehr sinnvoll und sogar ungesund ist. Da ist dann wenig Raum für die eigenen Gefühle.

Wir spielen vor den eigenen Kindern die Starke, wollen uns vor den Kollegen keine Blöße geben oder im Job keine Angriffsfläche bieten. Wir haben gelernt, nicht jeder Laune nachzugeben und in der Kommunikation mit anderen verständnisvoll zu reagieren (oder sich auf viele blöde Kompromisse einzulassen). Diese Mechanismen oder Taktiken haben auch immer gut funktioniert. Alle waren happy: der Partner, die Freundinnen, Arbeitskollegen, Vorgesetzten oder, wenn man selbst die Chefin ist, die Mitarbeiterinnen und Mitarbeiter. Nur man selbst ist über die Jahre immer unausgeglichener und unglücklicher geworden und irgendwo auf der Strecke geblieben.

Patientenbeispiel: Bin ich eine schlechte Mutter?

Anna, 46 Jahre, drei Kinder, berichtet: »Stimmungsschwankungen sind für mich viel, viel mehr als nur ein Wort. Ich habe mich immer für eine liebende Mutter und gute Partnerin gehalten. Jetzt geht es mir zunehmend so, dass ich die Situation nicht mehr aushalten kann. Sogar meine sonst so geliebten Kinder gehen mir unfassbar auf die Nerven. Ich fühle mich in einem Hamsterrad gefangen und finde zu Hause keine Ruhe mehr. Wenn ich am Schreibtisch kurz etwas erledigen möchte, stören mich nicht nur die Fragen der Kinder, sondern auch die Geräusche aus ihren Zimmern. Das können Gespräche sein, die sie mit Freunden führen, Lachen oder auch Klavierspielen. Ich bin extrem geräuschempfindlich geworden und fange bei den kleinsten Anlässen an zu schimpfen, sogar zu schreien. Ich fühle mich ständig ungerecht behandelt. Es ist verrückt, aber ich habe manchmal das Gefühl, als hätte sich die ganze Familie gegen mich verschworen. Obwohl ich in meinem Beruf den ganzen Tag von Menschen umgeben bin, fühle ich mich einsam und unverstanden. Hinzu kommt, dass mich Kleinigkeiten schnell aus der Fassung bringen; daran verzweifle ich regelrecht. Meine Familie ist der Ansicht, dass ich die Dinge ständig in den falschen Hals bekomme. Natürlich habe ich gelesen, dass es ist nicht ungewöhnlich ist, in meinem Alter unter Stimmungsschwankungen zu leiden. Aber dieses Wort beschreibt in keiner Weise, wie fürchterlich und verzweifelt ich mich fühle. Mein Mann, der anfangs noch Verständnis für mich hatte, gibt mir das Gefühl, mich nicht mehr zu kennen. ›Früher hast du ab und zu mal gemeckert, jetzt schreist du schon, wenn du uns nur siehst!‹, sagt er. Und wissen Sie was? Ich kenne mich selbst nicht mehr!«

Wenn die Hormone machen, was sie wollen, steht man mit den bislang erprobten Mechanismen plötzlich im Regen. Natürlich soll man nicht jeder Laune nachgeben und muss sich in der Kommunikation mit anderen auf Kompromisse einlassen. Wenn die hormonell getriggerten Stimmungsschwankungen aber die Oberhand gewinnen, ist es leider oft unmöglich, die Kontrolle zu behalten. Das hört sich, wie Anna zu Recht berichtet, verrückt an und ist für Außenstehende, die so etwas selbst noch nie erlebt haben, unvorstellbar. Es ist aber leider so. Da reicht ein einzelnes scharfes Wort des Partners, ein Missverständnis unter Kollegen, eine unbedarfte Äußerung des Sohnes oder eine unbewusste Missachtung durch die Freundin, und schon verliert man die Fassung. Situationen entgleiten genauso schnell und absolut wie die eigenen Gesichtszüge. Man bemerkt das eigene »Scheitern« oder »Versagen« und weiß nicht, ob man vor Wut (über sich selbst) oder Scham im Boden versinken soll. Der Kontrollverlust erzeugt Zorn, Schuldgefühle, einen gepflegten Kreischanfall oder völliges Verstummen. Und unendlich viel Druck. Dieser Druck ist natürlich nicht gut auszuhalten, schon gar nicht auf die Dauer.

Also: Druck rausnehmen. Unserer Erfahrung nach hilft die Flucht nach vorn in die offene Kommunikation. Keiner wird verstehen, wie es einem geht, wenn man sich nicht mitteilt. Unserer Erfahrung nach ist es darum absolut wichtig und hilfreich, über die eigenen Befindlichkeiten zu sprechen – vielleicht nicht gerade als Erstes mit dem Arbeitgeber, aber im Familien- und Freundeskreis. Dazu müssen Sie aber wissen, was mit Ihnen los ist. Je mehr Wissen Sie sich aneignen und je offener Sie diese Lebensphase kommunizieren, desto besser wird es Ihnen (und Ihrer Umgebung) damit gehen.

SEB: »Ich habe tatsächlich Mann und Kinder zum Essen versammelt und mit ihnen darüber gesprochen, dass alle in der Familie gerade ziemlich von ihren Hormonen in die Mangel genommen werden: drei Kinder in der Pubertät, die Mutter in der Perimenopause und der Vater in dem Alter, in dem die meisten Männer darüber nachdenken, den Motorradführerschein zu machen. Er dachte über andere Dinge nach, denn den Führerschein besaß er schon, und das Motorrad war gerade vor der Tür geklaut worden. Das machte die Sache aber auch nicht besser ... Ich beklagte mich darüber, dass alle viel zu oft unordentlich waren, zu laut, zu unorganisiert. Ich denke, das sind ganz normale Vorkommnisse in allen Familien und kein Grund dafür, in ein emotionales Loch zu fallen. Ich aber fiel. Immer wieder. Darum habe ich versucht, meiner Familie zu erklären, dass ich phasenweise leider von meinen Gefühlen überrollt werde und diese erst einmal für mich selbst einordnen muss. Ich glaube, meine Kinder waren dankbar für dieses Gespräch, denn so nahm ich ihnen das Gefühl, nicht in Ordnung zu sein oder dass sie sich grundsätzlich falsch verhalten würden. Die Offenheit hat bei allen zu einem besseren Verständnis beigetragen und die Stimmung ungemein gehoben. Vieles wird heute mit Humor gelöst oder zumindest nicht mehr so dramatisch betrachtet. Ich selbst habe gelernt, mich während meiner eigenen Stimmungsschwankungen etwas zurückzunehmen. Ich kann mittlerweile einschätzen, wann ich mir eine Auszeit zugestehe – im Interesse aller Beteiligten.«

Wir können hier keine Paartherapie anbieten, und außerdem hat ja jede Beziehung ihre eigenen Gesetzmäßigkeiten und ihre Dynamik. Ein Blick nach rechts und links kann Mut machen. So erzählte eine Interviewpartnerin, dass sie in den letzten 20 Jahren mit mindestens vier Männern verheiratet war. Sie meinte damit aber nicht vier verschiedene, sondern *the one and only*. Sie hatte sich in den Studenten mit Traumkörper und langem schwarzen Haar verliebt, einen Freigeist, der zuvor mehrere Jahre um die Welt gereist war. Diesen Mann, der keinen Abend zu Hause verbringen wollte, die Nächte durchtanzte und sich mit ihr morgens um drei ins Auto setzte, um sie bei Sonnenaufgang am Nordseestrand in die Arme zu nehmen, hatte sie drei Jahre lang an ihrer Seite. Dem folgte der Berufseinsteiger, der sich die langen Haare abschnitt, morgens im Anzug aus dem Haus ging und abends erschöpft und oft mürrisch heimkam. Statt in den Club ging es jetzt auf den Tennisplatz, zum Joggen in den Park, ins Kino oder gleich ins Bett. Diesen Typen tauschte sie gegen den Vater ihrer vier Kinder, der die Rolle des Hausmannes einige Jahre übernahm und prima ausfüllte. Den Anzug sah sie in dieser Zeit kein einziges Mal an ihm, die Haare trug er jetzt drei Millimeter kurz, dafür aber einen trendigen Hipsterbart. In seinem weißen Schlaf-T-Shirt bereitete er für die Familie das Frühstück. Wenn sie abends aus dem Büro kam, winkte er ihr fröhlich von der Terrasse aus zu. Seit einigen Jahren ist sie nun mit einem Projektmanager verheiratet, der den Bau von Industrieanlagen in der ganzen Welt betreut. Wenn er von seinen wochenlangen Einsätzen zurückkommt, sprudeln die Eindrücke von anderen Kulturkreisen aus ihm heraus, und bei der Begrüßung am Flughafen riecht auch der ganze Mann anders. Exotische Gerüche aus Indien, Asien oder Afrika haften noch an seiner Kleidung und auf seinem Kopf. Haare hat er keine mehr.

Wer in einer langen Beziehung lebt, bei dem folgen naturgemäß die Phasen aufeinander, die das Leben so mit sich bringt. Leben ist Wandel, ob wir ihn mögen oder nicht. Wie das ehrliche Gespräch mit der Patientin zeigt, ändern sich nicht nur die Frauen, sondern auch die Männer. Und ja, dafür sind ebenfalls die Hormone zuständig. Trotzdem: Wie schön, wenn man sich immer wieder in denselben Mann verliebt, auch wenn in dem einen drei oder vier vollkommen verschiedene Typen stecken. Wie herzerfrischend, wenn man den anderen mit neuen Augen und einem wachen Interesse betrachten kann und ihm den Raum zugesteht, damit er diese Veränderungen für sich vollziehen kann. Wie genial, wenn man sich mit dem Partner über neu gewonnene Erkenntnisse in der jeweiligen Lebensphase freuen kann.

Ja, das wäre schön, und wir alle würden in toleranten, glücklichen, nie langweiligen Beziehungen leben. Wir würden uns immer für den anderen interessieren, ihn immer begehrenswert und sexy finden. Leider ist das in der Realität nicht so einfach, und darum sieht es in den meisten Beziehungen und erst recht in den Schlafzimmern oft anders aus.

Lebensphasen verändern sich, Kinderversorgung steht eine Weile im Mittelpunkt oder auch die Karriere der Partner. Was macht man mit der vielen freien Zeit, wenn die Kinder aus dem Haus gehen oder die Berufstätigkeit endet? Was hat man sich noch zu sagen, wenn es nicht mehr nur um den Alltag und die Kinder geht, um den Haushalt, die ewig gleichen Hobbys, die Organisation der nächsten Ferien, um die Besuche bei den Eltern und Schwiegereltern? Das sind neue, ungewohnte Situationen, die beide Partner betreffen und die man gemeinsam besprechen kann und muss. Wir möchten Sie dazu animieren, genau das zu tun. Es ist schön, wenn Kommunikation liebevoll gelingen kann, es ist aber überhaupt schon gut, wenn Vorstellungen und Wünsche ausgesprochen werden. Ehrlichkeit ist dafür nötig und oft der einzige Schlüssel zum Gelingen vieler weiterer gemeinsamer Jahre. Erwartungen an Beziehungen und Freundschaften verändern sich, und bei den meisten Frauen noch einmal verstärkt durch die hormonelle Umstellung. Das Nervenkostüm ist dünner, man ist weniger geduldig, phasenweise schneller beleidigt, fühlt sich angegriffen, missverstanden, übergangen. Viele Dinge, die man dem Partner über die Jahre hat durchgehen lassen oder die sich eingeschliffen hatten, mag man nun nicht mehr so hinnehmen. Man erwartet Respekt. Und das gilt selbstverständlich immer für beide Seiten.

Das Nachdenken über die eigene Rolle und eventuell die Entscheidung, nicht mehr nur als Mutter oder klassische Ehefrau gesehen zu werden, als Erotikobjekt oder Familienversorgerin, verändert vieles. Es passiert dabei etwas sehr Paradoxes, denn in demselben Sinne, wie man die Rollen ablegt, vertieft sich die weibliche Persönlichkeit. Viele Frauen berichten, dass die Sehnsucht nach mehr Tiefe sehr präsent wird. Viele werden offen für spirituelle Wege. Auch über diese Entwicklung sollte man mit seiner Familie sprechen, um Konflikte zu vermeiden. Das verhindert auf Unwissenheit basierende abschätzige Bemerkungen, die man gerade jetzt nicht gebrauchen kann.

Schon lange schwelende Konflikte oder Frustrationen in einer Partnerschaft ploppen gerade dann an die Oberfläche, wenn die Kinder erwachsen werden. Man spricht vom Empty-nest-Syndrom. Die Versorgung der Kinder steht nicht mehr im Vordergrund, und Paare müssen (dürfen) das Augenmerk wieder mehr auf ihre Zweisamkeit richten. Da stellt sich dann oft die Frage, wie viel davon nach all den Jahren noch übrig ist. Innere und äußere Diskussionen finden statt. Jeder geht in sich, und das Ergebnis der inneren Recherche kann für den Partner überraschend sein. Beziehungen werden darum nicht selten genau jetzt neu geordnet. Vor allem dann, wenn man feststellt, dass die eigenen Bedürfnisse über viele Jahre unerfüllt geblieben sind und vielleicht leider in Zukunft in diesem Setting auch bleiben werden. Die Praxen von Paartherapeuten sind gefüllt mit Frauen und Männern in der Lebensmitte. Oft hat sich ein unterschiedliches Bedürfnis nach Nähe und Sexualität wie ein unüberwindbarer Berg mitten in die Beziehung geschoben.

Sexualität

Viele Frauen denken in den Wechseljahren an alles, nur nicht an Sex. Die Vorstellung, den eigenen Ehemann aktiv zum Sex zu verführen, erscheint geradezu absurd. Viele können abends gerade noch die Energie aufbringen, sich eine Netflix-Serie anzuschauen. Auch dabei schläft man allerdings meistens ein. Wenn alle Energie in die unzähligen kleinen und großen Alltagspflichten gesteckt wurde und man endlich erschöpft im Bett liegt, dann möchte man nur noch seine Ruhe haben. Sexuelle Avancen des Partners werden regelrecht als störend empfunden. Wer hätte gedacht, dass es einmal so weit kommen würde?

Aber ist es dem generellen Nachlassen der sexuellen Aktivität geschuldet, also einer verminderten sexuellen Erregbarkeit, oder einem in die Jahre gekommenen Beziehungsmuster? Es ist bewiesen, dass für die meisten schon lange verheirateten Paare Sex in der Lebensmitte nicht mehr im Fokus steht, sondern die Beziehung neu ausgerichtet und an diese Lebensphase angepasst wird. Allerdings ist das Ergebnis wirklich sehr von der Qualität der Beziehung abhängig; es gibt durchaus Paare, die auch nach 30 Jahren noch gerne und häufig miteinander schlafen.

In den Wechseljahren verändern sich die körperlichen Bedürfnisse von Frauen. Sie werden zurückgeschraubt zugunsten einer Phase der inneren Betrachtung. Man möchte sich mit anderen Dingen beschäftigen, mit verborgenen Wünschen und neuen Wegen, um die eigene Persönlichkeit auszuleben. »Das ist für mich jetzt befriedigender als jeder Mann«, hört man oft von Frauen, die diesbezüglich einen anderen Weg eingeschlagen haben. Das kann, muss aber nicht sein. Das eine schließt das andere nicht aus; man kann sich für spirituelle Themen begeistern und trotzdem sexuell interessiert sein.

Lenken Sie einen mutigen Blick auf Ihre sexuellen Bedürfnisse. Haben Sie noch Lust und wenn ja, wird Ihre Lust erfüllt oder konnten Sie selbst sich diese in den letzten Jahren erfüllen? Für frisch Verliebte ist kein Arbeitstag zu lang, um sich auf den Partner zu freuen. Aber wie lässt sich in einer langen Partnerschaft die Sexualität wieder auffrischen? Welches Verhältnis haben Sie zu Ihrem Körper? Empfinden Sie sich als begehrenswert? Wie steht es um Ihr Selbstwertgefühl?

Wenn die Gesellschaft oder die Frau sich einredet, nicht mehr begehrenswert und schön zu sein, kann das jegliche sexuelle Lust im Keim ersticken. Wenn Frauen durch die hormonellen Imbalancen unleidig sind, sich gestresst oder depressiv fühlen, dann hat das selbstverständlich auch maßgebliche Auswirkungen auf die Libido.

Nicht nur aus der Forschung wissen wir, dass die weibliche Sexualität eine sehr komplexe Angelegenheit ist. Die Lust der Frauen funktioniert anders als die der Männer. Frauen reagieren weniger auf optische Reize. Die Figur oder das Äußere des Mannes können sexy sein, müssen aber nicht. Sich gut aufgehoben fühlen, liebevolle Gedanken und Aufmerksamkeit ... es mag sich nach einem Klischee anhören, aber tatsächlich fördern diese Faktoren nachweislich die weibliche Lust. Werden Frauen auf dieser emotional-geistigen Ebene nicht stimuliert, ist auch meist auf körperlicher Ebene tote Hose. Ob das Sexualleben für eine Frau erfüllend ist, hängt von vielen Faktoren ab: sexuelle Erziehung, das eigene Körpergefühl, ihr Alter, der kulturelle Hintergrund, gute oder schlechte Erfahrungen, Gesundheit und ob sie Schmerzen hat, die z. B. bei vaginaler Trockenheit durch fehlendes Östrogen auftreten können.

Selbstverständlich spielen das Einfühlungsvermögen des Partners und die Beziehung generell eine entscheidende Rolle. Darum war die Viagrapille für die Frau zur Steigerung ihrer sexuellen Lust auch ein Flop. Abgesehen von den Nebenwirkungen ist die weibliche Sexualität zu vielschichtig, als dass sie mit einer Tablette angeknipst werden könnte.

Studien konnten zeigen, dass ein erfülltes Liebesleben gar nicht so sehr vom Alter, sondern vielmehr von der Gesundheit der Frau abhängt. Ist hier alles in Ordnung, steht gutem Sex nichts im Weg. Darum ist das Sich-Kümmern um die eigene Gesundheit jetzt umso wichtiger – auch und gerade in Hinblick auf eine erfüllende Sexualität.

Was ganz wegbleiben kann, sind die ewig anstrengenden Vergleiche, welche Konkurrentin jünger und attraktiver aussieht als man selbst. Das macht Stress, ebenso wie Assoziationen, die mit dem Älterwerden zusammenhängen, beispielsweise die Vorstellung, dass »der Lack nun ab ist«. Diese psychischen Faktoren führen bei vielen Frauen zu sexuellen Problemen, ohne dass eine körperliche Ursache dahintersteckt.

Ältere Frauen, die in Beziehungen leben, in denen sie sich sicher und wertgeschätzt fühlen, haben gerade jetzt oft ein besonders schönes Sexleben. Selbstverständlich spricht auch nichts dagegen, dieses bis ins hohe Alter fortzusetzen. Heute fühlen sich Frauen in der Perimenopause und Menopause deutlich jünger als in vorangegangenen Generationen. Sie sind oftmals aufgeklärter in sexuellen Belangen und auch experimentierfreudiger. Nicht zuletzt vermindert sich die »Gefahr« einer ungewollten Schwangerschaft. Das führt oft unbewusst dazu, dass sexuelle Bedürfnisse offener und angstfreier ausgelebt werden können. Viele Frauen berichten, dass diese Freiheit und auch das Versöhnen mit dem eigenen Körper in dieser Lebensphase zu einer nie da gewesenen sexuellen Neugierde führt. Sie trauen sich jetzt mit einem Mal, ihre Wünsche zu äußern und Praktiken auszuprobieren, die vorher allerhöchstens in der Phantasie stattgefunden haben. Und ja, sie fühlen sich begehrenswert und sexy.

Wir möchten auch das Thema Sinnlichkeit ansprechen. Man entdeckt die Schönheit in kleinen Dingen, atmet den Duft von Kräutern ein oder einem neuen Lieblingsparfum und schärft seine Sinne. Fühlen, Riechen, Schmecken, Berühren regen das Belohnungssystem an und sorgen für die Ausschüttung u. a. von Dopamin und Oxytocin. Die Wiederentdeckung der Sinnlichkeit im Alltag kann ein Zugang zu mehr erotischer Sinnlichkeit sein. Abgesehen von der Erotik kann auch eine Massage – z. B. eine Fuß-Nacken-Rücken-Thaimassage – nachweislich das Oxytocin heben, das Immunsystem stärken und zur Entspannung führen.

Es kann übrigens auch sinnvoll sein, Testosteron oder seine Vorstufe, das DHEA, im Labor messen zu lassen. Ein Testosteronmangel kann nicht nur bei Männern, sondern auch bei Frauen die Lust killen.

Bei anderen Frauen dominiert wie gesagt das Ruhebedürfnis. Sex ist ihnen ein Graus, allerhöchstens Zärtlichkeiten ohne Erwartungen sind möglich. Aber wo gibt es das schon, und manchmal ist nicht einmal das gewünscht. Diese Phasen können sich auch abwechseln oder zeitlich versetzt auftreten, zu Beginn der Perimenopause eine Steigerung der Lust, später der Libidoverlust, unter dem dann aber auch nicht unbedingt gelitten wird. Vorausgesetzt, der Partner zieht mit und fühlt sich nicht als Mensch abgelehnt oder abgelegt. Auch hier nützt es nichts, man muss darüber sprechen, dass die Lustlosigkeit der Lebensphase geschuldet ist. Zeigt der Partner Verständnis dafür, dann kann gerade dies für Frauen ein Aphrodisiakum sein.

Für eine gesunde, erfüllende Sexualität ist das Wohlfühlen im eigenen Körper existenziell. Frauen sind da bekanntermaßen überkritisch mit sich selbst. Das wird in den Wechseljahren nicht besser, sondern verstärkt sich eher noch. Der Körper verändert sich, die Haut wird empfindlicher und faltiger, der Busen sinkt mehr oder weniger, die Oberschenkel sind nicht mehr so straff. Wer sich bis dahin ausschließlich oder überwiegend über seine äußere Schönheit als sexuell begehrenswert definiert hat, wird sich mit Händen und Füßen gegen die Veränderungen wehren. Und leiden. Gerade in der heutigen, von Instagram und Co geprägten Zeit stehen Frauen stark unter Druck und bewahren krampfhaft die äußere Fassade. Für das Selfie oder das Posting muss man wie aus dem Ei gepellt sein, die Frisur makellos, die Haut faltenlos, die kleine Speckrolle am Bäuchlein geht gar nicht. Mit Photoshop wird glattgebügelt, was geht.

Wir möchten hier keine Frau verurteilen, die sich für invasive Beautytreatments entscheidet. Sie bergen allerdings auch die Gefahr einer Sucht. Ein Beautydoc sagte kürzlich in einem Interview, das Schicksal der schönen Frauen bestünde darin, schön bleiben zu müssen. Das Schönheitsdiktat mag auf andere Art befriedigen, im sexuellen Sinne tötet es nicht selten die weibliche Lust und führt zu Unsicherheit und psychischen Auffälligkeiten.

Der menschliche Körper ist nicht perfekt, bei niemandem. Um das zu erkennen, lohnt es, sich die Vorher-Nachher-Fotos oder Making-ofs berühmter Models einmal anzuschauen. Da kommt man aus dem Staunen oft nicht heraus und möchte meinen, die Supermodels sind in Natur viel unscheinbarer und unattraktiver als jede »normale« Frau.

Glücklicherweise erzählen die meisten Frauen, die sich mitten in dieser Lebensphase befinden, dass man sich mit Mitte vierzig oder fünfzig weniger Gedanken über seinen Körper macht als mit Mitte zwanzig oder dreißig. Die eigene Figur ist endlich zu einem guten Freund geworden, man kennt ihre Stärken und Schwächen und weiß die einen einzusetzen und die anderen ein bisschen zu kaschieren oder nicht an sie zu denken. Sex wird ungezwungener, man will einfach nur Spaß haben, Erfüllung und Befriedigung finden. Man weiß jetzt endlich, wie man zu einem Orgasmus kommt, und besteht auch darauf. Das ist aus gesundheitlichen Gründen wunderbar, denn beim Orgasmus wird das Gewebe von Vagina, Gebärmutter und Eierstöcken stark durchblutet. Ohne Frage machen uns Gefühle, die durch liebevolle Berührungen entstehen, glücklich und bereichern unser Leben. Sie sorgen dafür, dass wir uns geliebt und sicher aufgehoben fühlen.

SEB: »Eine Freundin erzählte mir, dass sie regelmäßigen Sex für gesundheitsförderlich hält. Sie hätte mit Freundinnen diskutiert, dass man sich ›untenherum‹ genauso fit halten müsse wie sonst auch. Wenn sie lange keinen Sex gehabt hätte, würde ihr Interesse generell nachlassen. Regelmäßige sexuelle Aktivität, zu der sie sich anfangs habe durchringen müssen, hätte ihre Beziehung wieder in Schwung gebracht.«

Damit hat diese Freundin natürlich absolut recht: Eine positive Einstellung zur Sexualität wirkt sich in der Tat förderlich auf die Gesundheit aus, sowohl in körperlicher als auch in psychischer Hinsicht. Wir möchten Ihnen darum auch die Selbstbefriedigung ans Herz legen, egal, ob Sie Single sind, ob Sex mit dem Partner zurzeit nicht zu einem Orgasmus führt oder auch aus purer Lust. So begleitet man den sich verändernden Körper in der Menopause im wahrsten Sinne hautnah. Das bezieht die erogenen Zonen ebenso mit ein wie Praktiken, die nun angebracht sind, um zum Orgasmus zu kommen. Sich selbst zu beglücken ist sozusagen eine medizinisch sinnvolle Maßnahme.

Grenzen setzen – Energieräuber ausschalten

Wo wir schon gerade über Beziehungen reden, möchten wir hier auf toxische Beziehungen und Energieräuber eingehen. Nichts kostet so viel Energie wie Menschen im eigenen Umfeld, die nicht bemerken, dass sie permanent eine Grenze überschreiten, maßlose Forderungen stellen oder pausenlos nur über sich und ihre Probleme reden. Benötigt man von diesen »Energieräubern« einmal selber einen Rat, dann wenden sie sich meistens unter fadenscheinigen Argumenten ab und lassen einen im Regen stehen. Das ist nicht nur unfair, sondern sollte einem auch zu denken geben. In hormonellen Umbruchszeiten ist man empfindlicher und auch anfälliger für Enttäuschungen. Welche Frau hat nicht schon einmal erlebt, dass Freundschaften auseinanderbrechen, wenn nicht mehr alles so rosig läuft. Auch das sind Erfahrungen, von denen in der Lebensmitte fast jede Frau berichtet. Und solche Erfahrungen werfen Fragen auf: Wer begleitet uns in den nächsten Jahren? Wer ist noch an Bord, wer wird nur geduldet, wer ist ausgestiegen oder wen würde man gerne über die Reling kippen? Wer raubt uns zu viel Energie, mit der wir jetzt mehr denn je haushalten müssen?

Wir alle verfügen nämlich nur über ein begrenztes Budget an Energie für andere. Wenn man ausgelaugt ist, nützt das niemandem etwas, und vor allem nicht den Menschen, denen man wirklich mit voller Kraft zur Seite stehen möchte. *Grenzen setzen* ist nicht einfach, vor allem, wenn man geliebt werden möchte. Auch dann nicht, wenn sich gleich das schlechte Gewissen meldet mit dem bösen Wort »Egoist«. Man möchte nicht unhöflich sein, andere nicht vor den Kopf stoßen. Man möchte sich alle Optionen offenhalten, freundlich sein und beliebt, um weiterhin zur nächsten Gartenparty eingeladen zu werden. Trotzdem: In energieärmeren Zeiten, in denen die Hormone ihren Tribut fordern, ist es sinnvoll, Grenzen zu setzen und Nein zu sagen. Beziehungen, die teilweise seit Jahrzehnten nur die eigenen Kräfte anzapfen, muss man nicht mehr tolerieren. Neinsagen kann äußerst befreiend sein.

Neinsagen im übertragenen Sinne kann auch ein räumlicher, zeitlicher oder emotionaler Rückzug sein. Ein guter Ort, ein Sofa, ein Raum, dessen Tür man verschließen kann, eine Lieblingsstelle in der Natur wie z. B. an einem See oder unter einem Baum, eine besondere Parkbank etc. sind tolle Möglichkeiten. Dorthin geht man, wenn einem alles zu viel wird, und tankt für einige Minuten oder Stunden wieder Kraft auf.

Zeitliche Abgrenzung ist vor allem im Beruf notwendig. Überstunden müssen ab und zu sein, wenn es brennt, dürfen aber nicht zur täglichen Gewohnheit werden. Das bringt jeden an den Rand eines Burnouts. Allerdings kann eine zeitliche Beschränkung auch für anstrengende private Treffen gelten. Eine halbe oder eine Stunde hören Sie vielleicht gerne den Problemen Ihrer Freundin am Telefon zu, aber regelmäßig zwei Stunden sind definitiv zu viel.

Emotional richtig auszehrenden Situationen sollte man sich grundsätzlich nicht aussetzen. Dazu gehören sicher Mobbingsituationen, für die man sich Hilfe holen muss (Mobbing ist eine Straftat!), um diese aktiv zu beenden. Auch Besuche bei Verwandten, die einem nicht guttun, sollte man auf ein Minimum beschränken.

Patientenbeispiel: Perimenopause und toxische Beziehung

Julia, 53, Physiotherapeutin, zwei Töchter, geschieden, war aufgrund eines massiven Erschöpfungszustandes mit depressiver Episode seit sechs Monaten krankgeschrieben und aktuell in psychotherapeutischer Betreuung. Da sie berufsbedingt regelmäßig Kontakt zu Menschen mit stressbedingten Rückenbeschwerden hat und sich seit Jahren für ganzheitliche medizinische Themen interessiert, wollte sie aktiv ihre Gesundung unterstützen. Sie analysierte mit Hilfe ihrer Therapeutin unterschiedliche Lebenssituationen, in denen sie mit wiederkehrenden Verhaltensmustern reagierte. Dazu gehören Vorkommnisse der letzten Jahre, eine Scheidung, ein schwieriges Verhältnis zur Mutter und enormer Leistungsdruck am Arbeitsplatz. All das hatte an ihr gezehrt. Nachdem sie sich nach eigenen Aussagen jahrelang zusammengerissen und bestmöglich ihren Alltag als alleinerziehende Mutter organisiert hat, war irgendwann auf körperlicher und mentaler Ebene ein Tiefpunkt erreicht. Ihr Leben hatte sie in ein Burnout hineinmanövriert. Da Julia sich selbst immer als lebenslustige, aktive Frau gesehen hatte, wollte sie nun alles daransetzen, um wieder »die alte Julia« zu werden. Mit erstaunlicher Offenheit und natürlich auch geschultem Blick ging sie an die Analyse der seit Jahren schwelenden Konflikte in ihrem Leben heran.

Der Anruf einer langjährigen Freundin brachte bei Julia das Fass zum Überlaufen. Nachdem die Freundin sich monatelang nicht gemeldet hatte, berichtete sie eine knappe Stunde über ihre eigenen Probleme am Arbeitsplatz und in der Ehe und beschrieb dann akribisch die neue Möblierung des gerade erworbenen Feriendomizils. Fragen nach Julias Befinden: Fehlanzeige. Als Julia einen Versuch unternahm, zu Wort zu kommen, beendete die Freundin das Telefonat, sie müsse nun aber wirklich die Kinder vom Sport abholen. Da war Julia klar, dass sie für diese Freundin in Zukunft kein Ohr mehr haben würde.

In der Lebensmitte setzen Frauen oft eine Zäsur. Man betrachtet vergangene und aktuelle Beziehungen in einem neuen Licht. Das führt zu einem *Shift* der Bewertungen von Freundschaften. Beziehungen ohne gesundes Fundament oder solche, die in dieser Lebensphase nicht mehr funktionieren, werden oftmals radikal abgebrochen. Natürlich liegt dem nicht das eine verpatzte Telefonat zugrunde, vielmehr hat es schon unzählige Kleinigkeiten gegeben, die nie besprochen wurden. Kleine Angriffe auf das Selbstwertgefühl, größere Missverständnisse und mehrfache maximale Übergriffe. Die Summe der Ereignisse, gepaart mit den fehlenden Ressourcen, das alles weiter »handhaben« zu wollen und zu können, führt zu einem gesunden Egoismus und einer klaren Entscheidung: »Es reicht!«

Auch die Beziehung zu den eigenen Eltern ändert sich noch einmal. Abgrenzung ist auch hier ein großes Bedürfnis. Hey, man ist jetzt 40 oder 50 Jahre alt!

Immer geht es darum, das Wort *Nein* in irgendeiner Form zu gebrauchen. Das kann gerade zu Beginn Überwindung und Kraft kosten, aber es lohnt sich, denn auf diese Weise positionieren Sie sich mit Ihren Wünschen. Neinsagen muss nicht brüsk oder unverschämt daherkommen, es geht auch freundlich: »Heute passt es mir nicht … Vielleicht das nächste Mal … Ich habe schon etwas vor … Ich habe gerade keine Ruhe, um zu sprechen …« Vermeidung ist eine andere Taktik. Indem man sich der Situation gar nicht erst aussetzt, z. B. sich nicht als Hunde- oder Babysitter oder

Gastgeber anbietet. Das mag irgendwann wieder funktionieren, aber nicht, wenn man merkt, dass es einem die Energie raubt, die man selber so dringend braucht.

Und Neinsagen funktioniert auch innerhalb der Familie. Kinder können lernen, dass es Zeiten gibt, in denen man für Fragen und Gespräche zur Verfügung steht, und Zeiten, in denen man nicht gestört oder angesprochen werden möchte. Ebenso sollte der Partner respektieren, dass man nicht rund um die Uhr zur Verfügung steht, sondern eigene freie Stunden und auch einen eigenen Raum benötigt. Im wahrsten Sinne des Wortes.

Speicher auffüllen

»… schwach wie Flasche leer« oder »Ich habe fertig« sind zu geflügelten Worten geworden für Zustände, in denen man echt verzweifelt oder unglaublich wütend ist (auf das Thema Wut gehen wir später noch näher ein). Beides – verzweifelt und wütend – war der Fußballtrainer Giovanni Trapattoni in seiner legendären Pressekonferenz vor vielen Jahren über die Leistung seines Teams. Ja, das kennen wir, auch wenn die Mannschaft zu Hause oder in der Firma aus einem kleineren oder nicht ganz so berühmten Team besteht.

Ausrasten, sich umdrehen, alles hinschmeißen: »Ich wandere aus, heute noch, ans Ende der Welt, und ich komme nie wieder, verlasst euch drauf!« Wenn man so weit ist, sind die Energiespeicher verdächtig leer. Das kann einer aktuell sehr intensiven Phase geschuldet sein oder einem schon lange anhaltenden Dauerstress.

Der Erfahrung nach kommt in einer belastenden Lebensphase ein Problem selten allein. Da rauft man sich dann die Haare oder weint sich durch die Nächte und wünscht sich sehnlichst, am nächsten Morgen möge eine Wunderfee alles wieder gerichtet haben. Doch leider: Man ist erwachsen und kommt um erwachsene

Lösungen nicht herum. Aufstehen, Krönchen richten, weitermachen.

Aber wie, wenn die Reserven total erschöpft sind?

Auch wenn die folgende Aussage jetzt völlig paradox erscheint: Gerade in akuten Krisensituationen verfügt man über sehr kraftvolle Ressourcen. Meist sind diese lediglich unter der Angst und Panik, die eine ausweglose Situation erzeugt, verschüttet, und man ist sich ihrer nicht mehr bewusst. Die Zeit rennt davon, man muss aus der Wohnung raus, die Kisten sind noch nicht gepackt, man wurde gerade fristlos gekündigt, hat die Diagnose einer schweren Krankheit erhalten, wurde verlassen oder verlässt, und wer weiß, welche düstere Wolke da noch am Horizont schwebt. Man wird ja nicht jünger …

STOPP!

Niemand bleibt davon verschont, sich durch den unwegsamen Dschungel schmerzhafter Emotionen wie Leid, Enttäuschung, Trauer und Frustration seinen Weg zu bahnen. Diese Anstrengung ist kräftezehrend und sicher auch beängstigend. Da hilft nur Innehalten, Atmen und mit seinen Gedanken ausschließlich im Jetzt bleiben.

In *Momo* von Michael Ende erklärt der Straßenfeger Beppo dem Mädchen Momo das Geheimnis, wie man eine unüberwindbare Aufgabe schafft: ein Atemzug, ein Besenstrich, ein Atemzug, ein Besenstrich … und irgendwann ist die unendlich lange vor einem liegende Straße geschafft. Nicht umsonst trägt dieses Märchen den Untertitel »Von dem Kind, das den Menschen die gestohlene Zeit zurückbrachte«. Während des Weges denkt man: »Das schaffe ich nie, wie soll das gehen?« Noch bevor man den ersten Schritt getan hat, denkt man ans Aufgeben.

Aber wie gesagt, die Zauberkräfte sind nur vorübergehend verschüttet. Wagt oder zwingt man sich zum ersten Schritt, geht der zweite schon leichter und alle weiteren noch ein wenig leichter, bis man eines Tages wieder über eine bunte Blumenwiese hüpft.

Im besten Fall haben wir uns in ruhigen, guten Zeiten mit unseren Ressourcen auseinandergesetzt und positive Energie getankt. Dann gelingt es besser, in der nächsten Krisensituation darauf zurückzugreifen.

Die meisten Menschen sind allerdings nicht gut vorbereitet, und das wiederum ist – nun ja: menschlich. Erst wenn die großen Fragen des Lebens auftauchen – eine Krankheit, ein Abschied, eine Krise, die existenzieller wird und Entscheidungen erfordert, die weit über das Alltägliche hinausgehen –, wachen viele auf. Oft sind es auch Abzweigungen im Leben: Gehe ich rechts- oder linksrum? Hm ...

Interessanterweise sind es gerade die schwierigen, aussichtslosen Situationen, die uns reifen lassen und zu einer tiefgreifenden Veränderung unserer Einstellungen und Handlungen führen. Leider merkt man das meistens erst in der Rückschau.

Schmerzhafte Kontroversen oder stille Abschiede schleichen sich bei vielen Frauen parallel zu den hormonellen Veränderungen ein. Das führt zu Enttäuschungen, Ärger und zuweilen tiefer Traurigkeit. Die Phase, in der die weibliche Fruchtbarkeit für immer endet, ist auch eine Zeit des Abschieds. Und der Abschied möchte angesehen und auch betrauert werden. Dieser Prozess ist gesund und braucht seine Zeit.

Danach öffnen sich interessanterweise durch den Wegfall alter ungeliebter Strukturen oder eben auch toxischer Beziehungen langfristig neue Möglichkeiten. Diese Räume bieten Zeit und Luft und die Chance auf Neues. Hatte der vollgepackte Alltag einen über Jahre automatisch im Griff, so steht man nun vor einem entrümpelten, vielleicht sogar weißen, leeren Raum. Das kann Angst machen oder eine gigantische Chance für Kreativität, neue Gefühle und eine neue Sichtweise bieten. Man kann den Raum königsblau, tiefgrün oder bordeauxrot streichen und auch neu einrichten. Frauen über vierzig wissen zumeist viel präziser, was sie möchten und wozu sie garantiert nicht mehr bereit sind. Das

Ursache der Erschöpfung

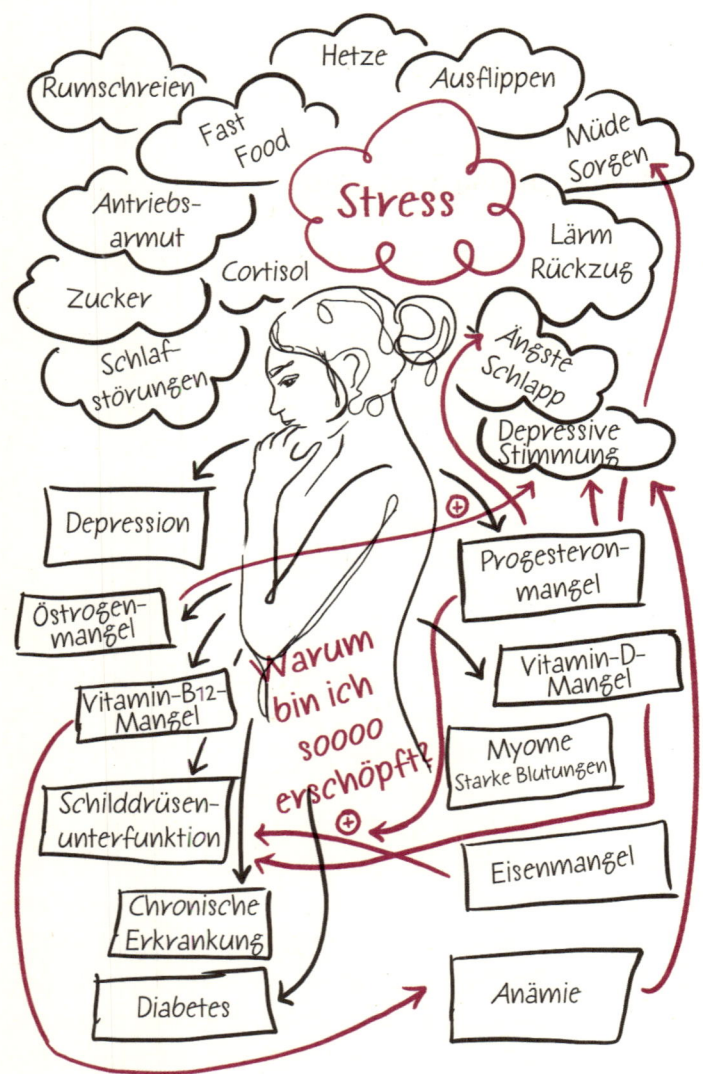

Rumschreien

Hetze

Ausflippen

Fast Food

Müde Sorgen

Antriebs-armut

Stress

Lärm Rückzug

Zucker

Cortisol

Schlaf-störungen

Ängste Schlapp

Depressive Stimmung

Depression

Progesteron-mangel

Östrogen-mangel

⊕

Warum bin ich soooo erschöpft?

Vitamin-D-Mangel

Vitamin-B₁₂-Mangel

Myome Starke Blutungen

Schilddrüsen-unterfunktion

⊕

Eisenmangel

Chronische Erkrankung

Diabetes

Anämie

ist das Ergebnis aus vielen kleinen und großen Entwicklungen. Es wurde und wird Beziehungsarbeit geleistet und das eigene Wertesystem auf eine neue und teilweise unerkannte Weise hinterfragt und geschult. Dazu gehört auch, dass man lernt, mit seinen Kräften hauszuhalten.

Die eigene Leistung anerkennen

Lehnen Sie sich einmal für zehn Minuten zurück und lassen Sie beispielsweise den gestrigen Tag Revue passieren. Was haben Sie alles erledigt, geleistet, abgearbeitet? Wir meinen hier nicht nur die berufliche Verpflichtung, sondern auch die privaten, familiären, freundschaftlichen, nachbarschaftlichen usw. Da kommt eine ganze Menge zusammen, wahrscheinlich sogar so viel, dass Sie ganz verblüfft sind.

SKB: »In einer Phase völliger Erschöpfung nahm ich Zettel und Stift und schrieb alles auf, was ich in den vergangenen drei Tagen geleistet hatte. A-L-L-E-S: dem Sohn jeden Morgen die Schuhe zugebunden, das Butterbrot geschmiert, das Frühstück für den Kindergarten zubereitet und mitgegeben, ihn zum Kindergarten gebracht und wieder abgeholt, vier Mal im Supermarkt gewesen, Blumen auf der Terrasse gegossen, zwei Artikel begonnen, drei Stunden Internetrecherche, ein Sachbuch und zwei Fachzeitschriften gelesen, drei berufliche Telefonate geführt, die Eltern angerufen, einen Arzttermin verabredet, ein Essen mit Freunden für das Wochenende organisiert, mit dem Kind auf dem Spielplatz und mit dem Hund beim Tierarzt gewesen, fünf Überweisungen gemacht, Abendessen gekocht, drei Mal die Spülmaschine eingeräumt, angestellt und wieder ausgeräumt, 100 Seiten Harry Potter vorgelesen, Haare gewaschen und geföhnt, sechs Stunden meinem Mann zugehört, einmal Sex, vier Stunden mit dem Hund spazieren gegangen usw. Ich benötigte Vorder- und Rückseite des DIN-A4-Blattes, kleine Schrift, eng geschriebene Zeilen. Ich starrte diese Liste mit offenem Mund an, sie riss mich wirklich vom Hocker. Da standen die Punkte schwarz auf weiß, ich glaube, ich zählte an die 100. Ich erzähle das hier nicht, um meinem Leben eine größere Bedeutung zu geben oder damit zu prahlen, was alles in einen Tag hineinpasst. Im Gegenteil, ich dachte: vier Mal Supermarkt, wie schlecht bin ich eigentlich organisiert? Und wie viel Zeit »kostet« der Hund? Das geht ja gar nicht. Doch dem Gefühl der Frustration, das sich sofort zu Wort meldete, schob ich gleich einen Riegel vor. Stattdessen lenkte ich mein Augenmerk auf die Tatsache, dass mein Alltag zusätzlich zum Hormonchaos viel zu vollgepackt war und meine Erschöpfung darum kein Wunder. Vor allem aber sah ich endlich, was ich wirklich »leistete«. Ganz egal, ob andere die Nase darüber rümpfen, ob Einkaufen Arbeit ist oder in der Liste das stundenlange Zuhören, wenn der Mann seine beruflichen Probleme wälzt, auftauchen darf – für mich zählte das alles, denn es war meine Zeit, die ich verschenkte.«

Wenn Sie Ihre persönliche Auflistung in Gedanken oder schriftlich gemacht haben, dann klopfen Sie sich – wenn es sonst keiner tut – einmal anerkennend mit beiden Händen auf die Schultern.

Ein Geheimnis der Perimenopause besteht darin, dass man nicht mehr wartet. Viele Frauen berichten, dass sie aus dem Teufelskreis des Wartens, der Erwartung und enttäuschten Hoffnung im Kleinen wie im Großen aussteigen. Es hat wieder niemand den Müll runtergebracht? Das ist blöd, aber dauerhaft drum bitten und hinterher schimpfen ist noch anstrengender. Also bleibt die Tüte entweder so lange im Eimer, bis jeder andere den Gestank wahrnimmt, oder man greift sich das Übel und erledigt es ohne Groll. Der Partner wollte das Auto in die Werkstatt bringen, aber es steht immer noch vor der Tür? Okay, dann bleibt es da eben stehen, und alle benutzen die Öffis oder gehen zu Fuß. Oder aber man selbst möchte nicht die Leidtragende sein und fährt das Auto schnell in die Werkstatt. Dann aber ohne Groll.

Machtkämpfe im Sinn von »Du hast nicht, ich habe aber …« sollten irgendwann ad acta gelegt werden. Sie sind der größte Energiefresser, den es gibt, und auch Anlass immerwährender Enttäuschungen. Wozu, fragt man sich in der Lebensmitte, solche Grabenkämpfe austragen? Das Leben ist zu schön, zu kurz, zu aufregend. Besser sofort in die Aktion, in das Machen kommen. Wenn man aber sowieso schon zu viel macht, was dann?

Loslassen, delegieren, lautet unser Vorschlag.

Loslassen – Delegieren

Wenn einen etwas belastet, muss man es loslassen. Wenn zu viel auf der Agenda steht, muss man Dinge streichen oder abgeben. Sollen andere diese erledigen, muss man *delegieren*. Aber was muss man überhaupt loslassen? Und wie geht das?

In Umbruchszeiten, in denen äußere Zwänge überhandnehmen und man sich vorkommt wie in einem Hamsterrad, verlieren viele Menschen den Bezug zu sich selbst. Die tiefe Beziehung zu ihrem Inneren ist überlagert von Zwängen, Pflichten, Arbeit, Stress, Medienkonsum und vielem mehr.

SEB: »Eine Patientin berichtete von dem Gefühl, sie müsse so viele Bereiche ihres Lebens wie Bälle in der Luft jonglieren, dass die Konzentration darauf, dass kein Ball herunterfällt, sie total stresst. Natürlich seien darunter auch selbst gewählte Ansprüche wie der berufliche Erfolg, eine gute Erziehung ihrer Kinder, das Pflegen gesellschaftlicher Kontakte und auch der Wunsch, als erwachsene Frau immer noch eine ›gute‹ Tochter zu sein.«

Damit wären wir mitten im Thema Loslassen, denn z.B. die Mutterrolle für die Eltern sollte man nicht übernehmen! Sie sind die Mutter Ihrer Kinder und die Tochter Ihrer Eltern, basta. In vielen Familien birgt die Vermischung des »biologischen Generationenvertrags« ein gigantisches Stresspotenzial. Auch da einmal hinzuschauen lohnt sich.

Loslassen bedeutet, alle die Dinge abzugeben, die von außen an den Menschen, der ich bin, drangeklatscht sind. In der Spiritualität spricht man vom »Ego«. Das kann eine Position sein, eine Gegend, in der man wohnt, ein Hobby, ohne das man nicht gesellschaftsfähig zu sein glaubt, oder auch eine Beziehung usw. Die Liste ist endlos.

Aber was braucht man davon wirklich, was gibt Kraft, statt nur Energie zu kosten? Was liebt man, und was hasst man inzwischen heimlich oder offen? Auf wen oder was ist man nur noch wütend und dadurch ständig gestresst? In welchen Dingen läuft man sich selbst hinterher und erkennt sich nicht wieder (z.B. wenn man von einer Einladung zur nächsten hetzt und sich gar nicht mehr über einen tollen Abend freuen kann, sondern im Anschluss über alle Anwesenden lästert)? Inwiefern ist man zu dem Menschen geworden, der man nie sein wollte? Oder aber man ist zu dem Menschen geworden, der man sein wollte, bemerkt aber, dass einen das viel zu viel Kraft kostet (das wäre nicht verwerflich, sondern eine unglaublich ehrliche und gesunde Erkenntnis!).

Loslassen ist ein Prozess des In-sich-Hineinhörens. Durch ehrliche Antworten entdeckt man sich wieder. Frauen in der Perimenopause sind in einer Lebensphase, in der fast alles vorhanden ist. Man muss sich nichts mehr beweisen, hat vieles schon besessen, auch im materiellen Sinne, und hat ein Stück von der Welt gesehen. Wenn nicht jetzt, wann sonst soll Loslassen gelingen?

80 Prozent sind gut genug

Wer sich in seinem Wertesystem und in seinem Alltag wunderbar aufgehoben fühlt, aber unter zu hohen Erwartungen zusammenzubrechen droht, der leidet eventuell unter dem eigenen perfektionistischen Anspruch. Wenn man über einen längeren Zeitraum das Gefühl hat, jeder Tag ist viel zu kurz, man muss immer alles geben, muss immer alles richtig machen, damit der Laden läuft, und wehe, wenn nicht, dann wird dieser Turbogang nicht lange gut gehen. Je mehr man sich aufbürdet, desto gehetzter und unzufriedener wird man. Viele Frauen überfordern sich grenzenlos in dem Glauben, das perfekte Leben verlange dauerhafte Optimierungsarbeit an jeder Front. Noch die letzte Akte vom Tisch wegarbeiten und dafür Überstunden schieben, das Englisch in einem Abendkurs auffrischen, die Figur jeden Morgen vor der Arbeit im Fitnessstudio stählen, die neueste Diät mitmachen, kulturell am Puls der Zeit mitsurfen, den aktuellen Style tragen, zu dem gerade angesagten Hotspot reisen, die Wohnung jederzeit wie im Designerladen präsentieren können. Wer hat das Bild von Superwoman eigentlich in die Welt gesetzt, und wie lange wollen wir uns selbst noch hinterherlaufen? Ist das mit 40+ echt noch nötig?

Gerade Frauen neigen zum Perfektionismus, denn sie glauben, nur wenn man sich voll und ganz einer Sache hingibt, wird man geliebt und verdient die Anerkennung, nach der man sich so schmerzlich sehnt. Was für ein Irrtum!

Wir können an dieser Stelle keine tiefenpsychologische Ausführung für das Streben nach Perfektion anbieten, nur so viel: Niemand ist ein Versager oder menschlich weniger wertvoll, wenn er nicht perfekt ist.

Kann man als Perfektionistin diesen Gedanken auch nur einen Hauch an sich heranlassen, dann nimmt das oft schon viel Druck und mildert körperliche Symptome wie Anspannung und Unruhe. Es nimmt auch die Angst vor Fehlern und sorgt dafür, dass

Dinge zu Ende gebracht werden. Ein Perfektionist kommt nämlich selten »zu Potte«, sein Anspruch ist so hoch, dass das Projekt oder die Arbeit logischerweise nicht fertig werden *kann,* denn sie ist ja nie vollkommen.

Für berühmte Baumeister und Künstler ist Perfektionismus meist eine wunderbare Triebfeder, die es ihnen ermöglicht, sich zu versenken und Geniales hervorzubringen. Perfektionismus ist also an sich nichts Schlechtes. Wer jedoch nicht zu dieser kleinen, einzigartigen Gruppe gehört, überschätzt seine Ressourcen, Zeit, Fähigkeiten usw. Das klingt erst einmal nicht nett, ist aber wichtig zu erkennen.

Neigen Sie wie so viele Frauen zum Perfektionismus, dann treffen Sie Ihre eigene Entscheidung: Bei welchen Angelegenheiten macht es Ihnen Freude und erfüllt Sie von Herzen, Ihre gesamte Energie und Zeit hineinzustecken, bei welchen kostet es zu viel Zeit und Nerven?

SEB: »Während meiner Jahre im Ausland habe ich oft Frauen erlebt, die sich über die Mentalität der deutschen Frauen amüsiert haben. Wir wollen alles selbst machen, um einem merkwürdigen Bild zu entsprechen. Das geht so weit, dass frau die Wohnung aufräumt und womöglich noch die Dusche nachputzt, nachdem die Reinigungshilfe da war – wenn man denn die Möglichkeit dieser Hilfe hat. Mich entspannt die Einstellung meiner französischen Freundin. Sie ist eine intellektuelle, erfolgreiche Karrierefrau und Mutter. Und eine Haushaltsniete. Unsere gemeinsamen Abende inspirieren mich immer wieder. Wir sprechen weder über die neuesten Lampentrends (wir sind keine Innendesignerinnen) und auch nicht ständig über die schulischen Leistungen der Kinder. Es geht um Gott und die Welt, und wir haben einfach Spaß. Teller mit Sprung und ungebügelte Tischtücher gehören ganz klar dazu. Ich erinnere mich noch an Vorbereitungen zu größeren Festen, in denen ich mich selbst zur Verzweiflung getrieben habe. Jedes Detail sollte ›sitzen‹. Das Ergebnis war eine supergereizte Stimmung, die nicht selten in einem handfesten Familienkrach gipfelte, kurz bevor die Gäste eintrafen. Im Nachhinein kann ich über mich lachen. Eine total überflüssige Agenda, die einzig aus meinem eigenen Anspruch entstand. Das noch hektisch gekaufte 17. Tischtuch ist niemandem aufgefallen und war genau der berühmte Tropfen, der mich den allerletzten Nerv gekostet hat.

Heute bekommt jeder seine Aufgabe. Entweder haben die Kinder Lust darauf, eine gemeinschaftliche Feier mitzugestalten, oder eben nicht. Das Ergebnis liegt jedenfalls nicht allein in meiner Verantwortung. Es geht auch mal schlicht. Während der gemeinsamen Zeit, die wir mit unseren Lieben verbringen, sind es die Momente der Nähe, die wirkliche Beschäftigung mit seinem Gegenüber, die uns in Erinnerung bleiben. Machen Sie das nicht durch falsche Prioritäten und Ansprüche kaputt. Und sich selbst erst recht nicht!«

Die Überlegung, welche Bereiche mit weniger Einsatz auskommen, lohnt sich. Viele Alltagsangelegenheiten gehören vielleicht dazu, in dieser Hinsicht können wir uns wie gesagt von anderen Kulturen einiges abschauen, ohne dass wir »verschlampen«. Man kann das als sein persönliches *Energiesparprogramm* betrachten. Hier und dort ein wenig Einsatz und Energie eingespart, ergibt unter dem Strich mit Sicherheit ein überproportional tolles Ergebnis. Der Druck ist raus, die Freude groß.

Geben Sie Dinge ab, holen Sie sich Hilfe. Wenn man manchmal auch nur zehn Minuten mehr Zeit für sich hat, kann diese *Quality Time* die Reserven wieder auffüllen. Sie gewinnen in jedem Fall *Ihre* Zeit zurück!

Gerade als Mutter ist man zwiegespalten zwischen persönlichem Einsatz und dem Gefühl, eine Rabenmutter zu sein. Andere

Kulturen handhaben das Thema mit weniger Druck, hierzulande aber haben ganze Generationen das schlechte Gewissen in dieser Hinsicht inhaliert. Im Zuge von Partnerbeziehungen auf Augenhöhe sollten diese Zeiten endgültig vorbei sein! Auch in diesem Bereich bewirkt Loslassen Wunder. Man muss seine Kinder nicht selber schulisch »trainieren«, es gibt staatliche Betreuung und Mathenachhilfelehrer – im Freundeskreis oder als Profis, übrigens auch auf YouTube, ohne Geld –, die mit Geduld und Raffinesse Zusammenhänge erläutern, die einem selbst nie oder schon lange nicht mehr vertraut sind. Hilfe und Unterstützung kann geholt und eingefordert werden. Das gilt selbstverständlich nicht nur für Mütter, sondern für jede Frau, die ihren »Mann« steht.

Man kann so vieles delegieren, ohne dass man sich schlecht fühlen muss. Spätestens ab der dritten Klasse schaffen die Kleinen es allein mit dem Fahrrad, Bus oder Bahn zum Flötenunterricht und wachsen dabei. Teenager können ihr Zimmer selber aufräumen, es wird allerhöchste Zeit. Die Steuererklärung kann ein Profi erledigen, auch wenn das erst mal so aussieht, als wäre das eine gewaltige Investition. Tatsächlich erspart das Abgeben dieses für die meisten leidigen Themas Ärger, Zeit und Geld. Beruflich und privat Dinge zu delegieren ist keine Faulheit, sondern schafft persönlichen Freiraum, der Ihrer Gesundheit zugutekommt – egal, wie sie ihn nutzen. In Manager-Etagen läuft Delegieren übrigens unter der Kategorie »Führungsqualität«.

Wer nicht oder noch nicht abgeben kann oder möchte, macht das vielleicht später oder schaufelt sich auf andere Art und Weise seine Zeit frei. Wir möchten hier niemanden bevormunden, sondern Möglichkeiten aufzeigen.

Dazu zählt auch das berühmte »Entrümpeln«. Früher nannte man es »Zimmer aufräumen«, dann Feng-Shui, aktuell spricht man von *Magic cleaning* oder *Decluttering*. Nicht nur Schreibtische im Büro quellen leicht über, sondern irgendwann auch Keller, Dachböden, Garagen, Kleiderschränke und Schubladen. Wenn man nicht alle naselang umzieht und zum Aussortieren gezwungen ist, dann sind die vielen Zeitzeugen des Lebens (von der ersten Orangenpresse, die man sich als Studentin geleistet hat und die ihr Dasein bis heute in der Kiste im Keller fristet, bis zu dem Paar weißer Slingpumps zur Hochzeit) völlig normal. Aber wann hat man diese Dinge zuletzt vermisst, benutzt und vor allem: Wann wird das wieder der Fall sein? Wenn man ganz ehrlich ist, höchstwahrscheinlich nie. Gegenstände, die keinen emotionalen Erinnerungswert besitzen, kann man verschenken, verkaufen oder entsorgen. Ja, das kann man, und es tut auch nicht weh, sondern schafft Platz, Zeit (man muss nicht immer zehn Kisten rumräumen, wenn man aus der untersten etwas Dringendes benötigt) und Freiheit. Man muss keine schweren Entscheidungen fällen, nicht stundenlang den Koffer packen, keine 40 Euro extra Koffergebühr bezahlen usw. Entrümpeln hat große Vorteile: Man reist mit leichtem Gepäck durchs Leben.

Ruhezeit = persönliche Auszeit

Hat man sich von toxischen Beziehungen verabschiedet, Grenzensetzen und Neinsagen gelernt, wichtige, belastende Themen in seinem Leben bearbeitet und losgelassen, sein Zuhause von Ladenhütern befreit und in seinem Alltag das eine oder andere delegiert, dann schließt man einen lange verloren gegangenen Freund in die Arme: die Zeit.

SKB: »Ich stehe am Rand einer grünen, saftigen Wiese an einem herrlichen Spätsommertag und ziehe meine Schuhe aus. Barfuß laufe ich über das Gras und hüpfe in die Luft wie ein kleines Mädchen. Ich pflücke einen Strauß aus Löwenzahn, Kleeblättern, Wacholderzweigen am Rand der Wiese oder eine Kirsche oder

Pflaume von einem Baum, der dort steht. Dann lege ich mich auf die Wiese, stecke mir die Kirsche in den Mund, merke, wie der rote Saft das Kinn hinunterläuft, wische mir mit dem Handrücken die Flüssigkeit ab und verschränke die Hände hinter dem Kopf. Ich blinzele in die Sonne, keine Wolke am Himmel. Vielleicht meckert weit entfernt ein Schaf oder singt ein Vogel. Ungefähr so frei und so ruhig fühlt sich nicht verplante Zeit für mich an. Welches Bild haben Sie im Kopf?«

Die Erinnerung an so etwas wie eigene Zeit ist für die meisten Frauen, wenn sie in die Perimenopause eintreten, höchstens noch eine Fata Morgana. Man hat Angst, dass sie zerplatzt, sobald man sich ihr auch nur um ein paar Meter nähert. So lange befindet man sich schon in der Wüste.

Ruhezeit ist genau das, was der Name besagt: Ruhe. Ob man auf einem Sessel sitzt und aus dem Fenster schaut, auf dem Bett liegt und seinen Lieblingssong 30 Mal hintereinander abspielen lässt, ob man in der Badewanne liegt und drei Mal heißes Wasser nachlaufen lässt, weil man immer noch nicht aussteigen will – wofür auch immer Sie sich jeden Tag neu entscheiden, Sie sind frei, Ihre Zeit zu verbringen, wie Sie möchten. Keine Pflicht ruft, Sie sind niemandem Rechenschaft schuldig. Auch wenn drastische Maßnahmen notwendig sind, um diese Ruhezeit zu verteidigen. Schließen Sie notfalls die Badezimmertür ab, überhören Sie Rufe und Klopfgeräusche. Nachdem Sie vorher gefragt haben, ob jemand noch ins Bad muss, hat da jetzt niemand etwas zu suchen. Es hat auch niemand plötzlich etwas aus der Schublade im Schlafzimmer zu holen, nachdem Sie auf Ihrem Meditationskissen Platz genommen haben. Auch dieser Raum darf für eine Auszeit besetzt werden – von Ihnen!

Unserer Beobachtung nach braucht es ein wenig Übung, damit Frauen sich alles, was wir in diesem Kapitel angesprochen haben, selber erlauben. Das scheint ein typisches Frauenthema zu sein, dessen Wurzeln in der geschlechtertypischen Erziehungskultur oder auch Sozialisation verankert sind. Selbst noch heutzutage. Auch auf die Gefahr hin, ein Klischee zu bedienen: Wenige Männer stellen sich bewusst oder unbewusst die Frage nach einer Erlaubnis. Sie handeln und setzen sich erst bei Kritik oder Widerstand mit den Folgen auseinander. Die gibt es dann auch seltener. Wie beneidenswert! Frauen antizipieren, was passieren könnte, wenn sie sich etwas gestatten, und mit welchen Konsequenzen vor allem auch auf der emotionalen Ebene sie rechnen müssen. Dieser Widerstand, der oft innerlich ausgetragen wird, beruhigt sich, je häufiger und selbstverständlicher man sich seine Ruhe- und Auszeit nimmt. Dann setzen die Freude und das Genießen ein und damit auch der gesundheitlich relevante Heilungs- und Präventionsprozess. Selbstmitgefühl ist die Voraussetzung, um sich selbst wichtig genug zu nehmen und notwendige Schritte zu erlauben. Darum sprechen wir über dieses große, wichtige Thema im folgenden Unterkapitel.

Den Blick auf sich selbst verändern: Selbstmitgefühl

Was denken Sie über sich selbst? Das ist eine der wesentlichen Fragen auf dem Weg zu Erfüllung, Harmonie und Glück. Selbst wenn die Antwort lautet: »Ich bin ein kleines hässliches Entlein und habe in meinem Leben alles falsch gemacht«, sind Sie auf dem richtigen Weg, einfach weil Sie darüber nachdenken.

Wenn wir über Selbstmitgefühl und Selbstliebe reden, kommen wir nämlich nicht umhin, uns mit den Gegenspielern auseinanderzusetzen: Angst, Scham, Wut, Unvollkommenheit, mangelnder Selbstwert, Schwächen usw. Es sind die großen Themen, die angeschaut werden wollen und einem die Tür öffnen zu innerer Balance, einem gesunden Selbstwertgefühl und Heilung. Menschen, die sich von Berufs wegen intensiv mit der ganzen Bandbreite menschlicher Gefühle auskennen, kommen selbst nicht umhin, immer wieder tief in ihre Seele zu blicken.

SEB: »Während meiner Ausbildung zur MBSR-Lehrerin besuchte ich einen Workshop, an dem 30 Psychologen, Psychiater, Ärzte, Lehrer und Menschen aus anderen sozialen Berufen teilnahmen. Alle brachten bestimmte Voraussetzungen durch ihr Studium und ihren Beruf mit, hatten also jahrelange Erfahrungen im Umgang mit der menschlichen Psyche und waren mit der Achtsamkeitspraxis vertraut. Am Ende des Kursus, nach einer langen Meditationsübung, sollte jeder auf einem Blatt Papier seine größte Angst notieren. Mit dem Thema Angst hatten wir uns ausführlich in den letzten Tagen beschäftigt. Als alle ihre Sätze notiert hatten, saßen wir in einem großen Kreis auf unseren Meditationskissen. Es wurde mucksmäuschenstill. Einer nach dem anderen las seinen Satz vor: ›Ich habe Angst davor, nicht zu genügen, dass mein Bemühen nicht ausreicht, dass ich es nicht schaffe, dass ich versage, dass ich mir selbst nicht vertraue, dass andere denken, ich mache ihnen nur etwas vor ...‹ Interessanterweise hatte niemand Angst vor einer schlimmen Krankheit, einem menschlichen Verlust oder materiellem Schaden. Jeder Einzelne hatte Angst, unvollkommen zu sein, nicht perfekt, den Ansprüchen nicht zu genügen. Diese Angst verband alle in der Gruppe auf eine zutiefst menschliche Weise. Diese Erkenntnis hatte etwas ungemein Heilsames und Tröstliches. Mich hat es sehr berührt, und ich werde diesen Moment immer in Erinnerung behalten.«

Diese und noch mehr zweifelnde Gefühle, mit denen man sich selbst in Frage stellt, bergen die größte Chance für inneres Wachstum. Wenn wir unsere Schwächen anschauen und mit ihnen zu leben lernen, überwinden wir den Zustand der Starre und Lähmung (Ich bin eben so, da kann ich nichts ändern, ich verkrieche mich hinter meiner Scham) und werden aktiv. Oft sind es gerade die Schwächen, die uns liebenswert und einzigartig machen. Wir sind vielschichtiger, widersprüchlicher und paradoxer, als wir glauben. Wir sind auch aufgeregter, verletzlicher, angreifbarer und weniger cool. Wir mögen uns über die Jahre eine Rolle angeeignet oder einen Schutzpanzer zugelegt haben, darunter aber sind wir unvergleichlich. Das eigene Wesen nicht mehr verstecken zu müssen hinter einer Fassade, das kann extrem erleichternd und damit auch stressreduzierend sein.

Im Berufsleben ist professionelles Auftreten und Verhalten notwendig und oft anstrengend genug. Meist verhält man sich aber auch im Freundeskreis so, wie es die anderen erwarten. Man ist die Sportliche, die Gastgeberin, die Großzügige, die Mutige, die Knausrige, die Sensible, die Fröhliche usw. Inzwischen ist man mit dieser Version seiner selbst verschmolzen.

Wenn man an einem Tag nicht so gut drauf ist, versteckt man seine Melancholie oder schlechte Laune, sobald man den Freunden begegnet, schon um sich lange Erklärungen zu ersparen (So kennen wir dich ja gar nicht, was ist denn los?). Man täuscht die anderen, aber auch sich selbst ständig. Vielleicht denkt man, dass man großmütiger, toleranter, zuverlässiger und liebevoller ist. Aber stimmt das? Wir Menschen sind glücklicherweise keine Roboter, und darum werden wir auch (hoffentlich) noch sehr lange in Gefühlsdingen der künstlichen Intelligenz überlegen sein. Uns Menschen sind alle Gefühle möglich – Liebe, Eifersucht, Sehnsucht, Leidenschaft, Freude usw. Nicht umsonst berühren uns in Literatur und Film die Geschichten am meisten, die unser Herz und unsere Gefühle widerspiegeln.

Selbstmitgefühl beginnt mit der Betrachtung der eigenen Gefühle – der guten wie der schlechten. Es ist wichtig, sie klar und ungeschönt zu betrachten. Und schwer ist es auch, denn Ehrlichkeit, vor allem mit Blick auf Schwächen und Unsicherheiten, wird in unserer Gesellschaft nicht gerade belohnt. Bei uns wird allzu schnell be- und vor allem verurteilt. Müssen wir einen Charakter- oder Wesenszug, der uns ausmacht, aber dauerhaft unterdrücken, dann führt dies zu emotionalem Schmerz und depressiver Verstimmung. Um dieser Falle zu entgehen, in die unglaublich viele Menschen geraten oder in der sie ihr Leben lang wie in einem Gefängnis festsitzen, sollten wir uns dasselbe Mitgefühl entgegenbringen, das wir auch unseren Kindern, Partnern, Eltern oder Freunden zuteilwerden lassen.

In den gleichen Situationen gehen wir mit uns selbst hart ins Gericht. Ist die Bewertung unserer Arbeit schlecht ausgefallen, sind wir »Versager«; haben wir den Auftrag nicht bekommen, waren wir »nicht gut genug«. Geraten wir im Flugzeug in einer wackeligen Situation in Panik, dann haben wir uns »nicht im Griff«. Gerecht ist das nicht, mehr Fairness uns selbst gegenüber stünde uns gut zu Gesicht. Wenn man an einem Samstagmorgen nicht aus dem Bett kommt, obwohl man längst hätte einkaufen, den Rasen mähen, einen Artikel schreiben und die Mutter anrufen müssen, dann ist man keine faule Person. Es ist Wochenende, warum sollte der Wecker klingeln? Was hat das schlechte Gewissen hier und jetzt zu suchen? Gar nichts! Stattdessen dreht man sich noch einmal genüsslich im Bett um und blinzelt den Sonnenstrahlen zu. Ausgeschlafen und wohlgelaunt ruft man später die Mutter an. Der Rasenmäher des Nachbarn brummt, vielleicht lässt er sich ausnahmsweise überreden, unseren Rasen gleich mit zu mähen. Fragen kostet nichts. Zum Einkaufen schickt man die Jugend, das wäre doch mal eine neue Idee. Was man an einem Samstagmorgen nicht alles zum Thema Selbstmitgefühl lernen kann!

Die Freundlichkeit, die man anderen zukommen lässt, gesteht man sich selbst oft nicht zu. Doch wer es gewohnt ist, immer (zu) hart mit sich selbst ins Gericht zu gehen, der fühlt sich unvollkommen und ungeliebt. Ein Teufelskreis entsteht: Wer sich nicht geliebt fühlt, lechzt nach Anerkennung. Erfolgt diese nicht unmittelbar, folgen Frustration und Scham oder Rückzug. Menschen isolieren sich, weil sie sich unzumutbar finden oder immer wieder bei ihrem Gegenüber gegen eine Wand zu laufen meinen. Wenn ich andere bewundere und lobe, aber mich selbst bei jeder Kleinigkeit kritisiere, herabsetze und verurteile, baue ich eine künstliche Mauer zwischen mir und den anderen auf. Viele Frauen sprechen davon, dass sie sich selbst als getrennt von den anderen wahrnehmen, wenn sich dieses Verhalten schon über viele Jahre eingeschliffen hat. Oft fühlen sie sich auch von ihren eigenen Empfindungen wie abgeschnitten. Selbstmitgefühl, d. h. verzeihender und gütiger mit sich selbst zu sein, kann uns da herausführen. Wir lernen zu verstehen und nicht zu verurteilen.

Achtung: Wir sprechen hier nicht von Selbstmitleid, in dem viele sich suhlen, weil sie bedauert werden möchten. Selbstmitgefühl besitzt eine andere Qualität. Es öffnet den Blick nicht nur auf belastende Umstände, sondern auch auf jahrelanges Bemühen und Anstrengung. Wofür glaubt man, sich schämen zu müssen, was ist die Ursache des permanenten Unglücklichseins, welche Eigenschaften empfindet man als quälend, was hat man geglaubt, aushalten zu müssen, befindet man sich im richtigen Wertesystem? Mit einem liebevollen, fürsorglichen Blick auf diese Fragen übernimmt man Verantwortung für sich selbst. Das Finden von Antworten, die nicht für die anderen, sondern nur für einen selbst stimmig sein müssen, lässt einen wachsen. Der berechtigte Wunsch, dass man sich wohlfühlen und glücklich sein möchte, dass es einem seelisch und gesundheitlich rundum gut gehen soll, bekommt wieder Raum. Selbstmitgefühl führt uns zu uns selbst zurück. Es gibt ein berühmtes Kinderbuch, *Das kleine Ich-bin-ich*. Ein Phantasietier wird von einem Fisch gefragt, was es denn für ein Tier sei. Bis dahin war ihm seine Identität völlig egal. Nun kommen Zweifel auf, und das Phantasietier begibt sich auf die Suche nach seinen Wurzeln. In der Folge befragt es viele andere Tiergruppen (Hunde, Pferde, Fische etc.). Alle finden etwas an ihm, das eine Zugehörigkeit zu der bestimmten Tierart verhindert. Es hat zwar einen Pferdeschwanz, aber es ist kariert, also kann es kein Pferd sein. Und so weiter. Das Phantasietier wird immer verzweifelter. Plötzlich erkennt es wie vom Blitz getroffen: »Ich bin ich. Ich bin einzigartig und muss kein anderes Tier sein.«

Auch das ist das Wesen des Selbstmitgefühls: Man findet heraus, wer man ist, was man wirklich braucht und was man loslassen kann. Ausgehend von diesem Wissen kann man dann besser für sich sorgen.

Das heißt auch, sich selbst ungebührliches Verhalten zu verzeihen, das eventuell einer stressigen Situation oder/und der Hormonimbalance geschuldet ist. Ohrfeigen Sie sich nicht noch selbst, indem Sie sich für das eigene Handeln verurteilen. Die Situation ist schon blöd genug gelaufen. Achtsamkeit und Selbstmitgefühl gehen hier Hand in Hand: Was ist gerade passiert, wie konnte man da hineinrutschen, was kann das nächste Mal besser laufen, wie kann man sich entschuldigen oder die Verantwortung für die Situation übernehmen, wenn das angebracht ist? Ansonsten stellt sich wieder die berühmte Frage, wie man Grenzen setzen kann. Auch Neinsagen, wir sprachen schon darüber, ist Teil des Programms *Selbstmitgefühl*.

Verabschieden Sie sich von dem Glaubenssatz: »Wenn ich mir nur mehr Mühe gebe, wird alles gut, dann werde ich geliebt und akzeptiert.« Das ist Quatsch. Man muss nicht gleich nach der Maxime handeln: »Nur böse Mädchen kommen überallhin«, aber trauen Sie sich, authentisch zu sein, bei sich selbst zu bleiben, auf Ihren Bauch zu hören. Wenn der sich zunehmend verkrampft oder die Kehle sich jedes Mal zusammenzieht, dann raus aus der Situation oder der Beziehung.

Fackeln Sie nicht zu lange rum, ehe Sie sich von krank machenden Verhaltensweisen – ohne schlechtes Gewissen – verabschieden. Frauen neigen zum Grübeln, und das ist alles andere als gesund. Einer der Faktoren, warum Frauen doppelt so häufig unter Ängsten und Depressionen leiden wie Männer, ist das endlose Hin-und-Herwälzen von Gedanken, meistens vorm Einschlafen oder nachts. Der Schlaf aber sollte einem heilig sein, denn wie wir in Kapitel 3 aufgezeigt haben, findet nachts die Zellreparatur und Stressregeneration statt. Beides ist viel wichtiger als irgendwelche schweren Gedanken.

Selbstmitgefühl und das Erlernen wirklicher Selbstfürsorge sind in diesem Sinne die besten Werkzeuge gegen Stress, für Entspannung und ein gutes Selbstwertgefühl. Sie helfen uns Frauen während der anstrengenden Phase der Hormonumbrüche, wieder mit uns selbst in Balance zu kommen.

Fragebogen: Über wie viel Selbstmitgefühl verfüge ich?

Vergeben Sie jedem Punkt auf der Liste eine Note von 1 bis 6. Der Notendurchschnitt ist keine Wertung, sondern sagt Ihnen, in welchem Bereich Sie liebevoller mit sich selbst umgehen dürfen:

- Bin ich selbst meine schlimmste Kritikerin?
- Kann ich mir selbst verzeihen?
- Kann ich mich im übertragenen Sinne selbst in den Arm nehmen, trösten?
- Nehme ich meine Bedürfnisse ernst?
- Sehe und wertschätze ich meine Leistungen?
- Denke ich freundlich über mich?
- Benutze ich nette Worte, wenn ich über mich selber spreche?
- Kann ich Lob und Komplimente annehmen?

Ich bin es mir wert: gesunder Selbstwert

Wer sich selbst beurteilt, ist mit einer Selbstverurteilung meist schnell zur Hand. Nicht wenige Frauen (und Männer) machen sich in Gesellschaft klein, und das ohne Grund. Wird ihnen ein Kompliment gemacht nach dem Motto, du siehst aber gut aus, dann lautet die Antwort auf der Stelle: »Findest du? Ich bin heute doch total verquollen, ich habe den letzten Auftrag in den Sand gesetzt, es könnte echt besser laufen ...«

Talking down nennt sich diese Art der Selbstkritik, eine über kurz oder lang ziemlich selbstzerstörerische Strategie. Du bist, was du denkst, oder anders ausgedrückt: Hält man sich selbst über viele Jahre für einen nicht besonders netten oder nicht sehr liebenswerten Menschen, dann stehen die Chancen bestens, zu so einem anstrengenden Griesgram zu werden. Besonders Frauen neigen dazu, ihren inneren Kritiker in den Stand des Dauergeliebten zu erheben. Frauen legen den Fokus gerne auf die eigenen Schwächen. Dem liegt oft eine in Schräglage geratene negative Selbstwahrnehmung zugrunde. Die eigenen Trümpfe, von denen jede Frau mehr als eine Handvoll besitzt, werden heruntergespielt.

In unserer Gesellschaft sind Neid und Angst vor Ausgrenzung starke Triebfedern für das Bedürfnis, es allen recht machen zu wollen. Lässt man ein Lob über sich ergehen, dann fühlt man sich gleich komisch.

Selbstkritik besitzt aber auch eine hinterlistige Funktion: Sie beugt echter Kritik vor oder lenkt vom Wesentlichen ab. Habe ich mich selbst zur Minna gemacht, dann kann die Reaktion meines Gegenübers eigentlich nur besser ausfallen: »Nein, ehrlich, ich meine es ernst, du siehst heute wirklich toll aus!« Wahrscheinlich hat der andere sogar schon das Gegenkompliment eingeheimst. »Ich nicht, aber du.«

Menschen, die in ihrem Wertesystem (und damit meinen wir hier ausdrücklich kein politisches!) im guten Sinne verankert sind, können unabhängiger von äußeren Einflüssen durch ihr Leben gehen. Eine abwertende Bemerkung trifft sie nicht und entzieht ihnen keine Energie. Sie wissen, was sie denken und fühlen und was in ihrem Leben von Bedeutung ist.

SKB: »In meinem beruflichen und privaten Umfeld zweifeln viele Frauen (und Männer) an sich selbst. Erstaunlicherweise zweifeln auch diejenigen an sich, die eine erfolgreiche Rechtsanwältin, eine großartige Lehrerin, eine tolle Mutter oder Chefärztin einer großen Klinik sind. Das Selbstwertgefühl ist weder abhängig vom Kontostand, der bis zum Sanktnimmerleinstag reichen würde, noch von einer zumindest nach außen gefestigten Ehe oder anderem. ›Was habe ich schon auf die Beine gestellt‹, ist eine über sich selbst gestellte abschätzig gemeinte Frage, die man häufig hört. Meine aufrichtige Antwort auf Vorträgen und im Freundeskreis lautet dann: ›Sei gnädiger mit dir selbst. Schau zurück und liste alles auf, was du gemacht hast, auch das Normale, auch das Alltägliche, auch das für dich Selbstverständliche. Sei stolz auf dich, zweifle nicht so viel.‹ Oft schauen mich die Menschen dann ganz verdutzt an. Die Vorstellung, gnädig mit sich selbst zu sein, umfasst Barmherzigkeit und Mitgefühl. Für viele ist dies in Verbindung mit ihrer eigenen Person ein nie da gewesener Gedanke.

Interessant, lautet meist die Antwort. Ja, sehr interessant und sehr wahr!«

Viele Frauen verfügen natürlicherweise über die heute so angesagten *Social Skills*: Kreativität, Empathie und Sensibilität, lauter wichtige Eigenschaften, die uns als Gesellschaft zusammenhalten und die es zu fördern gilt. Leider sinkt das Selbstwertgefühl der meisten Frauen, die nach einer Trennung oder Scheidung alleine leben, rapide ab. Ohne Mann an ihrer Seite fühlen sie sich als Frau und damit als Mensch nur halb so wertvoll. Ihr Selbstwert basierte auf einem brüchigen Fundament. Bricht der Mann weg, bricht die Frau weg. Weil sie sich immer nur über diesen Mann definiert hat, Fremd-Identifikation nennt man das auch. Das ist schade, denn mit Sicherheit ist jede Singlefrau (und jeder Singlemann) ein wertvoller Mensch mit einer Million interessanter Eigenschaften, die auch ohne diesen einen speziellen Partner weiter existieren.

Das Prinzip der Fremd-Identifikation lässt sich übertragen auf die meisten Tätigkeiten. Oft steht das Bedürfnis nach Anerkennung und Bestätigung im Vordergrund. Bleibt diese Wertschätzung aus, weil jemand z. B. seinen Job verliert, dann führt dies nicht nur zu berechtigter Frustration und Sorge, sondern beschädigt häufig fundamental das Selbstwertgefühl. Zusätzlich zur Arbeitslosigkeit ist die menschliche Krise dann vorprogrammiert.

Auch wenn wir wissen, dass es leichter gesagt als getan ist: Für ein gesundes Selbstwertgefühl ist es überaus hilfreich, sich nicht vom Außen abhängig zu machen. Was ich tue, sollte ich mit voller Überzeugung für mich tun, egal, ob jemand danebensteht und mir applaudiert. Wenn ich etwas geleistet habe, freue ich mich und genieße meinen Erfolg. Die äußere Anerkennung darf dann gerne das i-Tüpfelchen, die Kirsche auf der Torte sein, aber nicht die Torte selbst.

Wünschenswert wären mehr Leichtigkeit, Humor, Lob und

ausgesprochene Anerkennung. Vielen Frauen fällt es allerdings schwer, Lob anzunehmen. Wie gehen Sie selbst mit Lob um? Wurde in Ihrem Elternhaus gelobt oder nur kritisiert? Erfahren Sie Anerkennung? Werden Sie von anderen gelobt und wenn nein: Loben Sie sich selbst (das habe ich gut auf die Reihe gekriegt, da bin ich wirklich stolz auf mich!)? Nein? Dann wird es allerhöchste Zeit!

Wohin mit der Wut?

Wir möchten noch ein Thema aufnehmen, das von Frauen in den Wechseljahren immer wieder an uns herangetragen wird: die Wut. Auch sie kann am Selbstwert nagen. Frauen in den Vierzigern sagen: »Ich bin sooo wütend.« Fragt man nach dem Grund für die Wut, kommen vielfältige Antworten: auf das Leben, den oder die Männer, die Schwiegereltern, den Chef, das Wetter, den schlechten Kinofilm, die verpassten Chancen, auf das Älterwerden, auf die zugenommenen Kilo usw. Vor allem aber ist es die Wut darüber, so viele Jahre von seiner Umgebung mit größter Selbstverständlichkeit in Anspruch genommen worden zu sein und am Ende mit einem vermeintlichen Nichts in der Hand dazustehen. Warum habe ich das alles gemacht (und kein anderer)? Warum habe ich mich nicht dagegen gewehrt, mich nicht geweigert? Wieso war ich die Doofe? Warum habe ich meine Karriere hinten angestellt? Warum bin ich auf der Strecke geblieben? Warum bin ich nicht gut/unabhängig/finanziell aufgestellt?

Die Auseinandersetzung mit der eigenen Wut kann sehr heilsam sein, auch im medizinischen Sinne. Spirituell führt sie uns zu uns selbst zurück.

Wut basiert auf zwei Hauptursachen: Entweder man fühlt sich persönlich herabgesetzt, angegriffen oder respektlos behandelt. Oder aber die eigene Erwartung wurde enttäuscht. Der andere reagierte anders, als man sich das vorgestellt hat. Im ersten Fall unterstellen wir eine böse Absicht: »Eva wusste genau, dass sie mich damit verletzt. Peter hat mich absichtlich beleidigt. Lula weiß, wie sie mich kränken kann.« Je schwächer das eigene Selbstwertgefühl, desto schneller und leichter wird man sich von einem anderen Menschen oder auch einer Situation (dem schlechten Wetter, der unpünktlichen Bahn, dem Stau) angegriffen und verletzt fühlen. Dabei hatte der andere vielleicht nur selber einen schlechten Tag, war unaufmerksam oder gedankenlos, weil er noch über die Frage nachdachte, welches Geschenk er seinem Partner zum Geburtstag machen möchte. Oder er war aufgrund seiner Angst vor dem Zahnarzttermin angespannt.

Fragen Sie sich, warum Ihre Umgebung Sie so in Wut versetzen kann und ob tatsächlich in bösartiger Mobbing-Manier gehandelt wird. Sehr wahrscheinlich nicht. Genauso wenig wie das Wetter, die Verspätung der Bahn und ein Stau auf der Autobahn nichts mit einem selbst zu tun haben. Die Welt dreht sich beständig, Dinge passieren, man ist selten der Mittelpunkt. Aufmerksamkeit oder aber Bedauern von anderen gibt es oft nur in Momenten der größten Erfolge und Niederlagen. Die anderen heben kurz den Kopf, um sich danach wieder auf eigene Angelegenheiten zu konzentrieren. War da was?

Wenn die eigene Erwartung von einem anderen Menschen jedoch immer wieder enttäuscht wird und man darum auf ihn wütend ist, sollte man sein Verhalten einer ehrlichen Prüfung unterziehen. Ist die Erwartung in jemanden oder eine Sache realistisch, fair, berechtigt? Ist der Anspruch oder die Forderung überhaupt, leicht oder in der zugesprochenen Zeit zu erfüllen? Die Antworten auf diese ehrlichen Fragen werden sehr wahrscheinlich nicht zu Ihren Gunsten ausfallen. Auch das ist (leider) normal.

Ist die Wut, die man auf andere hat, darum vielleicht eher eine Wut auf sich selbst? Da lohnt sich ein genaues Hinschauen auf die Wut-Falle. Jeder Mensch ist einmal wütend, dafür muss man sich nicht schämen, und Wut muss man auch nicht unterdrücken. Nur raus damit! Wütend zu sein kann Energie freisetzen, um mit beschwerlichen Aufgaben fortzufahren oder auch, um sich aus unerträglichen Situationen zu befreien und sich ein neues Leben aufzubauen. In diesem Sinne kann Wut durchaus heilsam sein und die eigenen Bedürfnisse beleuchten.

Aber verzeihen Sie sich Ihre Wut (und entschuldigen Sie sich gegebenenfalls bei dem, dem Sie Ihre Wut unfairerweise entgegengeschleudert haben), wenn diese selbstzerstörerisch ist. Nur so werden Sie nicht zum Opfer des eigenen negativen Gefühls, das immer ein Gefühl der Machtlosigkeit und des Kontrollverlustes ist. Ein Trick heraus aus der Ich-bin-so-wütend-weil-enttäuscht-über-die-Welt-Haltung besteht in der Änderung der Worte und am besten in der direkten Ansprache: »Es wäre schön, wenn du mir morgen beim Einkaufen helfen könntest.« Das ist die bessere Variante als der enttäuschte, wütende Gedanke an den Partner, weil er wieder nicht von alleine auf die Idee gekommen ist, mich zu fragen, ob ich vielleicht Hilfe bräuchte (der Idiot, typisch, das hätte er doch wissen müssen!).

»Ich wünsche mir …« ist ebenfalls sehr effektiv.

Bei einem häufigen oder dauerhaft auftretenden Gefühl der Wut macht es Sinn, die Wut wegzuatmen oder innerlich wegzulächeln. Hat man dies eine Weile praktiziert, lernt das Gehirn, die Luft rauszunehmen.

Es gibt natürlich darüber hinaus sehr ernstzunehmende, traumatische Gründe für Wut wie Missbrauch oder Trauer. In dem Fall ist die Wut eine Kanalisation für die eigene Machtlosigkeit. Dieser Zustand bedarf der professionellen Unterstützung durch einen erfahrenen Therapeuten. Wir möchten Ihnen sehr ans Herz legen, sich in einem solchen Fall psychologische Hilfe zu holen.

Zum Umgang mit der Wut gehört auch, verzeihen zu können. Für den eigenen Frieden ist es wichtig, auch Außenstehenden verzeihen zu können, einem ehemaligen Partner z. B., von dem man sich verletzt fühlt. Selbstverständlich gibt es hier Grenzen. Einem Straftäter, der einem selbst, Angehörigen oder anderen Menschen schweres persönliches Leid zugefügt hat, muss man nicht verzeihen. Wenn man es dennoch zustande bringt, zeugt dies von (über) menschlicher Größe.

In den anderen Fällen kommt man mit seiner Wut und sich selbst leichter ins Reine, wenn man erkennen kann, dass man in der damaligen Situation sein Bestes gegeben hat. Es ist immer leicht, von der heutigen Lebenserfahrung her mit dem Finger auf sich selber zu zeigen. Aber es ist nicht ratsam, denn früher besaß man weniger Wissen und Weisheit, darum war die damalige Entscheidung die einzig mögliche und so gesehen auch die beste.

Jetzt bin ich dran

Den folgenden Aspekt haben wir in diesem Buch bewusst immer wieder angesprochen, weil er so typisch weiblich ist und uns immer wieder begegnet: Frauen neigen dazu, sich um alles und jeden zu kümmern, nur nicht um sich selbst. Nach mehreren Jahrzehnten des Sich-Sorgens und Kümmerns sind viele Frauen darum ausgelaugt und frustriert. Doch gerade im mittleren Lebensalter ist die Wahrnehmung der eigenen Bedürfnisse – ohne Übertreibung – überlebensnotwendig. Wenn man sich aufgrund der Hormonveränderungen kraftlos und erschöpft oder sogar krank fühlt, dann ist es allerhöchste Eisenbahn, sich um sich selbst zu kümmern. Wir möchten Sie ermutigen, dies ohne schlechtes Gewissen zu tun.

Was wirft Sie aus der Bahn, was stürzt Sie ins Chaos, was zerrt an Ihren Nerven, was raubt Ihnen Kraft? Die Antworten auf diese Fragen führen zu des Pudels Kern: Was gibt Ihnen Kraft?

Jetzt ist der Moment für eine Inventur. Perfektionismus bis zur Erschöpfung macht keinen Sinn (mehr), ebenso wenig Hunderte von Überstunden oder raum- und kräftezehrende Freizeitbeschäftigungen. Stundenlange Beziehungsgespräche ohne erkennbaren Fortschritt drehen sich irgendwann auch nur noch im Kreis. Also, ab zur Paartherapie oder sich Luft nehmen und dem Partner Luft geben. Vielleicht entdeckt man dann wieder, warum man sich liebt, und kann in dieser Liebe miteinander neu durchstarten. Wenn nicht, dann nicht. Das Gleiche gilt für Freundschaften, wir haben das Thema schon angesprochen.

Unser Tipp: Schreiben Sie eine Woche lang alles auf, was Sie für andere tun. Bewerten Sie nicht, fertigen Sie nur eine Liste an. Am besten nehmen Sie einen großen Zettel, auf dem Sie alles – aber auch wirklich alles – notieren. Jede berufliche und private Tätigkeit: eine Gefälligkeit für die Kollegin, die pünktlich das Büro verlassen will, Blumengießen bei den Nachbarn, die im Urlaub sind, das Telefonat mit der Schwiegermutter, Blusen und Hemden für die Kids bügeln. Dann streichen Sie mit einem dicken Rotstift alles weg, was Sie diese Woche Kraft gekostet und an Ihren Nerven gezerrt hat. Tragen Sie die Liste bei sich und schauen Sie immer wieder darauf. Wir sind sicher, dass auf der neuen Liste am Ende der nächsten Woche einiges nicht mehr verzeichnet sein wird!

Wichtige Entscheidungen trifft man meist nicht aus einer Laune heraus, sondern wenn der Leidensdruck zu groß wird oder wenn Erfolge einen motivieren. Das ist wie beim Abnehmen. Entweder man ist es leid, nicht mehr in den Lieblingsrock hineinzupassen, oder man hat schon erfolgreich zwei Kilo abgenommen und ist motiviert, weiterzumachen. Hat man eine Entscheidung gefällt, werden plötzlich Ressourcen frei, die einem Rückenwind geben.

SEB: »Viele Frauen fühlen sich im Hamsterrad gefangen zwischen Arbeit, Familie und gesellschaftlichen Verpflichtungen. Mir ist noch nicht eine Patientin begegnet, die nicht in der Lage gewesen wäre, ihr Leben zu verändern. Auf jeden Fall war es immer möglich, im Ansatz oder wenigstens in einem wichtigen Bereich etwas zu ändern. Mir sind Frauen begegnet, die durch äußerst schwierige Lebenssituationen mit viel Kraftaufwand hindurchmussten. Erstaunlicherweise ist keine dieser Frauen an einer solchen Herausforderung zerbrochen. Im Gegenteil: Das Angehen und Überwinden der Situation hat den Frauen gezeigt, wie stark sie sind. Der persönliche Weg wurde auf einmal viel klarer, befriedigender und oftmals trotz der auf den ersten Blick schwierigen Umstände auch glücklicher.«

Der Wunsch nach Autonomie verstärkt sich. Früher hieß es von der Menopause, sie sei »das gefährliche Alter« (für Ehemänner und Partner, wohlgemerkt!). Frauen erleben in der Tat nun einen kreativen Schwung, sie brechen zu neuen Herausforderungen auf. Viele wachsen über sich selbst hinaus. Das ist einer der Gründe, warum so viele Frauen in der Lebensmitte noch einmal eine Fortbildung, eine neue Ausbildung mit Abschluss oder eine spannende berufliche Veränderung annehmen. Da staunt die Umgebung dann nicht schlecht. Wir möchten hier nicht die Scheidungsrate in die Höhe treiben, im Gegenteil. Es wäre schön, wenn die persönliche Entwicklung auch den Partner mit einschließen und zu anregenden Gesprächen und gemeinsamen Aufbrüchen führen könnte.

Man muss nicht Tabula rasa machen und mit einem Paukenschlag alles niederreißen, was man sich über Jahrzehnte aufgebaut hat. Ein (wieder) erfülltes Leben ist oft nur ein Leben mit einem neuen oder stärkeren Bewusstsein. Wir alle verfügen über ein tiefes Wissen darüber, was wichtig ist und *warum* wir etwas anstreben oder tun. Dieses Wissen ist nicht verloren gegangen, sondern häufig durch die Fülle der äußeren Verpflichtungen lediglich verschüttet.

Wie können Sie gut für sich sorgen?

Loslassen und Delegieren sind wichtige Maßnahmen. Selbstfürsorge geht aber darüber hinaus, denn sie beinhaltet auch Erfüllung und Glück.

Das mittlere Lebensalter birgt die unglaubliche Chance, in einen tiefen Dialog mit sich selbst zu treten, den eigenen Wünschen zuzuhören und seine Vorstellungen zu verwirklichen. Dazu gehört eine Prise Egoismus, nicht auf Kosten anderer, sondern zugunsten seiner selbst. Kleine Veränderungen bewirken große Schritte. Welche Verpflichtungen leisten Sie nur noch aus Gewohnheit ab und fühlen sich dabei elendig? Was erschöpft Sie zutiefst? Was macht Sie wütend? Was wünschen Sie sich, was brauchen Sie, was können Sie sich mit wenigen Mitteln erfüllen? Wovon träumen Sie, was könnten Sie jetzt wagen?

Der Ungar Mihály Csíkszentmihályi prägte den Begriff *Flow* als Erleben eines Zustandes, in dem man im positiven Sinne in seiner Tätigkeit aufgeht. Wer im Flow ist, liebt, was er tut, und schaut nicht auf die Uhr, wann er endlich nach Hause gehen kann. Man lebt im Hier und Jetzt und empfindet eine reine, fast kindliche Freude.

Es scheint ein ungeschriebenes Gesetz zu sein, dass Tätigkeiten oder Leidenschaften, zu denen man sich nicht immer wieder überwinden muss, sondern die aus einem Flow heraus entstehen, auch zu finanziellem Erfolg führen. Der Gegenwert Geld funktioniert dann gewissermaßen als positive Rückmeldung.

Was versetzt Sie in einen Flow? Wie finden Sie Ihr persönliches Glück? Es gibt zwar in Bhutan als einzigem Land der Welt ein Bruttosozialglück als Staatsziel, trotzdem existiert keine allgemeingültige Glücksformel. Unbestritten ist jedoch, dass Menschen, die ihr Leben aktiv selbst gestalten können, glücklicher sind als solche, die sich permanent fremdbestimmt fühlen. Wer darauf beharrt, dass das Glück von außen zu ihm kommen muss, sei es durch den Partner, eine Erbschaft, auf die man meint, ein Anrecht zu haben, oder andere Dinge, die einem »zustehen«, der rennt meist geradewegs in sein Unglück hinein. Die Überzeugung, dass hauptsächlich die anderen für das eigene Glück verantwortlich sind, führt zwangsläufig zu Enttäuschung und Frustration. Wer als Single vom Glück in einer erfüllten Partnerschaft träumt, der muss seinen Teil dazu beitragen. Der Traumprinz alleine kann es nicht richten, wenn die Prinzessin darauf besteht, weiterhin das Aschenputtel zu bleiben.

Glücklicherweise verschiebt sich gerade hierzulande das materielle, am Außen orientierte Wertesystem in positiver Hinsicht. Statussymbole verlieren ihre übersteigerte Bedeutung. In der Generation Z existiert eine andere Vorstellung von einer gesunden Work-Life-Balance: Car-Sharing, Wohnen auf Zeit, mobile Arbeitsplätze und Arbeitszeiten.

Eine Umfrage aus 2019 in Deutschland zum Thema Glück ergab, dass man schon die drei größten Hürden genommen hat, wenn man nicht krank ist, keine Geldsorgen hat und nicht unter zu viel Stress steht.

Der Mensch ist von Natur aus ein soziales Wesen und darum eingebettet in einen Familien- und Freundeskreis glücklicher als alleine. Sich selbst annehmen können mit allen Stärken und Schwächen – das ist eine weitere wichtige Säule. Und noch eine: Sich an den schönen Lebenserfahrungen erfreuen und sich mit den negativen aussöhnen.

Jeder muss seinen eigenen Weg durch den Dschungel des Lebens finden. Viele Menschen leben ständig in einem *Wenn-dann-Zustand*. Wenn ich erst eine erfolgreiche Anwältin bin, dann bin ich glücklich, wenn ich erst in meinem Traumhaus lebe, dann bin ich zufrieden, usw. Der Schweizer Erfolgsautor Rolf Dobelli ist der Ansicht, dass Pläne fast niemals aufgehen. Man müsse sie ständig korrigieren, erneuern und anpassen. Wer sein Glück von Bedingungen abhängig macht und dann in Unflexibilität erstarrt, wenn diese nicht eintreten, wird eher unzufrieden und traurig sein als glücklich und erfüllt.

Wissenschaftliche Untersuchungen zeigen, dass es wenig bedarf, um glücklich zu sein. Erlebnisse führen zu einem nachhaltigeren Glückserleben als materielle Güter, Status, Bewunderung oder Anerkennung von außen. Innere Einkehr und Meditation ebnen den Weg für ein glückliches Leben ebenso wie die kleinen Dinge: ein aufmerksames Wort des Partners, eine warme Umarmung, eine Blume, die man auf den Tisch stellt, Zeit für einen Abend mit Freunden, gemeinsames Lachen ... Da braucht es gar keinen Glücks-Overflow. Frieden mit seinen Mitmenschen und das Gefühl, in Einklang mit den eigenen Wertvorstellungen und in der Natur leben zu können, gehören ebenfalls dazu.

Wenn Sie die Augen schließen und an einen sehr glücklichen Moment in Ihrem Leben denken: Was ist da vorhanden oder aber abwesend? Für was lohnt es sich, in Zukunft gesund und vital zu bleiben oder zu werden? Was liegt Ihnen wirklich am Herzen?

Folgen Sie in diesem Sinne Ihrem Herzen, dann stellt sich ein Gefühl der Harmonie ein. Harmonie beginnt bei uns selbst und breitet sich von dort auf die Mitmenschen und die Umgebung aus.

Halten wir zum Abschluss fest: Selfcare heißt, die eigenen Bedürfnisse ernstnehmen, Zeiträume und Rückzugsorte schaffen, sich das Glücklichsein erlauben, in den Flow kommen und träumen – vom Glück, von der Liebe, von der Leichtigkeit, vom inneren Frieden, vom Aufbrechen und vom Ankommen.

Wir wünschen Ihnen viel Freude auf Ihrem ganz persönlichen Weg!

Dank

Wir bedanken uns bei allen Frauen, deren Geschichten, Erlebnisse und auch Nöte uns zu diesem Buch inspiriert haben. Die Offenheit und das Vertrauen, mit der sie uns ihre ganz persönlichen Erfahrungen schilderten, haben uns berührt und durch das Thema getragen, gerade in den Zeiten, in denen der alltägliche Wahnsinn mit unserem Schreibflow zu kollidieren drohte.

Wir danken unseren Mentoren, Kollegen und Förderern. Besonders bedanken wir uns bei unserer Agentin Dr. Hanna Leitgeb, die sich sofort richtig für uns ins Zeug gelegt hat.

Wir danken dem Lübbe-Verlag und seinem tollen Team, der uns im Sturm eroberte und mit dem wir wunderbare Momente in diesem Jahr erleben durften. Ganz besonders danken wir unserer Lektorin, Franziska Beyer, für ihr großes Engagement, die Freude am Thema und den kreativen Austausch auf Augenhöhe. Sie hat es möglich gemacht, dass wir unsere Vorstellungen vom Buch genauso umsetzen konnten.

Wir wurden in der intensiven Schreibphase durch die Neugierde und das riesige Interesse unserer Freundinnen, Geschwister, Eltern und der Berliner Hausgemeinschaft regelrecht beflügelt. Danke Sabine und Jürgen für die Zirkuswagen-Schreibstube im schwedischen Garten. SEB: Wunderbar, Robert, dass Du so hinter mir stehst.

Der Schluss gilt der folgenden Generation, unseren Kindern Lilly, Carlotta, David und Luca, die sich als Fridays-for-Future-Generation auch für unsere Themen interessieren.

Quellenverzeichnis

Kapitel 1 (Einführung)

Mishra GD et al: Early menarche, nulliparity and the risk for premature and early natural menopause. Human Reproduction 2017; 32 (3): 679–686

Woods NF et al: Cortisol Levels during the Menopausal Transition and Early Postmenopause: Observations from the Seattle Midlife Women's Health Study. Menopause 2009; 16 (4): 708–718

Burger HG et al: Hormonal changes in the menopause transition. Recent Progress in Hormone Research 2002; 57: 257–275

Kapitel 2 (Hormone, Beschreibung)

Rapkin AJ et al: Pathophysiology of premenstrual syndrome and premenstrual dysphoric disorder. Menopause International 2012; 18 (2): 52–59

Christensen K et al: Perceived age as clinically useful biomarker of ageing: cohort study. British Medical Journal 2009; 339: b5262

Avis NE et al: Study of Women's Health Across the Nation. Duration of menopausal vasomotor symptoms over the menopause transition. JAMA Internal Medicine 2015; 175 (4): 531–539

Mark Park Y et al: Association of Exposure to Artificial Light at Night While Sleeping With Risk of Obesity in Women. JAMA Internal Medicine 2019;179 (8): 1061–1071

Lisa Lindheim L. et al: Alterations in Gut Microbiome Composition and Barrier Function Are Associated with Reproductive and Metabolic Defects in Women with Polycystic Ovary Syndrome (PCOS): A Pilot Study. PLoS One 2017; 12 (1): e0168390

Kapitel 3 (Großes Hormonkapitel)

Collaborative Group on Hormonal Factors in Breast Cancer: Type and timing of menopausal hormone therapy and breast cancer risk: individual participant meta-analysis of the worldwide epidemiological evidence. The Lancet 2019; 394 (8): 1159–1168

Leitlinienprogramm, Deutsche Gesellschaft für Gynäkologie und Geburtshilfe (DGGG): Peri- und Postmenopause – Diagnostik und Interventionen, AWMF online 2018

Ortmann O: HRT und Krebsrisiko: Was muss ich bei der Vorsorge berücksichtigen. 62. Kongress DGGG 2018, Berlin, Pressetext

Asi N et al: Progesterone vs. synthetic progestins and the risk of breast cancer: a systematic review and meta-analysis. Systematic Reviews 2016; 5 (1): 121

Manson JE et al: Menopause Management – Getting Clinical Care Back on Track. The New England Journal of Medicine 2016; 374(9): 803–806

Miller H: Response to »The bioidentical hormone debate: are bioidentical hormones (estradiol, estriol, and progesterone) safer or more efficacious than commonly used synthetic versions in hormone replacement therapy?«. Postgraduate Medicine 2009; 121(4): 172

Fournier A et al: Risks of endometrial cancer associated with different hormone replacement therapies in the E3N cohort, 1992–2008. Am J Epidemiol. 2014; 180 (5): 508–517

Fournier A et al: Unequal risks for breast cancer associated with different hormone replacement therapies: results from the E3N cohort study. Breast Cancer and Research Treatment 2008; 107(1): 103–111

Wenderlein JM: Östrogentherapie nicht vergessen. Deutsches Ärzteblatt International 2012; 109 (42): 714

Wenderlein JM: Hormonelle Darmkrebsprävention. Deutsches Ärzteblatt International 2014; 114: 426–427

Theis V: VEGF und Progesteron. Ruhr-Universität Bochum, Abteilung Cytologie, AG Strukturelle Plastizität, 2017

L'hermite M et al: Could transdermal estradiol + progesterone be a safer postmenopausal HRT? A review. Maturitas 2008; 60 (3–4): 185–201

Murkes D et al: Effects of percutaneous estradiol-oral progesterone versus oral conjugated equine estrogens-medroxyprogesterone acetate on breast cell proliferation and bcl-2 protein in healthy women. Fertility and Sterility 2011; 95(3): 1188–1191

Murkes D: Percutaneous estradiol/oral micronized progesterone has less-adverse effects and different gene regulations than oral conjugated equine estrogens/medroxyprogesterone acetate in the breasts of healthy women in vivo. Gynecological Endocrinology 2012; 28 (2): 12–15

Gemeinsame Stellungnahme der Deutschen Gesellschaft für Gynäkologische Endokrinologie und Fortpflanzungsmedizin (DGGEF) und des Berufsverbands der Frauenärzte (BVF) e.V.: Management von Endometriumhyperplasien. Journal für Reproduktionsmedizin und Endokrinologie 2014; 11 (4): 170–185

Wallwiener M: Medikamentöse konservative Therapie des Uterus myomatosus. Der Gynäkologe 2019; 4

Prentice RL et al: Benefits and risks of postmenopausal hormone therapy when it is initiated soon after menopause. American Journal of Epidemiology 2009; 170 (1): 12–23

Chlebowski R et al: Breast cancer after use of estrogen plus progestin in postmenopausal women. The New England Journal of Medicine 2009; 360 (6): 573–587

Women's Health Initiative Steering Committee: Effects of conjugated equine estrogen in postmenopausal women with hysterectomy: The Women's Health Initiative randomized controlled trial. JAMA 2004; 291(14): 1701–1712

Mueck AO: Hormonsubstitution: WHI-Autoren mahnen: Millionen von Frauen müssen unnötig leiden! Frauenarzt 2016; 57 (5): 2–3

Manson JE: Menopausal hormone therapy and health outcomes during the intervention and extended poststopping phases of the Women's Health Initiative randomized trials. JAMA 2013; 310 (13): 1353–1368

Olié V: Risk of venous thrombosis with oral versus transdermal estrogen therapy among postmenopausal women. Current Opinion in Hematology 2010; 17 (5): 457–463

Manson JE et al: Menopausal Hormone Therapy and Long-term All-Cause and Cause-Specific Mortality: The Women's Health Initiative Randomized Trials. JAMA 2017; 318 (10): 927–938

De Lignières B et al: Combined hormone replacement therapy and risk of breast cancer in a French cohort study of 3175 women. Climacteric 2002; 5 (4): 332–340

Cordina-Duverger E et al: Risk of breast cancer by type of menopausal hormone therapy: a case-control study among post-menopausal women in France. PLoS One 2013; 8 (11): E78016

Løkkegaard E et al: Hormone therapy and risk of myocardial infarction: a national register study. European Heart Journal 2008; 29 (21): 2660–2668

Renoux C et al: Transdermal and oral hormone replacement therapy and the risk of stroke: a nested case-control study. British Medical Journal 2010; 340: C2519

Canonico M et al: Postmenopausal Hormone Therapy and Risk of Stroke: Impact of the Route of Estrogen Administration and Type of Progestogen. Stroke 2016; 47 (7): 1734–1741

Römmler A et al: Progesteron: Genitale und extragenitale Wirkungen. Zeitschrift für Orthomolekulare Medizin 2009; 7 (3): 9–13

Espinoza TR et al: The Role of Progesterone in Traumatic Brain Injury. Journal of Head Trauma Rehabilitation 2011; 26 (6): 497–499

Stute P et al: The impact of micronized progesterone on the endometrium: a systematic review. Climacteric 2016; 19 (4): 316–328

Stute P et al: The impact of micronized progesterone on breast cancer risk: a systematoc review. Climacteric 2018; 21 (2) 111–122

Prentic RL et al: Benefits and risks of postmenopausal hormone therapy when it is initiated soon after menopause. American Journal of Epidemiology 2009; 170 (1): 12–23

Bakken K et al: Menopausal hormone therapy and breast cancer risk: impact of different treatments. The European Prospective Investigation into Cancer and Nutrition. International Journal of Cancer 2011; 128 (1): 144–156

Simon JA: What if the Women's Health Initiative had used transdermal estradiol and oral progesterone instead? Menopause 2014; 21 (7): 769–783

Løkkegaard E et al: Risk of Stroke With Various Types of Menopausal Hormone Therapies: A National Cohort Study. Stroke 2017; 48 (8): 2266–2269

Schaudig K et al: Individualisierte Hormontherapie in Peri- und Postmenopause. Gynäkologische Endokrinologie 2016; 14: 31–43

Scarabin PY: Progestogens and venous thromboembolism in menopausal women: an updated oral versus transdermal estrogen meta-analysis. Climacteric 2018; 21 (4) 341–351

Kleine-Gunk B: Anti-Aging-Medizin – Hoffnung oder Humbug? Deutsches Ärzteblatt 2007; 104 (28–29): 2054–2060

Hodis HN et al: Window of opportunity: the reduction of coronary heart disease and total mortality with menopausal therapies is age- and time-dependent. Brain Research 2011; 1379: 244–252

Shao H et al: Hormone therapy and Alzheimer disease dementia: new findings from the Cache County Study. Neurology 2012; 79 (18): 1846–1852

Imtiaz B: Risk of Alzheimer's disease among users of postmenopausal hormone therapy: A nationwide case-control study. Maturitas 2017; 98: 7–13

Sturdee DW et al: Recommendations for the management to post- menopausal vaginal atrophy. Climacteric 2010; 13 (6): 509–522

Farhat GN et al: Sex hormone levels and risks of estrogen receptor-negative and estrogen receptor-positive breast cancers. Journal of the National Cancer Institute 2011; 103 (7) 201: 562–570

Li CI et al: Alcohol consumption and risk of postmenopausal breast cancer by subtype: the women's health initiative observational study. Journal of the National Cancer Institute 2010; 102 (18): 1422–1431

Rossouw JE et al: Risks and benefits of estrogen plus progestin in healthy postmenopausal women: principal results From the Women's Health Initiative randomized controlled trial. JAMA 2001; 288 (3): 321–333

Caufriez A et al: Progesterone prevents sleep disturbances and modulates GH, TSH, and melatonin secretion in postmenopausal women. Journal of Clinical Endocrinology and Metabolism 2011; 96 (4): 614–623

Huiying Yan et al: Regulated Inflammation and Lipid Metabolism in Colon mRNA Expressions of Obese Germfree Mice Responding to Enterobacter cloacae B29 Combined with the High Fat Diet. Frontiers in Microbiology 2016; 7: 1786

Schlehe JS et al: Das Mikrobiom: Einfluss auf Adipositas und Diabetes. Deutsches Ärzteblatt 2016; 113 (17): 27

Zylka-Menhorn V: Aus der Forschung: Metformin verändert die Darmflora. Deutsches Ärzteblatt 2016; 113 (43): 32

Brunt VE et al: Suppression of the gut microbiome ameliorates age-related arterial dysfunction and oxidative stress in mice. Journal of Physiology 2019; 597 (9): 2361–2378

Fasano A et al: Leaky gut and autoimmune diseases. Clinical Reviews in Allergy & Immunology 2012; 42 (1): 71–80

Epel ES et al: Accelerated telomere shortening in response to life stress. Proceedings of the National Academy of Sciences of the United States of America 2004; 101 (49): 17312–17315

Björnsdottir S et al: Risk of hip fracture in Addison's disease: a population-based cohort study. Journal of Internal Medicine 2011; 270 (2): 187–195

Müssig K et al: Thyroid peroxidase antibody positivity is associated with symptomatic distress in patients with Hashimoto's thyroiditis. Brain, Behavior, and Immunity 2012; 26 (4): 559–563

Sisto M et al: Proposing a relationship between Mycobacterium avium subspecies paratuberculosis infection and Hashimoto's thyroiditis. Scandinavian Journal of Infectious Diseases 2010; 42 (10): 787–790

Zaletel K et al: Hashimoto's Thyroiditis: From Genes to the Disease. Current Genomics 2011; 12 (8): 576–588

Boursi et al: Thyroid Dysfunction, Thyroid Hormone Replacement, and Colorectal Cancer Risk Journal of the National Cancer Institute 2015; 107 (6): djv084

T. Harach et al: Reduction of Abeta amyloid pathology in APPPS1 transgenic mice in the absence of gut microbiota. Scientific Reports 2017; 7: Artikel nr. 41802

Wang H et al: Bifidobacterium longum 1714™ Strain Modulates Brain Activity of Healthy Volunteers During Social Stress. American Journal of Gastroenterology 2019; 114 (7): 1152–1162

Brinkman MT et al: Consumption of animal products, their nutrient components and postmenopausal circulating steroid hormone concentrations. European Journal of Clinical Nutrition 2010; 64 (2): 176–183

Del Priore G et al: Oral diindolylmethane (DIM): pilot evaluation of a nonsurgical treatment for cervical dysplasia. Gynecologic Oncology 2010; 116 (3): 464–467

Nadkarni S et al: Activation of the Annexin A1 Pathway Underlies the Protective Effects Exerted by Estrogen in Polymorphonuclear Leukocytes. Arteriosclerosis, Thrombosis, and Vascular Biology 2011; 31 (8): 2749–2759

Wren BG et al: Transdermal progesterone and its effect on vasomotor symptoms, blood lipid levels, bone metabolic markers, moods, and quality of life for postmenopausal women. Menopause 2003; 10 (1): 13–18

Beral V. et al: Breast cancer and hormone-replacement therapy in the Million Women Study. The Lancet 2003; 362 (9382): 419–427

Bette Liu: Is transdermal menopausal hormone therapy a safer option than oral therapy? Canadian Medical Association Journal 2013; 185 (7): 549–550

Renoux C et al: Transdermal and oral hormone replacement therapy and the risk of stroke: a nested case-control study. British Medical Journal 2010; 340 (6): c2519

Dalessandri KM et al: Pilot study: effect of 3,3'-diindolylmethane supplements on urinary hormone metabolites in postmenopausal women with a history of early-stage breast cancer. Nutrition and Cancer 2004; 50 (2): 161–167

Nelson HD et al: Nonhormonal therapies for menopausal hot flashes: systematic review and meta-analysis. JAMA 2006; 295 (17): 2057–2071

Zamani M et al: Therapeutic effect of Vitex agnus castus in patients with premenstrual syndrome. Acta Medica Iranica 2012; 50 (2): 101–106

Hughes JW et al: Depression and anxiety symptoms are related to increased 24-hour urinary norepinephrine excretion among healthy middle-aged women. Journal of Psychosomatic Research 2004; 57 (4): 353–358

Thurston RC et al: Adiposity and Reporting of Vasomotor Symptoms among Midlife Women: The Study of Women's Health Across the Nation. American Journal of Epidemiology 2008; 167(1): 78–85

Pace-Schott, EF, et al: Age-related changes in the cognitive function of sleep. Progress Brain Research 2011; 191: 75–89

Björntorp P et al: Obesity and cortisol. Nutrition 2000; 16 (10): 924–936

Meloun M et al: Minimizing the effects of multicollinearity in the polynomial regression of age relationships and sex differences in serum levels of pregnenolone sulfate in healthy subjects. Clinical Chemistry and Laboratory Medicine 2009; 47 (4): 464–470

Mason C et al.: Vitamin D3 supplementation during weight loss: a double-blind randomized controlled trial. American Journal of Clinical Nutrition 2014; 99 (5): 1015–1025

Kaur J et al: Association of Vitamin D Status with Chronic Disease Risk Factors and

Cognitive Dysfunction in 50–70 Year Old Adults. Nutrients 2019; 11 (1): E 141

Marculescu R et al: Vitamin D deficiency tied to risk for diabetes death. Präsentation der Daten auf dem European Association for the Study of Diabetes Annual Meeting, Barcelona 2019

Meybohm P et al: Effekt von hochdosiertem Vitamin D3 auf die 28-Tage Mortalität bei erwachsenen kritisch kranken Patienten mit schwerem Vitamin D Mangel: eine multizentrische, Placebo-kontrollierte, doppelblinde Phase III Studie. Uniklinik Frankfurt, Klinik für Anästhesiologie, Intensivmedizin und Schmerztherapie, Laufende Studie 2019–2024

Trummer C et al: Effects of vitamin D supplementation on metabolic and endocrine parameters in PCOS: a randomized-controlled trial. European Journal of Nutrition 2019; 58 (5): 2019–2028

Masan C et al: Vitamin D3 supplementation during weight loss: a double-blind randomized controlled trial. American Journal of Clinical Nutrition 2014; 99 (5): 1015–1025

Kapitel 4 (Endokrine Disruptoren, Epigenetik)

Schwabl P et al: Detection of Various Microplastics in Human Stool: A Prospective Case Series. Annals of Internal Medicine 2019; 9

Deutsche Gesellschaft für Endokrinologie (DGE): Lifestyle und Umwelteinflüsse verursachen Volkskrankheiten: Experten diskutieren Rolle chronischer Entzündungsreaktionen. 2018; 61. Kongress für Endokrinologie der DGE

Umweltbewusstseinsstudie 2018 vom Bundesministerium für Umwelt, Naturschutz und nukleare Sicherheit: Bevölkerung erwartet mehr Umwelt- und Klimaschutz von allen Akteuren. Veröffentlicht: 5/2019

Europäische Kommission: Für einen umfassenden Rahmen der Europäischen Union für endokrine Disruptoren. COM 2018; 734 final

Report United Nations Environment Programme: Plastic in Cosmetics: Are We Polluting the Environment Through our Personal Care: Plastic ingredients that contribute to marine microplastic litter. UNEP; letzte Version 2017

Carwile JL: Canned soup consumption and urinary bisphenol A: a randomized crossover trial. Journal of the American Medical Association. 2011, 306 (20): 2218–2220

Ringrose L: Distinct contributions of histone H3 lysine 9 and 27 methylation to locus-specific stability of polycomb complexes. Molecular cell, 2004; 16 (4): 641–653

Manikkam M: Plastics Derived Endocrine Disruptors (BPA, DEHP and DBP) Induce Epigenetic Transgenerational Inheritance of Obesity, Reproductive Disease and Sperm Epimutations. PLoS One 2013; 8 (1): e55387

The 2013 Berlaymont Declaration on Endocrine Disrupters

Klöting N et al: Di-(2-Ethylhexyl)-Phthalate (DEHP) Causes Impaired Adipocyte Function and Alters Serum Metabolites. PLoS One. 2015; 10 (12): e0143190.

Gore AC: Neuroendocrine targets of endocrine disruptors. Hormones 2010; 9 (1): 16–27

Kandaraki E: Endocrine Disruptors and Polycystic Ovary Syndrome (PCOS): Elevated Serum Levels of Bisphenol A in Women with PCOS. Journal of Clinical Endocrinology & Metabolism 2011; 96 (3): E480–E484

Michaëlsson K: Milk intake and risk of mortality and fractures in women and men: cohort studies. British Medical Journal 2014; 349: g6015

Wieczorek AM: Frequency of Microplastics in Mesopelagic Fishes from the Northwest Atlantic. Frontiers in Marine Science 2018, Originalartikel

Bellas J et al: Ingestion of microplastics by demersal fish from the Spanish Atlantic and Mediterranean coasts. Marine Pollution Bulletin 2016; 109: 55–60

Rasic-Milutinovic Z et al: Potential Influence of Selenium, Copper, Zinc and Cadmium on L-Thyroxine Substitution in Patients with Hashimoto Thyroiditis and Hypothyroidism. Experimental and Clinical Endocrinology & Diabetes 2017; 125 (02): 79–85

Okbay A et al: Genetic variants associated with subjective well-being, depressive symptoms, and neuroticism identified through genome-wide analyses. Nature Genetics 2016; 48: 624–633

Wang G et al: Association Between Maternal Prepregnancy Body Mass Index and Plasma Folate Concentrations With Child Metabolic Health. JAMA Pediatrics 2016; 170 (8): e160845

Chen Q et al: Sperm tsRNAs contribute to intergenerational inheritance of an acquired metabolic disorder. Science. 2016; 351 (6271): 397–400

De Agüero MG: The maternal microbiota drives early postnatal innate immune development. Science 2016; 351(6279): 1296–1302

Franklin T: Epigenetic Transmission of the Impact of Early Stress Across Generations. Biological psychiatry 2010; 68 (5): 408–415

Siklenka K et al: Disruption of histone methylation in developing sperm impairs offspring health transgenerationally. Science. 2015; 350 (6261): aab2006

Gallo MV et al: Endocrine disrupting chemicals and ovulation: Is there a relationship? Environmental Research 2016; 151: 410–418

La Merrill MA et al: The economic legacy of endocrine-disrupting chemicals. The Lancet Diabetes & Endocrinology 2016; 4 (12): 961–962

Jedeon K et al: Systemic enamel pathologies may be due to anti-androgenic effects of some endocrine disruptors. Endocrine Abstracts 2016; 41: OC10.1

Lönnstedt OM et al: Environmentally relevant concentrations of microplastic particles influence larval fish ecology. Science 2016; 352 (6290): 1213–1216

Lang IA et al: »Association of urinary bisphenol A concentration with medical disorders and laboratory abnormalities in adults.« JAMA 2008; 300 (11): 1303–1310

Neel BA et al: »The Paradox of Progress: Environmental Disruption of Metabolism and the Diabetes Epidemic.« Diabetes 2011; 60 (7): 1838–1848

Kapitel 5 (Selfcare, MBSR)

Kini P et al: The effects of gratitude expression on neural activity. Neuroimage. 2016; 128: 1–10

Cramer H et al: Yoga bei arterieller Hypertonie. Deutsches Ärzteblatt International 2018; 115: 833–839

Adler-Neal AL et al: The Role of Heart Rate Variability in Mindfulness-Based Pain Relief. Journal of Pain 2019; pii: S1526-5900 (19): 30773–4

Korponay C: The Effect of Mindfulness Meditation on Impulsivity and its Neurobiological Correlates in Healthy Adults. Nature Scientific Reports 2019; 9: Article number: 11963

Puhlmann LM et al: Association of Short-Term Change in Telomere Length with Cortical Thickness Changes and Effects of Mental Training Among Healthy Adults: A randomised clinical trial. JAMA Network Open 2019; 2 (9): e199687

Le Nguyen KD: Loving-kindness meditation slows biological aging in novices: Evidence from a 12-week randomized controlled trial. Psychoneuroendocrinology 2019; 108: 20–27

Umfrage zum Weltglückstag 2019; Sinus Institut mit YouGov

Jacobs TL et al: Intensive meditation training, immune cell telomerase activity, and psychological mediators. Psychoneuroendocrinology 2011; 36 (5): 664–681

Gopal A et al: Effect of integrated yoga practices on immune responses in examination stress – A preliminary study. International Journal of Yoga 2011; 4 (1): 26–32

Banasik J et al: Effect of Iyengar yoga practice on fatigue and diurnal salivary cortisol concentration in breast cancer survivors. Journal of the American Academy of Nurse Practitioners 2011; 23 (3): 135–142

Cramer H et al.: Yoga for improving health-related quality of life, mental health and cancer-related symptoms in women diagnosed with breast cancer. Cochrane Database Systematic Reviews 2017; 1: CD010802

Daubenmier J et al.: Mindfulness Intervention for Stress Eating to Reduce Cortisol and Abdominal Fat among Overweight and Obese Women: An Exploratory Randomized Controlled Study. Journal of Obesity, 2011, Artikel ID: 651936

Oliveira BS et al.: Systematic review of the association between chronic social stress and telomere length: A life course perspective. Aging Research Reviews 26 (3) 2016: 37–52

Bateson M: Cumulative stress in research animals: Telomere attrition as a biomarker in a welfare context? Bioessays 2016; 38 (2): 201–212

McEwen BS et al: Stress Effects on Neuronal Structure: Hippocampus, Amygdala, and Prefrontal Cortex. Neuropsychopharmacology 2016; 41 (1): 3–23

Lim D et al: Suffering and compassion: The links among adverse life experiences, empathy, compassion, and prosocial behavior. Emotion 2016; 16 (2): 175–182

Cramer H et al: Yoga for improving health-related quality of life, mental health and cancer-related symptoms in women diagnosed with breast cancer. Cochrane Database Systematic Reviews 2017; 3 (1): CD010802

Fox KC et al: Functional neuroanatomy of meditation: A review and meta-analysis of 78 functional neuroimaging investigations. Neuroscience & Biobehavioral Reviews 2016; 65 (6): 208–228

Kivimäki M et al: Long working hours and risk of coronary heart disease and stroke: a systematic review and meta-analysis of published and unpublished data for 603,838 individuals. The Lancet 2015; 386 (31): 1739–1746

Michalsen A et al: Iyengar Yoga for Distressed Women: A 3-Armed Randomized Controlled Trial. Evidence-based Complementary and Alternative Medicine 2012; (467) 408727

Linde K et al: Acupuncture for the prevention of episodic migraine. Cochrane Database Systematic Reviews 2016; 28 (6): CD001218

Benias PC et al: Structure and Distribution of an Unrecognized Interstitium in Human Tissues. Nature, Scientific Reportsvolume 8, 2018; Article number: 4947

Goldstein P et al: The role of touch in regulating inter-partner physiological coupling during empathy for pain. Nature, Scientific Reportsvolume 7, 2017; Article number: 3252

Anheyer D et al: Mindfulness-Based Stress Reduction for Treating Low Back Pain: A Systematic Review and Meta-analysis. Annals of Internal Medicine 2017; 166 (11): 799–807

Hall A et al: Effectiveness of Tai Chi for Chronic Musculoskeletal Pain Conditions: Updated Systematic Review and Meta-Analysis. Physical Therapy 2017; 97 (2): 227–238

Watson SL et al: High-Intensity Resistance and Impact Training Improves Bone Mineral Density and Physical Function in Postmenopausal Women With Osteopenia and Osteoporosis: The LIFTMOR Randomized Controlled Trial. Journal of Bone and Mineral Research 2018; 33 (2): 211–220

Wieland LS et al: Yoga treatment for chronic non-specific low back pain. Cochrane Database Systematic Revues 1, 2017: CD010671

Black DS et al: Mindfulness meditation and the immune system: a systematic review of randomized controlled trials. Annals of the New York Academy of Sciences 2016; 1373 (1): 13–24

Kwa M et al: The Intestinal Microbiome and Estrogen Receptor-Positive Female Breast Cancer. Journal of the National Cancer Institute 2016; 108 (8)

Chen WY et al: Moderate alcohol consumption during adult life, drinking patterns, and breast cancer risk. JAMA. 2011; 306 (17): 1884–1890

Leger D et al: The role of sleep in the regulation of body weight. Molecular and Cellular Endocrinology 2015; 418 (2): 101–107

Kim TW et al: The Impact of Sleep and Circadian Disturbance on Hormones and Metabolism. International Journal of Endocrinology 2015, Article ID 591729

Heikkila K et al: Long working hours and cancer risk: a multi-cohort study. British Journal of Cancer 2016; 114 (7): 813–818

Reszka E et al: Circadian Genes in Breast Cancer. Advances in Clinical Chemistry 2016; 75: 53–70

Krishna BH et al: Association of leukocyte telomere length with oxidative stress in yoga practitioners. Journal of Clinical and Diagnostic Research 2015; 9 (3): CC01–3

Rapaport MH et al: A preliminary study of the effects of a single session of Swedish massage on hypothalamic-pituitary-adrenal and immune function in normal individuals. Journal of Alternative and Complementary Medicine 2010; 16 (10): 1079–1088

Adressen:

Deutsche Gesellschaft für Gynäkologie und Geburtshilfe e. V.
https://www.dggg.de

Deutsche Gesellschaft für Endokrinologie
https://www.endokrinologie.net

Deutsche Gesellschaft für Ernährung e. V.
https://www.dge.de

Bundesministerium für Umwelt, Naturschutz und nukleare Sicherheit
https://www.bmu.de

Robert Koch-Institut
https://www.rki.de

World Health Organization (WHO)
https://www.who.int

Verbraucherzentrale
https://www.verbraucherzentrale.de

MBSR-MBCT-Verband
https://www.mbsr-verband.de

Register

(graue Seitenzahlen verweisen auf Schaubilder)

A

Achtsamkeitstraining 17, 219, 263 ff., 269 f., 271 f. (Regeln), 316

ACTH (adrenocorticotropes Hormon) 61, 64

Addison-Krankheit 221

ADHS 242

Adrenalin/Noradrenalin 38, 46, 61, 64, 155

Ängste 29, 32 f., 68, 81, 90, 96, 105, 312 f.

Akne 107, 114 (Pille)

Alkohol 56, 66, 80, 83, 118, 141, 159, 167, 168 f., 171, 182, 208, 211, 240

Allergien 15, 29, 80, 131, 248

Allopregnanolon 57, 136

ALSWH (Australian Longitudinal Study of Women's Health) 14

Aluminium 243 f., 250

Alzheimer 15, 54, 157, 229, 244

Androgene 59, 107 (Überschuss), 114

Androstendion 55 f., 59, 93

Anerkennung 219, 305, 315, 320 f., 329

Angina pectoris 206

Anorexie 106

Anti-Aging-Hormon → DHEA

Antibiotika 115, 141
  – Therapie 25, 159, 171, 203

Antidepressiva 32 f., 75, 96, 102, 104, 112, 136 f., 145, 162, 227, 239

Aphrodisiakum 145, 291

Arachidonsäure 99

Aromatase 56

Arteriosklerose 54 f., 103, 107, 157, 159, 188

Arthrose 186

Ashwagandha (Schlafbeere) 228

Asthma 29, 80, 92 (perimenstruelles), 109, 223, 248

Atmung (Meditation) 274 f., 277, 278 (Kapalabhati, Anuloma-Viloma, Wechselatmung)

Autogenes Training 280

Autoimmunerkrankungen 82, 92, 146 u. 149 (Vitamin D), 202 f., 204 (Thyreoditis), 205, 210, 221 ff.
  → Hashimoto

Autonomie 326

B

Baby/Säugling 40, 235, 250

Baldrian 144, 239

Ballaststoffe 141, 146, 154, 158 ff., 162, 164 f., 173, 179, 182, 225

Bauchmuskulatur 187, 189

Bauchschmerzen 12, 213

Bauchspeicheldrüse 38, 45, 66 ff., 155, 161

Benzodiazepine 137, 239

Berlaymont Declaration 243

β-Blocker 24

β-Endorphin 73

β-Glucoronidase 155

Bewegung/Bewegungsmangel 67 f., 70, 118, 165, 168, 171, 174, 180, 184 (Diät), 185 (Krebsprävention), 186–190, 240

Beziehung/Bindung, zwischen-
menschliche 58 f., 286–289, 293 f.,
296, 303 (Machtkämpfe)
– »toxische« 269, 293, 295, 299,
309
Biorhythmus 168, 224 (NNRS),
234 ff.
Blut-Hirn-Schranke 75, 136
Blutdruck/-hochdruck 48, 55
(Prävention durch Östradiol), 63,
82, 107
Blutfett 40, 51, 111, 162, 177 f., 228
Blutzucker 38, 67, 146, 154, 168,
176 ff., 188, 214, 216, 220, 223, 225,
229
Body-Mind-Medizin 34, 263 f., 227
Bodyscan 266
Bone Evaluation Study 54
Botoxinjektion 101
BPA (Bisphenol A) 83, 243, 245,
249 f.
Brain fog 29 f., 80
Brüste 12, 39, 44, 80, 103, 116, 193
Brustkrebs 53, 54 (Prävention durch
Östrogene), 92, 116, 117 (Krebs-
risiko bei kombinierter HRT), 118,
119 (WHI-Studie), 123, 140, 166,
186 (Bewegung), 189, 244
Bruttosozialglück (Bhutan) 327
Burnout 29, 31, 82, 220, 222, 231, 271,
294 f.

C

Calcitonin 69 f., 200
CED (chronische entzündliche Darm-
erkrankungen) 24 f., 161, 167
– Colitis ulcerosa/Morbus
Crohn 24, 161
Cellulite 44, 132
Chlorophyll 140

Cholecystokinin 155
Cholesterin 51, 53, 55 f., 82, 93,
111, 164, 166 (LDL), 188, 210
(Senker)
Chronobiologie 232, 235
Compounding-Apotheken 131, 209
Cortisol 15, 39 f., 58, 60, 62 f., 64,
67, 93, 94, 109, 158, 215, 216–220,
221 (Speicheltest), 227, 229 ff., 237,
278
Cortison 109, 223
Couperose 82
CO2-Bilanz 142
CRH (Corticotropin-releasing hor-
mone) 61, 64
Csíkszentmihályi Mihály 327
CYP19-Mutation 56

D

Darm 9, 38, 46, 70, 74 (enterochrom-
affine Zellen), 75, 85, 111, 153 ff.
(Hormonregulierung), 156 (Darm-
Hirn-Achse), 157, 159 (Darm-
spülung), 161, 165 f., 247 (Mikro-
plastik)
Darmbakterien/-flora 24 f., 115, 142,
152, 155, 157 ff., 162 f., 165, 171, 178 f.
(Gewicht)
– Bifidobakterium/Lactobacil-
lus 158, 161 ff.
Darmkrebs 25, 54, 103, 117 (Risiko
bei kombinierter HRT), 120, 137,
146 (Vitamin-D-Mangel), 154, 197
(Vorsorge)
Darmschleimhaut 159 ff., 179, 197
DDT (Dichlorodiphenyltrichloret-
han) 244, 247
DEG (Deutsche Gesellschaft für Endo-
krinologie) 242
Demenz 54, 120, 137

Depression 68, 83, 91, 98, 104, 113, 123, 136 f., 145 (Johanniskraut), 146 (SAD), 158, 161, 201, 204, 238, 265, 317

Depressive Verstimmungen 12 f., 15, 29, 32 f., 53, 70, 81, 90, 92, 103, 105, 113, 133, 136, 137 (Progesteron), 143, 149, 201 (Schilddrüsenfehlfunktion), 274, 314

DES (Diethylstilbestrol) 24

DGGG (Deutsche Gesellschaft für Gynäkologie und Geburtshilfe) 26, 33, 116 f.

DHEA (Dehydroepiandrosteron) 32, 59 f., 63, 64, 93, 105, 170, 231, 290

Diabetes 67, 154, 157, 159, 161, 166, 168, 171, 188, 222, 242 (Diabetes mellitus)
– Typ 2 67, 107, 146 (Vitamin-D-Mangel)

Diät 114, 170 f., 173, 176 (Motivation), 177 (Abbruch), 178, 180, 182, 184

Diazepam 57, 136 f.

DIM (Diindolylmethan) 140 f.

Diosgenin 125, 143

Disruptoren, endokrine (ED, »Umwelthormone«) 94, 171, 202, 241 f., 243 (Östrogendominanz), 245 f., 248 ff., 254, 256

DKFZ (Deutsches Krebsforschungszentrum) 44

Dobelli, Rolf 329

Dopamin 64, 74 f., 144 (Mönchspfeffer), 194, 198, 227, 229, 290

Drogen 74, 220

Drospirenon 111

Durchblutung 12, 40, 103, 135 f. (Störungen), 143, 240

Durst 181

E

ED → Disruptoren

Egoismus, gesunder 296, 327

Eierstöcke 19, 38, 46, 48 f., 51 f., 55, 59, 97 f. (Entfernung), 113, 117 (Krebsrisiko bei kombinierter HRT), 150

Eileiter 49, 53

Eisen 71, 97 (Mangel), 99, 202, 212, 214

Eisprung 48, 53, 55–58, 88 f., 91, 112, 130, 170, 194

Eiweiße 52 f., 69, 84, 153 f., 167, 190, 253

Embryo 56

Emotionen/Gefühle 28 f., 33 f., 40 f., 45, 52, 57, 59, 81, 107, 224, 266, 268 f., 284, 294 f., 298, 311, 314

Empty-nest-Syndrom 287

Ende, Michael 298

Endokrinologie 45 f.

Endometriose 81

Endorphine 74, 194

Epigenetik 10, 21, 251–255

Epiphyse 233, 237

Erbinformationen/Erbgut 241, 251 f., 254

Ernährung, gesunde/ungesunde 9 f., 66 f., 154, 173

Ernährungsmedizin 21

Erschöpfung 13, 27, 29, 32 f., 70, 79, 90, 104, 126 f., 204, 219 ff., 226, 228, 235, 295, 300 (Ursachen), 301 f., 324 f.

Essens-Tagebuch 175

F

Fasten 168 f. (Heil-/Intervallfasten), 200, 225 (NNRS)

Fertiggerichte/verarbeitete Lebensmittel 66, 83, 173

Fette 62, 65, 67 ff., 84, 107 (Stoffwechsel), 111, 153 ff., 157, 166 (ungesättigte), 171, 178, 183, 230 (Omega 3), 240
– Transfette 149, 166

Fleece 246

Fleisch 99, 109, 115, 141 f., 165, 210, 225

Flow 327, 329

Fötus 12, 250

Follikel 49, 53, 56, 89, 124, 170

Fortpflanzung 51

Fremd-Identifikation 320, 328

FSH (follikelstimulierendes Hormon) 26, 38, 48, 111 (FHS-Östrogen), 112

G

GABA (Gehirnbotenstoff) 57, 161

Gallenblase 82, 111 (synthetische Hormone), 121

Gebärmutter 19, 40, 49, 53 (Hals), 56, 82, 95, 112, 115, 130, 292
– Entfernung (Hysterektomie) 18 f., 49, 96–99

Gebärmutterkrebs 111 (durch synthetische Hormone), 117, 121 f.

Gebärmutterschleimhaut 12, 39 f., 49, 51, 53, 55 f., 90 ff., 111, 115, 117 (Krebs), 128 ff., 134 f.
– Krebsrisiko bei kombinierter HRT 117, 134
– sonografische Kontrolle 129, 135

Geburt 12 f., 24 (Fehlgeburt), 115

Gelbkörper 51, 112, 124, 170

Gelenkschmerzen 14, 17, 29, 79, 86, 138, 167, 201, 213

Gemüse/Kohl 140 f., 162, 165, 173

Gene, Genom 24, 122, 146, 174, 232, 250–256
– DNA 169, 252 f.

Genistein 143

Gereiztheit 29, 90 f., 103, 129
→ Wut

Geruchssinn 113

Geschlechtsdrüsen (Keimdrüsen) 38, 45

Geschlechtshormone 9, 12, 40, 47 (weibliche), 55 f., 58, 59 (männliche), 60, 63, 69, 89, 107

Gestagene 111 f., 117, 119, 122

Gewicht 45, 70, 81, 92, 99, 103, 107 (Adipositas), 169 (Balance), 172, 173, 176 f., 180 → Übergewicht

Ghrelin 46, 68, 84, 181

Ginkgo-biloba-Extrakt 228

Ginseng 143 (Roter), 227 (Sibirischer), 230 (Asiatischer)

Gleichberechtigung 35

GLP-1 (Sättigungshormon) 155

Glück (Flow) 327 ff.

Glukagon 38

Gluten(intoleranz) 202, 210, 213 (Hashimoto)

Glykogen 67, 153 f., 169

Glyphosat 244

GnRH-Analoga (Gonadotropin-releasing hormone) 98

H

Haar 39, 44, 47, 55, 70

Haarausfall 15, 18, 29, 79, 103, 107

Hall, Jeffrey Connor 232

Harninkontinenz 98

Harnwegsinfektion 103

Hashimoto-Thyreoiditis 201 (Schilddrüsenfehlfunktion), 202 ff., 210 f.,
214 (Behandlungsplan)
– Beschwerden/Symptome 203 f.
– Diagnose/Therapie 204–207
Haut 14 f., 39, 43 f., 47, 54 f., 59 f., 100,
103, 105, 114 f., 126, 132–135, 145,
147 (Hautkrebsprophylaxe), 184,
193, 204, 223, 227, 225 (Vitamin
D), 291
Herz-Kreislauf-Erkrankungen 54, 60,
98, 100, 103, 119 ff., 157, 167, 186,
191, 222, 233, 248, 255, 280
Herzinfarkt 24, 119 f., 166
Herzrasen 14, 45, 79, 100, 102, 201,
206 f., 209, 277
Hitzewallungen 26, 29 f., 32, 77, 79,
100, 102 f., 105, 120, 142 (Phytoöstrogene), 143 (Sojapräparate), 145
(Silberkerze)
Hoden 38, 52, 55
Homöopathika 125
Hopfen 143 f. (Schlafstörungen), 163,
239
Hormonbalance/-dysbalance 20, 23,
28, 45, 77 f., 84 f., 97, 156 (Darm),
173, 185, 222, 229, 288, 316 f.
Hormone
– bioidentische 21, 32, 109,
124–130, 131 (Darreichungsfor-
men), 134, 138
– synthetische 109 ff., 113, 122, 123
(Absetzen), 124 (Dosierung)
Hormonersatztherapie (HRT, Hormone replacement therapy) 16, 20,
55, 90, 94, 109, 111, 116, 117 (Krebsrisiko), 118 f., 120, 121 (herkömm-
liche), 121 f. (Kontraindikation), 137
(niedrigst wirksame Dosierung),
150 f. (Hormonspiegelmessung)
– Dauer 137–140
– Zeitfenster, therapeutisches
(window of opportunity) 120,
137 f.
Hormonregelkreise 12, 39, 46, 50,
78, 86
Hormonregulierung
– durch Bewegung 184–193
– durch Ernährung 162–169
– durch Stressreduktion 216–222,
224–228, 230 f.
– mit bioidentischen Hormonen
(BHT) 22, 102, 104, 109, 118, 124
– mit synthetischen Hormonen
109 ff., 122
– über den Darm 154–161
– über die Nebennieren 217 ff.,
221 f.
– über die Schilddrüse 196–215
Hormonyoga 190–193
HRT → Hormonersatztherapie
Humangenomprojekt 252
Hunger/Appetit 39, 45 f., 63, 68, 84,
103, 154 f., 166, 179, 181
Hydrocortison 231
Hypoadrenie 222
Hypophyse 38, 45 f., 48, 61, 64, 69,
199
Hypothalamus 38, 45, 48, 61, 64, 69,
199
Hysterektomie → Gebärmutterentfernung 19
Hysterie 97

I

ICH-Positivliste 260 ff.
IgA (Antikörper) 160
IGF-1 155
Immunsystem 30, 45, 53, 57, 63, 75,
146 (Vitamin D), 160, 217 (Stress),

222, 228, 231, 233, 242, 266, 274, 280, 290

Ingwer 164 f., 167, 228

Insulin 38, 62, 66 f., 109, 154, 159, 163, 168, 178, 180, 189, 214, 225, 229, 238
– Resistenz 66, 114 (PCOS), 146 (Vitamin-D-Mangel), 155, 166, 171, 178, 189, 223

Internet 126, 149, 194, 239

Isoflavone 142 f.

J

Jod 69, 71, 198, 210 f.
– Mangel 198, 214

Johanniskraut 145

K

Kabat-Zinn, Jon 266, 273

Kadmium 244

Kaffee/Koffein 83, 102, 169, 210, 224 f., 229 f., 234, 238

Kalorien 66, 154, 166, 168, 170, 173 ff., 177, 181, 183, 186, 189

Kierkegaard, Søren 11

Kleidung/Textilien 246 (primäres Mikroplastik), 247 (ED), 250

Knochen 40, 54, 63, 70, 200
– Dichte 139, 146

Körpertemperatur 45, 48, 57, 70 f.

Kohlenhydrate 63, 69, 83 f., 153 ff., 178, 180, 182 f., 225, 238

Kokain 74

Kontrollverlust 283, 323

Konzentrationsstörungen 29 f., 32 f., 48, 63, 80, 95, 145, 177, 189, 191, 204, 224, 235, 280

Kopfschmerzen 12 f., 29, 79, 92 f., 113, 144, 230, 233

Kosmetika 83, 241, 243 f., 246, 248, 250

Kraneveld, Aletta 161

Krankenkassen 23, 37, 126, 270, 280

Kurkuma 167

L

L-Thyroxin 205 f., 208 f., 214

Laktosenintoleranz 202

LDL-Cholesterin 166

Leaky Gut Syndrom 159, 197, 202

Lebenserwartung (Frauen) 20

Lebensmittel 83 (verarbeitete), 109, 150, 158, 162 f., 177, 181 f., 203, 210, 213, 226, 245, 247
– bio, regional, saisonal, unverpackt 250, 255 f.
– fermentierte 24, 162 ff., 179
– Verpackungen 83, 141, 241, 243 ff., 247 (ED), 248

Lebensstil 22, 242, 251

Leber 53, 56 (Verfettung), 67, 70, 98, 111 (synthetische Hormone), 113, 121 f., 126, 132 (Hormontherapie), 134, 136 (Progesteron), 141, 145, 153, 182, 198, 199, 200, 205, 216, 234
– Entgiftung 208, 211, 239 f.

Lebertran 147

Leinsamen 141, 145 (Lignane), 165

Leptin 57, 171, 179, 181 (Schlaf), 186 (Bewegung)
– Resistenz 68 (Übergewicht), 171 f.

Levonorgestrel 111

LH (luteinisierendes Hormon) 48, 144

Libido → Sexualität

Lignane 142, 145

Lozenges (Lutschtabletten) 131

Lungenembolie 113, 119, 121, 123

Lutealphase 51

M

Maca 145

Magenschleimhaut 68

Magnesium 94, 99, 164 f., 202, 214, 230

Maharishi Mahesh, Yogi 274

Manguso, Sarah 20

Mantra 274

Massentierhaltung 141

MBSR (Mindfulness Based Stress Reduction) 17, 265 ff., 269 f., 277

Meditation 264 ff., 268 (Rosinenmeditation), 274 (transzendentale), 275 ff., 280 f., 312, 329

Medizin, Chinesische/Tranzendentale (TM) 274

Melancholie 29, 313

Melatonin 39, 46, 75, 76 (Mangel), 142, 233 f., 238 (als Medikament), 239

Menopause 9, 14 f., 26, 55, 89, 106 f., 290
– Perimenopause 14, 17, 26, 29 (Symptome), 32 f., 50, 89 (Beginn), 100 (Verlauf), 106, 124, 129 (Östrogengel), 142 f. (Östrogenmangel), 150 (Hormonwerte), 290
– Postmenopause 14, 26, 50, 130 (Hormontherapie)
– Progesteronmangel/Östrogendominanz 90, 100, 129, 140 f.

Menstruation 26, 40, 56, 87, 91, 96, 114, 116, 127, 130
→ Regelblutung

Methylierung 253

#Metoo-Bewegung 19, 40

Migräne 14, 22, 29, 79, 92 f., 114
→ Kopfschmerzen

Mikrobiom 10 (Forschung), 157, 158 (Persönlichkeit), 159–162, 168, 171, 179, 197, 203

Mikroplastik 141, 171 f., 202, 243 (BPA), 244 f., 246 (primäres), 247 (im Darm von Menschen), 256

Milcheinschuss 58

Mishra, Gita 13

Mitochondrien 60, 190, 198

Mobbing 203, 295, 322

Mönchspfeffer 144

Morbus Parkinson 74

MPA (Medroxyprogesteronacetat) 111

mTOR 155

Müdigkeit 13, 17, 45, 70, 79, 92, 105, 222 (NNRS), 226

Myome 82, 92, 95 f., 98 (Medikation), 99 (Wachstum)

N

Nahrungsergänzungsmittel 126, 143, 212, 227

Nahrungskette 141, 247 (Mikroplastik)

Nebennieren 38, 45, 48, 55, 61 f., 217 f., 221, 222 (Hypoadrenie), 227
– Schwäche/Erschöpfung 15, 28, 63, 218 f.

Nebennierenrinde 55, 59, 62 f., 64

Nebennierenrindenschwäche (NNRS) 221 f., 225, 227 ff., 231, 234 ff.
– NNRS-Fragebogen 222 ff.
– NNRS-Therapie 225–231

Neinsagen 219, 258, 294, 296 f., 309, 317

Nervensystem
– parasympathisches 217, 278
– vegetatives 277, 279
– zentrales 57, 75, 90, 136, 217

Nervosität 27, 29 ff., 33, 105, 216, 229, 269

Neurosteroide 136

Neurotransmitter 73 f., 75, 157

NNRS → Nebennierenrinden-schwäche

O

Obesogene 244

Östradiol 39, 53, 55, 126

Östriol 53, 55, 195

Östrogene 12, 15, 39 ff., 50 ff., 54 (Darmkrebsprävention), 56 f., 87, 93, 121 f. (konjugierte)
 – bioidentische 126, 131
 – Creme/Gel 126, 128, 131 f.
 – Mangel/Dominanz 31 f., 100 f., 103 (Symptome), 126, 129, 168 (Alkohol), 171 f.
 – Phytoöstrogene 140, 142 ff., 145
 – synthetische 110 f., 121

Östron 53, 55 f., 93

Orgasmus 58, 98, 193 ff., 226, 292 f.

Ortmann, Olaf 116

Osteoporose 22, 53 ff., 55, 57, 63, 81, 98, 100, 103, 105, 120, 148, 218

Ovarialinsuffizienz 26

Oxytocin 39, 40, 58 f., 194, 226

P

Paarbindung → Beziehungen

Parabene 244, 249

Paragraph 218 19

Parathormon 70, 200

Parkinson 74, 157

Paro, Renato 254

PCOS (polyzystisches Ovarialsyn-drom) 81, 107, 114 (Übergewicht), 146, 160, 171, 245

Perfektionismus 305 f., 325

PET (Polyethylenterephthalat) 246 f.

Phthalate (Weichmacher) 244, 249

Pille 92, 111–116, 119, 123, 170

Placeboeffekt 24, 119

Plastik 93, 141, 243–250
 → Mikroplastik

Plazenta 12, 55 f., 68, 250

PMS (prämenstruelles Syndrom) 12, 29, 47, 79, 91, 134, 144 (Mönchs-pfeffer), 158, 191

PP (Polypropylen) 246

Pregnenolon 93, 94

Probiotika 24 f., 161 ff., 179, 214

Progesteron 12, 32 f., 39 f., 51 f., 56, 63, 87, 91, 94, 112, 117, 124, 131, 134–137, 215
 – bio-/naturidentisches 57, 96, 129, 137, 218, 239 (HRT)
 – Mangel (bei Östrogendomi-nanz) 50, 89–94, 100, 172, 196, 202

Prostatakrebs 54, 166 f., 242

Pubertät 39, 86

Pupille 279

PYY (Sättigungshormon) 155

R

Rauchen/Nikotin 114, 118, 123, 136, 159, 182, 208, 225, 265

Regelblutung 12–15, 26, 32, 39 f., 51, 56 (letzter Zyklus), 79, 87 (Menar-che), 89, 91, 96, 99, 106, 120, 130
 – Zwischenblutung 91, 95
 – Zyklen, anovulatorische 89, 91, 170

Resveratrol 168

Rheuma 138, 223, 231

Rodrigues, Dinah 191

Rosacea 82

Rosbash, Michael 232
Rosenwurz 227
Rückenschmerzen 14, 87, 187
  (Östrogenmangel)
  – Bauchmuskulatur 187, 189
Ruhe/Auszeit 58, 82, 159, 203, 217,
  224, 231, 233, 262, 275, 291, 309 ff.

S

Sauerteig 163
Schatz, Helmut 242
Scheide, trockene 29 f., 47, 80, 129,
  134, 195
Schilddrüse 9, 15, 37, 45, 48, 69, 70
  (Nebenschilddrüsen), 199, 200, 212
Schilddrüsenhormone 38 f., 45, 57,
  69, 71, 72, 198 f., 206, 208 ff. (natur-
  identische)
  – T1/T2 69, 198, 200, 209
  – T3 (Trijodthyronin) 70, 71
    (rT3, fT3), 155, 197 f., 201, 204 f.,
    207, 208 (rT3), 209 ff., 214
  – T4 (Thyroxin) 69 f., 71 (fT4),
    197 f., 204 f., 209
  – T4-T3-Umwandlung 72, 198 ff.,
    205, 208, 211
  – Überfunktion 192, 197, 201, 203,
    211
  – Unterfunktion 28, 34, 69, 72, 82,
    94, 151, 155, 171 f., 196 f., 201–204,
    206–209, 212 f.
  → Hashimoto
Schlaf 16, 68, 75 f., 135 (Progesteron),
  225, 227 (NNRS), 181 (Gewicht),
  231, 237 ff. (Strategien/Mittel)
  – Mangel 39, 144 (Baldrian), 181
    (Leptinmangel), 233, 235
  – Störungen 29 f., 32, 70, 76, 80,
    90, 92, 103, 105, 233, 238 f.

Schlaganfall 57, 98, 119 f., 166, 188,
  229
Schock 73, 109
Schönheit 31, 292
Schulmedizin 23, 34, 140
Schwangerschaft 12, 24, 39 f., 47, 49,
  55 f., 58, 88, 92, 106, 112 f., 192, 202
  – Verhütung 57 (natürliche), 106 f.,
    112, 114 f., 290
  → Pille
Schwindelgefühl 14, 79, 100
Selbstdiagnose-Fragebogen 79–83
Selbstfürsorge 22, 78, 259, 317, 327
Selbstkritik 318 (Talking down), 319
Selbstmitgefühl 22, 312, 314–317, 318
  (Fragebogen)
Selbstmitleid 315
Selbstreflexion 268 f.
Selbstwertgefühl 312, 317–320, 322
Selen 71, 197, 212, 214
Senföl 140 f.
Sepia D4 126
Serotonin 74 f., 198, 227
Sexualität/Libido 13, 29, 32, 36, 58,
  60, 80, 105, 112, 145 (Maca), 193 f.,
  226, 281, 287 ff., 291 f.
Shiitake-Pilze 228
Silberkerze 145
Singer, Tanja 265
Soja 142 f., 164
Sonnenexposition 147 f.
Speicheldrüsen 46
Sport 185 f., 188, 190
Stallmach, Andreas 157
Starling, Ernest Henry 45
Steroidhormone 51, 94, 223
Stillen 58, 106 f.
Stimmungsschwankungen 22, 27,
  29 f., 92, 96, 103, 113, 127, 145, 161,
  191, 282 ff.

Strandwitz, Philip 161
Stress 9, 15, 28, 30 f., 38 f., 46, 60 ff.,
  64 (Stressachse), 74 (Euphorie), 81,
  93 f., 103, 158, 214, 217 (Immunsys-
  tem), 219 f., 263
  – chronischer 63, 67, 75
  – Reduktion 21 f., 67, 263, 265
    (Achtsamkeit), 267, 270, 278
  – Resistenz 29, 90 f.
Stresshormone 60 f., 155
Stressmedizin 12, 21, 220
Stressoren 64, 219 f.
Sympathikus/Parasympathikus 62,
  217, 279
Synapsen 52

T

Tag-Nacht-Rhythmus 75, 159, 231 f.
  – innere Uhr 232, 237
Tai Chi 280
Testosteron 40 f., 59 f., 93, 107 (Über-
  schuss), 290
  – Mangel 105, 290 f.
TG (Thyreoglobulin) 205
The New Yorker 20
The ReSource Project (des MPI) 265
Thrombose 53, 111, 113 f., 121 ff., 164,
Thrombozyten 74
TMAO (Trimethylaminoxid) 159
Tomaten 166
TPO (Thyreoperoxidase) 205
Traurigkeit 13, 15, 29, 91, 96, 224,
  263, 299, 329
TRH (Thyreotropin-releasing hor-
  mone) 38, 69
Triclosane 244
Triglyceride 53, 166
Tryptophan 75, 158

TSH (Thyreoidea stimulierendes
  Hormon) 34, 38 f., 69, 71, 199,
  204–207
Turske, Lalleshvari (Claudia) 191
Tyrosin 158, 198

U

Übelkeit 12, 102, 204
Übergewicht (Obstipation) 29, 53, 56,
  65, 67 f., 114 (PCOS), 174, 178 f., 186
  – Ursachen 170 ff., 201 (Schild-
    drüsenfehlfunktion)
Umwelthormone 9, 243
  → Disruptoren
Umweltöstrogene 140
UPA (Ulipristalacetat) 98

V

Vaginalkrebs 24
Vagusnerv 156, 158, 279
Vasopressin 61
Vergesslichkeit 29, 80, 103
Verstopfung (Obstipation) 45, 63, 80,
  162, 165
Viagra 289
Vitamine 71, 157 (B1, B2, B6, B12, K2,
  H), 163 (C, B12), 164 (A, B, C), 197
  (B12), 212 und 214 (B, C, D), 228
  (C), 255 (B-Gruppe, D)
Vitamin D 139, 146, 148 f. (Überdo-
  sierung), 149 (Schutz vor Osteo-
  porose), 199
  – Mangel 172, 174, 178, 202
  – Substitution 32, 147

W

Wabitsch, Martin 52
Wassereinlagerungen 12, 53, 80, 92
Wechseljahre 9, 13, 16, 18, 20 f., 54,
  86 f., 100, 150 (Diagnose)

– Lebensalter 14, 26 f.
→ Menopause
Weichmacher (BPA) 83, 94, 202, 244
  (Phthalate), 245
Weinen/Heulen 13, 16, 27 f., 81, 96,
  103 f., 129, 297
→ Traurigkeit
Wenderlein, J. Matthias 119
WHI-Studie (Women's Health Initia-
  tive) 116, 118 ff.
WHO 247
Wortfindungsstörungen 80, 103
Wut 30, 259, 263 f., 272, 283, 312,
  321–324

Y

Yamswurzel 125 f., 162
Yoga 190 ff., 264, 276 f., 280
Young, Michael Warren 232

Z

Zervixschleim 53
Zhao Liping 162
Zink 71, 197, 211, 214
Zucker 32, 63, 66 f., 153 f., 157, 164,
  166, 171, 172, 173, 179, 225 f., 237,
  240, 246
→ Blutzucker
Zysten 82